U0295502

医院感染管理与质量考评

张晓培 等 主编

上海交通大学出版社

内容提要

　　本书从医院感染管理和质量考评两方面着手,以医院感染预防控制工作为主线,全面阐述了制度建设、培训学习、消毒隔离、无菌技术、监测用药、预防控制等具体内容,针对具体内容制定了切实可行的考评方法,共16章56节,紧密围绕医院感染管理与质量考评主题,力求体现科学性、先进性和可操作性,每章内容虽各成体系,但又环环相扣,具有内在的逻辑性,集知识和实用为一体。一方面便于各级各类医务人员学习和掌握医院感染相关知识,以指导开展医院感染管理工作;另一方面为医院感染管理人员提供方便快捷的查阅工具。

　　本书可作为卫生行政人员、卫生执法监督人员以及疾病预防控制人员学习用书。

图书在版编目(CIP)数据

医院感染管理与质量考评/张晓培等主编. —上海:上海交通大学出版社,2014
ISBN 978-7-313-12128-8

Ⅰ.①医…　Ⅱ.①张…　Ⅲ.①医院-感染-卫生管理-质量管理-研究
Ⅳ.①R197.323

中国版本图书馆CIP数据核字(2014)第223224号

医院感染管理与质量考评

主　　编:张晓培　等
出版发行:上海交通大学出版社　　　　　　　地　　址:上海市番禺路951号
邮政编码:200030　　　　　　　　　　　　　电　　话:021-64071208
出 版 人:韩建民
印　　制:上海颛辉印刷厂　　　　　　　　　经　　销:全国新华书店
开　　本:787mm×1092mm　1/16　　　　　印　　张:18.25
字　　数:443千字
版　　次:2014年9月第1版　　　　　　　　印　　次:2014年9月第1次印刷
书　　号:ISBN 978-7-313-12128-8/R
定　　价:48.00元

版权所有　侵权必究
告读者:如发现本书有印装质量问题请与印刷厂质量科联系
联系电话:021-57602918

医院感染管理与质量考评

主　编　张晓培　杨玉荣　韩守雷　吕克梅　刘　倩　林　娜

副主编（按姓氏笔画排序）

卜娟娟　邢　燕　吕　晓　任海岗　杜娟娟　李亚男

李兴慧　李　红　李怡萱　吴　静　张宗顺　金士萍

金秀侠　赵　莹　胡永山　徐　莉　高　烨　曹艳楠

编委会（按姓氏笔画排序）

卜娟娟　邢　燕　吕克梅　吕　晓　任海岗　刘　倩

杜娟娟　杨玉荣　李亚男　李兴慧　李　红　李怡萱

吴　静　张宗顺　张晓培　林　娜　金士萍　金秀侠

赵　莹　胡永山　徐　莉　高　烨　曹艳楠　韩守雷

Preface
前　言

　　医院感染管理越来越受到国家重视,国家卫生和计划生育委员会新的《医院感染管理办法》《医疗机构消毒技术规范》相继出台,为了加强医院感染管理,保障患者生命安全,提高医务人员预防、控制能力和职业防护意识,我们组织有实践经验丰富和较高理论水平的编委会,编写了《医院感染管理与质量考评》这本书,以供大家学习和参考。

　　《医院感染管理与质量考评》是依据国家《医院感染管理办法》《中华人民共和国传染病防治法》《医疗机构消毒技术规范》《医疗废物管理条例》等医院感染管理相关法律法规,结合多年医院感染质量管理的临床经验,从医院感染管理和质量考评两方面着手,以加强医院感染预防控制工作为主线,全面阐述了组织制度建设、理论培训学习、消毒灭菌技术、用药监测防护、预防控制考评的具体内容,针对具体内容制定了切实可行的考评方法,共十六章五十六节,紧密围绕医院感染管理与质量考评主题,力求体现科学性、先进性和可操作性,每章内容虽各成体系,但又环环相扣,具有内在的逻辑性,集知识和实用为一体,一方面便于各级各类医务人员学习和掌握医院感染相关知识,以指导开展医院感染管理工作;另一方面为医院感染管理人员考核提供方便快捷的查阅工具,也是卫生行政人员、卫生执法监督人员以及疾病预防控制人员的学习管理用书。

　　由于水平所限,书中存在的疏漏之处,恳请同仁批评指正。

编　者

2014 年 9 月 6 日

Contents

目　　录

第一章

医院感染管理组织与岗位职责

第一节 医院感染管理组织

医院感染管理组织是医院管理体系中的重要组成部分,根据卫生部2006年9月1日实施的《医院感染管理办法》要求,健全医院感染管理组织体系,住院床位总数在100张以上的医院应设立三级医院感染管理组织,即医院感染管理委员会、医院感染管理科、临床及医技科室医院感染管理小组;住院床位总数在100张以下的医院,应当指定分管医院感染管理工作的部门或成立医院感染管理科,负责医院感染管理日常工作。其他医疗机构应当有医院感染管理专(兼)职人员。

一、医院感染管理组织机构

医院感染管理组织机构如下图所示。

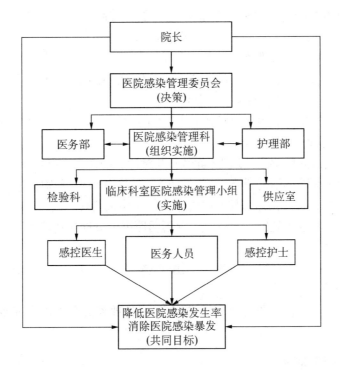

二、医院感染管理各级组织人员组成

1. 医院感染管理委员会人员组成

医院感染管理委员会由医院感染管理科、医务部、护理部、临床科室、消毒供应中心（室）、检验科、药剂科、器械科、后勤服务中心等有关部门的主要负责人组成，主任委员由医院院长或者主管医疗工作的副院长担任。

2. 医院感染管理科人员组成

医院感染管理科或医院感染管理专职人员具体负责医院感染预防与控制方面的管理和业务工作，医院感染管理科负责人为副高及以上专业技术职称者；500张床位以上的综合性医院应配备医生和护士，以便医院感染的预防与控制。

3. 医院感染管理小组人员组成

各临床及医技科室院内感染管理小组由2～4人组成，科主任、护士长分别任正、副组长，成员由具有5年以上的医师、护师、技师及以上职称并经过专门医院感染知识学习培训、工作责任心强的医务人员组成，负责患者及患者家属医院感染预防与控制工作。

第二节 | 医院感染管理各级各类人员职责

一、医院感染管理委员会职责

医院感染管理委员会由医院感染管理科、医务部、护理部、药剂科、信息器械科、后勤服务中心、门诊部、检验科、临床科室主任及消毒供应室、无抽搐电休克室、临床科室护士长组成，主任委员由主管医疗工作的副院长担任。职责如下：

（1）认真贯彻医院感染管理方面的法律法规及技术规范、标准，制定本医院预防和控制医院感染的规章制度、医院感染诊断标准并监督实施。

（2）根据预防医院感染和卫生学要求，对医院的建筑设计、重点科室建设的基本标准、基本设施和工作流程进行审查并提出意见。

（3）研究并确定医院的感染管理工作计划，并对计划的实施进行考核和评价。

（4）研究并确定医院感染的重点部门、重点环节、重点流程、危险因素以及采取的干预措施，明确各有关部门、人员在预防和控制医院感染工作中的责任。

（5）研究并制定发生医院感染暴发及出现不明原因传染性疾病或者特殊病原体感染病例等事件时的控制预案。

（6）建立会议制度，至少每年召开两次工作会议，有会议记录，研究、协调和解决有关医院感染管理方面的问题。

（7）根据本院病原体特点和耐药现状，配合药事管理委员会提出合理使用抗菌药物的指导意见。

二、医院感染管理科职责

（1）对有关预防和控制医院感染管理规章制度的落实情况进行检查和指导。

（2）对医院感染及其相关危险因素进行监测、分析和反馈，针对问题提出控制措施并指导实施。

（3）对医院感染发生状况进行调查、统计分析，并向医院感染管理委员会或者医疗机构负责人报告。

（4）对医院的清洁、消毒灭菌与隔离、无菌操作技术、医疗废物管理、传染病的医院感染控制等工作提供指导。

（5）对医务人员有关预防医院感染的职业卫生安全防护工作提供指导。

（6）对医院感染暴发事件进行报告和调查分析，提出控制措施并协调、组织有关部门进行处理。

（7）对医务人员进行预防和控制医院感染的培训工作。

（8）参与抗菌药物临床应用的管理工作。

（9）对消毒药械和一次性使用医疗器械、器具的相关证明进行审核。

三、医院感染管理科主任职责

（1）在医院感染管理委员会领导下，全面负责医院感染预防控制工作。

（2）制定全院医院感染预防和工作计划，并组织实施。

（3）负责协调全院有关部门的医院感染管理，对全院医院感染管理工作进行监督指导，若发现医院感染暴发流行应及时调查，制定控制方案并组织实施。

（4）负责全院医院感染的监测、分析、总结和反馈，对存在的问题提出改进措施。

（5）加强对抗菌药物应用的管理，对合理使用抗生素提出指导性意见。

（6）负责对医院新建、改建设施，从医院感染控制角度提出建设性建议。

（7）负责对医疗废物的收集、存放、运输、处理，进行监督管理。

（8）负责制定医院感染管理学习培训计划，并组织实施或落实。

四、医院感染管理科医生职责

（1）在科主任的领导下，负责医院感染管理的相关制度、措施的制定。

（2）掌握本院的医院感染情况，组织设计流行病学调查，熟悉并监测医院感染常见病原菌的菌谱及变迁。负责医院感染管理工作中有关监控、流行病学调查、抗菌药物使用情况调查等资料的总结汇总。

（3）熟悉各种抗菌药物的特点和使用方法，严格执行抗菌药物的管理规范，监督、指导临床医生对抗菌药物的合理使用。

（4）每周定期下到病房、重点科室进行抗菌药物使用的检查及医院感染管理有关技术的指导，每月对门诊处方抗菌药物使用进行抽查，并将以上资料做记录。

（5）总结汇总每季度抗菌药物使用情况，并向全院公示。

（6）负责对全院医务人员进行有关医院感染知识的培训、教育工作。

（7）参加有关科室医院感染危重患者的会诊。

五、医院感染管理科护士职责

（1）在科主任领导及医师指导下，负责全院各科室医院感染病例的查询、收集、整理、汇总及登记。

（2）参与对各科室、部门有关消毒灭菌、隔离制度、职责、措施的制定，并定期检查、督促具体落实情况，进行质量控制和意见反馈。

（3）每年两次对本院消毒药械和一次性使用医疗器械、器具的相关证明进行审核，对临时购入的上述有关药械、器具随时进行审核，并提供意见及备案。

（4）每月按计划进行空气、物品表面和工作人员手等的采样并送检，月末进行总结并提交报告。

（5）负责向全院医务人员进行消毒隔离、职业安全及环境卫生知识的培训及指导工作。

（6）发现有医院感染暴发流行时，及时进行流行病学调查并协助相关科室建立控制方案的实施。

（7）及时掌握和推广各种新的消毒、灭菌方法和监测方法，参加科研工作。

六、科室医院感染管理小组职责

（1）在医院感染管理科的指导下，开展本科室有关医院感染的管理工作。

（2）负责监督医院感染病例上报，法定传染病要根据《传染病防治法》要求报告，采取有效措施，降低本科室医院感染发病率。

（3）遵照《抗生素应用指导原则》，监督检查本科室抗生素使用情况。

（4）完成各种医院感染卫生学监测（空气、物体表面、医务人员手的细菌学监测）、紫外线强度监测、使用中消毒剂污染情况监测等。

（5）组织本科室人员参加医院感染知识培训和学习。

七、科室医院感染管理小组主任职责

（1）检查督导科室院内感染管理制度的落实，负责科室抗菌药物的应用与管理。

（2）督促住院医生填写"医院感染病例调查表"，并及时送检标本。

（3）指导医生对医院感染病例病原学诊断及药敏试验。

（4）负责对本科室新进工作人员感染控制知识的教育与培训。

（5）全面了解科室内医院感染动态，发生院内感染病例，督促及时上报医院感染管理科，并提出意见和建议。

八、科室医院感染管理小组护士长职责

（1）检查督导本科室院内感染管理制度落实及技术操作规范的执行。

（2）指导本科室人员正确、合理使用消毒剂、消毒器械。

（3）督促做好医疗废物的分类归类放置与管理工作。

（4）负责对本科室新进护理人员感染控制知识的教育与培训。

（5）做好卫生工作人员、陪伴人员、探视者的卫生学管理。

（6）做好院内感染自我防护知识的宣传和教育工作。

九、科室医院感染管理小组医生职责

（1）对医院感染病例，认真填写"医院感染病调查表"，并及时上报感染管理科。

（2）对医院感染病例尽可能做出病原学诊断，并做药敏试验。

（3）针对病原菌的不同，做好抗生素的选择应用。

（4）分析感染危险因素，认真执行控制措施。

（5）严格执行医院感染管理制度，做好医院感染预防控制工作。

十、科室医院感染管理小组护士职责

（1）负责本科室消毒隔离和环境卫生学效果监测工作。

（2）严格无菌观念，认真执行技术操作规程，尽量避免医源性感染。

（3）遵照医嘱及时采取和送检化验标本。

（4）做好医疗废物的分类放置与管理工作。

（5）做好本科室医院感染的管理和自我防护，降低院内感染发生率。

十一、医院感染管理微生物室人员职责

（1）负责医院感染常规微生物学检测。

（2）开展医院感染病原微生物的培养、药敏试验及特殊病原体的耐药性监测，定期总结、分析，向有关部门反馈，并向全院公布。

（3）严格无菌观念，认真执行技术操作规程，及时采取或收集化验标本。

（4）做好医疗废物的分类放置与管理工作。

（5）发生医院感染流行或暴发时，承担相关检测工作，并及时报告检测结果。

十二、医院感染管理防保科人员职责

（1）负责制定全院职工免疫接种计划并组织实施。

（2）负责职工在院期间遭受锐器伤后的治疗及血清学调查。

（3）负责医院感染高危科室职工的定期体检工作。

十三、医院感染管理医务人员职责

（1）严格执行医院感染管理的各项制度和无菌技术操作规程。

（2）掌握抗菌药物临床应用原则，做到合理使用。

（3）掌握医院感染诊断标准，正确判断院内感染病例并积极治疗，控制蔓延扩散。

（4）如实填写"院内感染调查表"，及时上报医院感染管理科。

（5）参加预防、控制医院感染知识培训，掌握自我防护知识，做好自身防护。

（6）负责消毒病室与医疗废物的管理工作。

十四、医务部医院感染管理职责

（1）协助组织医生和医技人员预防、控制医院感染知识的培训。

（2）监督指导医生和医技人员，严格执行无菌技术操作规程，合理应用抗菌药物。

（3）发生医院感染流行或暴发趋势时，配合医院感染管理科统筹协调有关科室进行调查、控制和人力调配，组织好对患者的治疗和善后处理。

（4）督导临床科室及时上报院内感染病例，降低漏报率。

十五、护理部医院感染管理职责

(1) 协助组织全院护理人员预防、控制医院感染知识的培训。

(2) 监督指导护理人员严格执行无菌技术操作、消毒灭菌与隔离制度。

(3) 发生医院感染流行或暴发趋势时，根据要求进行护理人员人力调配。

(4) 督导临床科室每周自查院内感染管理工作，及时上报自查汇总各种表格。

十六、检验科医院感染管理职责

(1) 在院长的领导下，负责本科的检验、教学、科研、医院感染微生物的常规监测和管理工作。

(2) 督促本科室各级人员认真执行规章制度和技术操作规程，做好登记、统计和消毒隔离工作。正确使用毒剧药品和器材，审签药品器材的请领、报销，经常检查安全措施，严防差错事故发生。

(3) 经常与临床科室联系，征求对医院感染监测方面的意见和建议，以便改进工作。

(4) 负责指导开展病原微生物的培养、分离鉴定、药敏试验及特殊病原体的耐药性监测，每季度进行总结分析，向有关部门报告，并向全院公布主要致病菌及其药敏试验结果。

(5) 监督指导本科室员工正确、安全处置病原体的培养基、标本和菌种、毒种保存液等高危险性医疗废物。

(6) 按时完成全省细菌耐药监测中心布置的监测任务；发生医院感染流行或暴发时，承担相关检测工作。

十七、药剂科医院感染管理职责

(1) 负责本院抗菌药物的应用管理，定期总结、分析和通报应用情况。

(2) 及时为临床科室提供抗菌药物的新信息。

(3) 根据药敏试验，及时与临床医生做好沟通。

(4) 监督临床人员严格执行抗菌药物管理制度和应用原则。

(5) 对购进的医疗用药及一次性卫生医疗用品，实行严格的质量验收和登记建账制度，放置、保管应符合上级相关文件要求。

十八、器械科医院感染管理职责

(1) 做好医疗仪器及消毒器械的定期监测，对不符合要求的仪器应及时向院领导汇报，并予以更换。

(2) 对新购进的医疗仪器及一次性医疗卫生用品应认真质量验收，实行严格建账制度，放置保管符合上级文件要求。

(3) 根据临床需要及时购取医疗仪器设备，并做好登记、验收工作。

(4) 负责全院医疗仪器设备维修联系，并做好记录。

十九、后勤服务中心医院感染管理职责

(1) 对医院新建、改建的房屋设施，从院内感染控制角度进行合理布局。

（2）负责组织污水处理,排放工作符合国家污水排放标准要求。

（3）监督医院食堂卫生管理工作,符合《中华人民共和国食品卫生法》要求。

（4）医院环境的管理也属于后勤服务中心主任管理范畴。

（张晓培　杨玉荣）

第二章

医院感染管理有关制度

第一节 医院感染管理工作制度

一、医院感染管理制度

（1）为认真贯彻执行《医院感染管理办法》《中华人民共和国传染病和防治法》《消毒管理办法》《医疗废物管理条例》等有关规定，全面做好医院感染管理工作。

（2）建立健全医院感染三级监控组织、医院感染管理委员会、医院感染管理科、科室医院感染管理小组，完善各级组织工作制度及岗位职责。

（3）加强院内感染管理知识培训学习，培训后应进行考试或考核，不断提高医护人员预防控制医院感染水平。

（4）每月进行院内感染监测，包括环境卫生学监测、消毒灭菌监测、病例监测，督促病房如实登记院内感染病例，将院内感染率控制在 8% 以内，漏报率小于 20%。

（5）严格执行消毒灭菌工作制度，消毒灭菌物品不过期，消毒液监测，紫外线消毒有记录。

（6）经常与检验科细菌室保持联系，了解微生物学的检验结果及抗生素耐药等情况，为采取相应措施提供科学依据。

（7）不断完善医疗废物管理，分类收集有标识，损伤性医疗废物防穿透到位；医疗废物收集、运输、暂存、处理符合《医疗废物管理条例》要求。

二、医院感染管理委员会工作制度

（1）认真贯彻执行卫生部《医院感染管理办法》《中华人民共和国传染病防治法》《医疗机构消毒技术规范》及《医疗废物管理条例》等有关规定。

（2）建立医院感染管理委员会、医院感染管理科和科室医院感染管理小组三级监控组织。

（3）医院感染管理委员会半年召开一次会议或根据紧急情况随时召开会议，研究医院内感染的现状和解决存在的问题，制定医院感染监控方法、对策、措施，并做好相应的记录。

（4）医院感染管理委员会负责院内感染的监测，认真总结分析，及时发现问题，提出相应对策。负责对感染管理有关人员的业务培训，提供技术咨询。

（5）建立医院感染控制的在职教育制度，每半年对医院职工预防医院感染知识培训一次。

（6）对重点岗位的科室如治疗室、化验室、供应室等应每月卫生学监测一次，要求有关科室严格执行感染管理制度和无菌操作规程，防止传染性的医源性感染、实验室感染和致病菌微生物的扩散。

（7）建立全面的使用抗菌药物的管理制度，实行分级管理，做到合理使用抗生素。

三、医院感染管理委员会会议制度

（1）医院感染管理委员会实行例会制度，半年召开会议一次。遇有特殊情况，随时召集会议。

（2）感染管理委员会主任委员必须参加会议，其他委员因故不能到会的需向感染管理委员会主任请假，不得无故缺席。

（3）总结上阶段工作，通报监测结果，部署下一步工作重点。

（4）研究、讨论、分析医院感染现状，针对其感染因素包括感染控制现状部署工作，制定措施。

（5）讨论有关重大事项，会议前做好充分的准备，打印好会议下发的讨论稿、征集意见或建议表等。

四、医院感染管理科工作制度

（1）负责拟定医院感染管理工作计划，提交主管副院长审批后，组织实施。

（2）加强业务知识和现代管理知识学习，至少半年一次，不断提高自身业务素质和管理水平。

（3）每月检查督导医院感染病例上报情况，统计汇总全院感染率、漏报率，每季度分析总结反馈，使医院感染率控制在8%以下，漏报率<20%。

（4）每月对全院医院感染管理进行一次综合质量（手卫生、消毒灭菌、医疗废物等）考核，考核结果及时反馈，对存在的问题限期整改。

（5）协调科室间医院感染各项工作，对临床抗感染药物的应用提出指导性意见。

（6）发生医院感染暴发流行时，及时组织人员进行现场调查，分析原因，积极提出控制措施，并向主管院长请示汇报。

（7）督导器械药剂科对购入消毒药械、消毒剂、一次性使用卫生用品等严把准入关，不合格产品严禁进入医院。

五、科室医院感染管理小组工作制度

（1）在科主任的领导下开展工作，并积极配合医院感染管理科做好相应工作。

（2）对本科室感染病例进行监测，督导医生24 h上报医院感染病例，上报调查表填写规范。

（3）发现感染流行趋势时，及时报告医院感染管理科，并保留现场及原始标本，积极协助调查，同时采取隔离措施，防止扩散。

（4）监督检查本科室抗菌药物使用情况。

（5）每月组织一次本科室院感知识学习，不断增强科室员工医院感染管理能力。

（6）检查督导科室员工每天做好紫外线消毒及消毒液配制工作，并做好相应记录。

（7）加强医疗废物管理，标识明确，分类放置，储存时间不得超过48 h，做好交接记录。

六、医院感染三级考核制度

（1）医院感染管理委员会对医院感染管理科的工作进行监督、检查，由分管副院长负责。

（2）医院感染管理科对临床科室医院感染管理小组的工作进行监督、检查，并及时反馈意见，提出整改措施，检查结果与当月绩效工资挂钩。

（3）各科室医院感染管理小组对本科室每月的医院感染知识学习、手卫生、消毒灭菌、医院感染病例、医疗废物管理等进行自查、监督，做好记录，月底汇总上报医院感染管理科。

七、医务人员培训考核制度

（1）重视全员医院感染知识培训，医院感染涉及临床、医技、后勤、行政等多个部门，医院感染预防与控制需要全体医务人员共同参与才能完成。

（2）医院感染专职人员、医务人员、工勤人员应当掌握与其本职工作相关的医院感染预防与控制知识，充分认识医院感染管理工作的重要性，有效预防或控制医院感染的发生。

（3）全院医务人员的培训，感染管理科每年组织全院医务人员医院感染相关知识培训及考核1～2次，提高医务人员医院感染防范意识，将医院感染预防和控制工作始终贯穿于医疗活动中。

（4）全院医务人员、行管人员及工勤人员都必须积极参加预防、控制医院感染相关知识的学习。

（5）每年对行政管理人员以及工勤人员进行一次有针对性的医院感染知识的培训，并有依据可查。

（6）临床科室每月必须组织一次医院感染知识的业务学习，针对学习内容有考试或考核记录。

（7）感染管理科每月对全院医院感染知识的掌握及执行情况进行检查考核，及时发现问题，针对薄弱环节再进行有针对性的培训。

八、医院感染发病率监测制度

（1）认真执行医院感染病例监测制度，降低医院感染发病率、漏报率，杜绝医院感染的暴发流行。

（2）临床科室医院感染管理人员，对医院感染可疑病例进行监测，对可能存在感染的环节进行监督，并采取有效的防治措施。

（3）各临床科室医师应按照卫生部颁布的《医院感染的分类及诊断标准》，对所经治的患者实施主动而连续的监测。

（4）对疑似和确诊的医院感染病例，留取临床标本，进行实验室检查，包括病原体的直接检查、分离、培养及抗原抗体的检测和药敏试验。

（5）对已确诊的医院感染病例，经管医师必须填写医院感染病例登记表，要求项目填写齐全，字迹清楚，患者出院后应在出院病历首页医院感染栏内，如实填写。

（6）医院感染管理专(兼)职人员应定期和不定期地深入高危科室，对高危人群实施前瞻性监测。

（7）一旦有医院感染暴发流行的趋势，科室应立即上报不得隐瞒，医院感染管理科负责组织人员进行调查、采样，迅速采取有效的措施。

（8）医院感染管理科根据医院感染病例登记表和前瞻性监测资料，每月对全院医院感染发病率、各科室发病率、感染部位发病率进行统计，每季度定期对上述各项监督资料及感染高危科室、高危人群、危险因素进行分析、评估和反馈。

九、医院感染病例报告制度

（1）各临床科室必须对住院患者开展医院感染病例感染监测,掌握本院医院感染发病特点,为医院感染控制提供科学依据。

（2）医院感染病例由临床主管医生按照《医院感染诊断标准》进行诊断、治疗,并认真填写"医院感染个案调查表",于 24 h 内通过 OA 或纸质报告医院感染管理科。

（3）确诊为传染病的医院感染病例,尚需按《中华人民共和国传染病防治法》有关规定进行报告。

（4）医院感染管理科必须每月及时对全院的医院感染病例进行监测和汇总,每季度写出分析报告,提出整改措施,定期反馈。

（5）对医院感染病例监测情况年底有总结,资料应妥善归档保存。

十、紫外线消毒管理制度

（1）紫外线灯用于空气消毒时,悬挂于房中,离地面 2 m,一般根据 1.5 W/m² 安装紫外线灯管 1 支,消毒时间不少于 30 min。

（2）紫外线灯用于物品表面的消毒,一般距物品表面 1 m 内为宜。照射时间不少于 30 min。

（3）紫外线灯管一般累计使用时间不得大于 1 000 h,每半年使用紫外线强度测试卡监测 1 次,（监测时开灯 5 min,将紫外线强度照射指示卡置于紫外线灯下垂直 1 m,有图案一面向上,照射 1 min,观察指示卡色块颜色,与标准色块比较,低于 70 vW/cm² 时,应及时更换。

（4）紫外线灯消毒,仅限于表面消毒,对污染严重的应配合化学消毒剂喷洒、熏蒸等消毒。

（5）消毒时,勿直视紫外线光源,否则眼睛及皮肤暴露在紫外线下,会造成损伤或眼炎等,应做好防护。

（6）紫外线灯每周用乙醇纱布擦拭一次,并记录。

十一、抗菌药物应用管理制度

（1）根据《抗菌药物临床应用指导原则》,药剂科应建立抗菌药物购进、账簿,提供必要的临床用药指导。

（2）药房应有抗菌药物及更新抗菌药物分级目录,定期向临床科室公布。

（3）医生应用抗菌药物,严格掌握适应证、抗菌药物必须用处方开写,一定要有时间和量的控制。

（4）药剂科每季度对抗菌药物应用分析审核一次,尽量减少预防用药,定期向临床科室通报。

十二、一次性使用无菌医疗用品管理制度

（1）医院所用一次性使用无菌医疗卫生用品必须统一采购,临床科室不得自行购入。

（2）医院购入的一次性使用医疗卫生用品必须取得省级以上药品监督部门颁发的《医疗器械生产企业许可证》《医疗器械产品注册证》或取得《医疗器械经营许可证》的经营企业购进

合格产品。

（3）医院采购一次性使用无菌医疗用品或进口的一次性使用无菌医疗用品应具有国家药监局颁发的《医疗器械产品注册证》。

（4）负责购置、采购部门必须每次进行质量验收：①订货合同、发货地点及货款汇寄账号应与生产企业和经营企业相一致，查验每箱（包）产品的检验合格证。②产品的内外包装应完好无损。③包装标识应符合国家标准。④进口产品应有中文标识。

（5）采购部门应建立一次性使用无菌医疗卫生用品的采购登记制度，专人负责登记账册，医院应设置一次性使用无菌医疗用品库房。

（6）一次性无菌医疗用品应存放于阴凉干燥、通风良好的物架上，距地面 20～25 cm，距天花板 50 cm，距墙壁 5 cm，按失效期的先后顺序置放，禁止与其他物品混放，不得将标识不清、包装破损、失效、霉变的产品发放到临床使用。

（7）临床使用一次性无菌医疗用品前，应认真检查包装标识是否符合标准、小包装有无破损或失效、产品有无不洁等产品质量和安全性方面的问题，发现问题应及时向医院感染管理科和采购部门报告。

（8）一次性使用无菌医疗用品应一次性使用，使用后的一次性医疗卫生用品须按卫生部《医疗废物管理条例》的规定暂存、转运和最终处置，禁止回流市场。

（9）医院感染管理科必须履行对一次性使用无菌医疗卫生用品的采购管理、临床使用和回收处理的监督检查职责。

十三、医院消毒药剂管理制度

（1）根据卫生部颁发的《消毒管理办法》《医疗机构消毒技术规范》要求，消毒药剂须具有生产企业卫生许可证和产品卫生许可批件。

（2）医院感染管理科按照国家有关规定，负责对全院消毒药剂的使用进行监督、检查和指导，并与药剂科一起负责对拟采购消毒剂的证件进行审核。

（3）消毒药剂的试用由医院感染管理科和药剂科组织，参照《医院消毒药剂试用管理规定》执行。试用完成后，试用科室须对产品的试用情况进行书面总结和反馈，将《试用总结报告》交医院感染管理科。

（4）药剂科负责对消毒药剂的采购、进货、发放，并负责监督进货产品与库存产品质量，不得将包装破损、失效、霉变的产品发放至使用科室。

（5）消毒药剂须按照产品卫生许可批件的范围、浓度并在有效期内使用，开启时需在瓶身标注开瓶日期和时间，开启后注意妥善保存，避免污染，在规定时间内使用。

（6）使用中的消毒药剂应做好监测并登记：消毒剂名称、监测浓度、用途、配置时间、执行者签名等；消毒药剂每季度一次生物学监测，灭菌药剂每月一次生物学监测，医院感染管理科不定期抽检。

（7）消毒药剂在使用过程中发现问题报告医院感染管理科和药剂科。

十四、医院消毒器械管理制度

（1）根据卫生部颁发的《消毒管理办法》《医疗机构消毒技术规范》要求，消毒器械须具有生产企业卫生许可证和产品卫生许可批件。

（2）医院感染管理科按照国家有关规定，负责对全院消毒器械的使用进行监督、检查和指导，并与器械科一起负责对拟采购消毒器械的证件进行审核。

（3）器械科负责对消毒器械的采购、进货、发放，并负责监督进货产品与库存产品质量。

（4）消毒器械应参照产品说明书及厂家技术指导要求进行使用，产品购入后的安装与保修期内的维护等售后服务由器械科与厂家联系。

（5）消毒器械在使用过程中发现问题应及时报告医院感染管理科和器械科。

十五、医护人员手卫生制度

（1）医院医护人员必须认真按照"七步洗手法"洗手。

（2）医护人员洗手时应当彻底清洗微生物容易污染的部位，如指甲、指尖、指甲缝、指关节等，上班期间不得佩戴饰物。

（3）医护人员使用肥皂洗手时，必须保证肥皂干燥，禁止将肥皂直接浸泡在不漏水的肥皂盒中。

（4）医护人员手无可见污染物时，可以使用速干型手消毒剂消毒双手来代替洗手。

（5）医护人员的手被感染性物质污染以及直接为传染病患者进行检查、治疗、护理或处理传染病患者污染物之后，应当先用流动水冲净，然后使用手消毒剂消毒双手。

（6）医护人员进行侵入性操作时应当戴无菌手套，戴手套前后应当洗手，一次性无菌手套不得重复使用。

十六、医务人员职业防护制度

（1）医务人员均应严格执行医院感染管理办法，做好个人防护和公共场所的防护。

（2）发生职业伤害（如传染病、针刺伤、锐器伤等）和工作人员的医院感染，应立即采取相应的保护措施，并及时报告医院感染管理科。

（3）医院感染管理科接到报告后，指导职业伤害或医院感染人员进行后续处理并进行详细记录。

（4）重点科室医务人员应定期查体，进行必要免疫接种；工作人员患传染性疾病或感染性疾病期间，应暂时离开直接接触患者和无菌物品的工作岗位；在进行消毒工作中工作人员应采取自我防护措施，防止因消毒操作不当造成的人身伤害。

（5）医院应为医务人员提供必要的防护用具和设施，鼓励医务人员患传染性疾病和感染性疾病期间报告医院，暂离岗位。

（6）因工作造成的职业伤害应有应急预案及后续的保障措施。

十七、多重耐药菌医院感染预防控制制度

目前常见的多重耐药菌（MDRO）包括耐甲氧西林的金黄色葡萄球菌（MRSA）、耐万古霉素肠球菌（VRE）、产超广谱 β-内酰胺酶（ESBLs）的细菌和多重耐药的鲍曼不动杆菌、铜绿假单胞菌等，做好以下效预防和控制措施。

1. 多重耐药菌的监测、诊断与报告

（1）诊断主要依赖于病原微生物的检验结果。临床科室应及时送检相应的病原学标本，及时发现、早期诊断。

（2）微生物实验室检测到多重耐药菌株，应及时发出书面报告，在报告单上盖上"多重耐药菌株，请隔离"的红章，同时电话通知医院感染管理科或所在科室。

（3）临床科室接到"多重耐药菌株"的报告或感染监控专职人员隔离反馈单后，立即报告科主任、护士长，采取相应的预防控制措施。如确诊为医院感染的，必须在 24 h 内填写医院感染病例调查表上报医院感染管理科。

（4）医院感染管理科进行有关流行病学调查，当发现有多重耐药菌株医院感染暴发或流行可能时，立即向分管院长报告，进行有关相应处置。

（5）微生物实验室必须加强对多重耐药菌的监测，每半年向全院公布细菌耐药性监测分析。

（6）医院感染管理科每季度对医院感染多重耐药菌株分布情况进行分析，并向临床科室反馈。

2. **严格实施消毒隔离措施**

（1）首选单间隔离（如 VRSA），也可同种病原同室隔离，门上挂接触隔离标识，防止无关人员进入。

（2）患者一览表有接触隔离标识，在床栏上挂接触隔离标识。当实施床边隔离时，应先诊疗护理其他患者，MDRO 感染患者安排在最后进行。

（3）减少人员出入，如 VRSA 应严格限制，医护人员相对固定，专人诊疗护理，包括护工和保洁工。

（4）严格遵循手卫生规范，接触患者前后及周围环境后，摘脱手套后，应立即洗手或卫生手消毒。

（5）严格执行标准预防：诊疗护理患者时，除戴帽子、口罩外，有可能接触患者的伤口、溃烂面、黏膜、血液和体液、引流液、分泌物、痰液、粪便时，应戴手套；可能污染工作服时穿隔离衣；可能产生气溶胶的操作时，应戴标准外科口罩和防护镜或防护面罩。

（6）加强诊疗环境的卫生管理：使用专用物品进行清洁和消毒，患者接触的物体表面、医疗设备设施表面，每班用 1 000 mg/L 含氯消毒剂进行清洁和擦拭消毒，抹布、拖布专用，使用后进行消毒处理；出现或者疑似有多重耐药菌医院感染暴发时，应增加清洁和消毒频次；被患者血液、体液污染之处应立即消毒；不能专用的物品如轮椅、担架等，在每次使用后必须经过清洗及消毒处理。

（7）标本需用防渗漏密闭容器运送。

（8）加强医疗废物管理：锐器置入锐器盒，其余医疗废物均放置双层黄色垃圾袋中，置入转运箱中，规范运送至医院医疗废物暂存地。

（9）患者转诊之前应通知接诊科室，采取相应的接触隔离预防措施。

（10）临床症状好转或治愈，连续两次培养阴性（每次间隔＞24 h）方可解除隔离，患者出院做好终末消毒处理。如果采取以上控制措施，但传播仍然继续时，该病区应暂停收治患者，对环境进行彻底清洁、消毒与评估。

3. **抗菌药物的合理使用指导**　按照《抗菌药物使用指导原则》合理使用抗菌药物，减轻抗生素选择压力。严格控制万古霉素、碳青霉烯等抗生素的使用，以免相关耐药菌株被选择。

4. 医疗废物的处理　锐器放置在锐器盒中,其余医疗废物按感染性及损伤性医疗废物分类放置,由医院专职人员集中收集后交有资质的医疗废物处置中心处理。

十八、下呼吸道医院感染预防控制制度

(1) 同类感染患者相对集中治疗,特殊感染患者单独安置,感染患者与非感染患者应分开安置。

(2) 建立人工气道的患者,应严格执行无菌技术操作规程,根据病原体、疾病的传播途径采取相应的消毒隔离措施。

(3) 重复使用的呼吸机外置管路、雾化器等附件,应达到灭菌或高水平消毒;并做到一人一用一消毒或灭菌。

(4) 保持呼吸道通畅,及时清除气道分泌物。定时翻身拍背排痰,并保持病室环境清洁,定时开窗通风,降低空气中细菌含量。

(5) 医务人员接触患者和操作前后应洗手或进行手消毒。诊疗护理操作时应戴口罩、帽子。接触患者血液、体液、分泌物时应戴手套,戴手套前和脱手套后均应洗手。

十九、泌尿道医院感染预防控制制度

(1) 严格手卫生管理制度,医务人员接触患者和操作前后应洗手,必要时进行手消毒。

(2) 严格掌握导尿的指征,导尿操作时,应严格执行无菌技术操作规程。

(3) 选择合适的导尿管,尽量选用管径适宜,插管时应注意无菌操作,动作轻柔,避免损伤,正确固定导管,避免滑动或牵拉。

(4) 维护连续密闭的尿液引流系统,导尿管与集尿袋的接口不要轻易脱开,集尿袋应低于膀胱水平,且不得触及地面,保持引流通畅。

(5) 采集尿标本作培养时,应在导尿管远端接口处(常规消毒后)用无菌空针抽取尿液。

(6) 加强留置导尿管的护理,保持会阴部清洁,每日应采用无菌盐水清洗尿道外口,鼓励患者多饮水,保持每日尿量 1 500 ml 以上,导尿管阻塞后应立即更换。

(7) 不使用抗菌药物作连续膀胱冲洗预防感染,如确实需要抗菌药物治疗感染,应有临床用药指征、辅助检查支持。

二十、皮肤软组织医院感染预防控制制度

(1) 注意个人卫生,经常洗澡,衣服宽松,及时更换被污染的衣服及被单,减少皮肤摩擦和刺激。

(2) 积极治疗原发病,减少皮肤损伤,如扁桃体炎、手足癣感染。注意皮肤出现的浅表伤口,防止继发感染。

(3) 长期卧床患者,保持皮肤干燥,避免局部受压,促进肢体血液循环,经常检查、按摩受压部位,翻身后用防护剂按摩受压部位。

(4) 改善机体营养状况,指导患者摄入高蛋白、高热量饮食,同时应补给足够的矿物质和维生素,以增强机体抵抗力,不能进食的患者,应予以静脉补液。

(5) 加强锻炼,增强体质,提高机体抵抗力。

二十一、多重耐药菌感染防治培训制度

为强化医务人员对多重耐药菌的感控意识,不断完善医院感染管理工作,制定多重耐药菌感染预防控制知识培训制度。

(1) 感染管理专职人员:接受多重耐药菌控制相关法律、法规的培训,掌握多重耐药菌的流行病学、感染危险因素、耐药机制及预防与控制的方法;了解本院多重耐药菌的流行趋势、危险因素等相关知识,为指导本院的多重耐药菌的感染控制工作作好充分准备。培训方式:参加上级组织的相关培训班,每年不少于 6 学时。

(2) 检验科人员:掌握多重耐药菌最新的检测技术、正确判定方法及实验室感染控制知识,学习多重耐药菌流行病学、感染危险因素,接受预防与控制医院内多重耐药菌的制度与措施的培训,掌握职业卫生防护与职业暴露处置相关知识。培训方式:参加医院组织的相关培训班及科室组织学习,培训时间每年不少于 4 学时。

(3) 医护人员:学习多重耐药菌流行病学、感染危险因素、耐药机制方面的知识;掌握多重耐药菌的诊断、治疗、预防和控制措施;加强合理使用抗菌药物、消毒隔离、手卫生、个人防护、医疗废物等相关知识的培训。培训方式:新上岗人员岗前培训、兼职监控员、参加医院组织的相关培训班及科室组织的学习,每年不少于 4 学时。

(4) 行管工勤人员:不断强化多重耐药菌感染患者所处环境的消毒、清洁流程、医疗废物处置、手卫生知识、个人防护的相关知识的培训。培训方式:讲课、现场指导等,每年不少于 2 次。

二十二、医院感染暴发报告制度

(1) 按国家卫生部"医院感染管理办法""医院感染暴发报告及处置管理规范""突发公共卫生事件应急条例"等要求,各科室一旦发生暴发或疑似暴发,应向科主任及护士长汇报,并立即报告医院感染管理科或总值班报告。

(2) 医院感染管理科应第一时间到现场了解情况,联合细菌室开展流行病学调查、核实(烈性传染病除外),报告分管院长和医务科,并当即采取针对性控制措施。

(3) 分管院长接到报告后,应及时组织医务科、护理部、药剂科、后勤服务中心等相关部门协助医院感染管理科开展调查与控制工作。

(4) 医院经调查证实出现 5 例以上疑似医院感染暴发或 3 例以上医院感染暴发时,分管院长应立即向院长汇报,并于 12 h 内向市卫生局和市疾控中心报告。

(5) 市卫生局和市疾控中心接到报告后,组织专家进行调查,确认发生以下情形的,应当于 24 h 内上报至卫生厅。

① 5 例以上医院感染暴发;

② 由于医院感染暴发直接导致患者死亡;

③ 由于医院感染暴发导致 3 人以上人身损害后果。

(6) 医院发生以下情形时,应当按照《国家突发公共卫生事件相关信息报告管理工作规范(试行)》的要求,在 2 h 内向市卫生局和市疾控中心报告。市卫生局和市疾控中心组织专家进行调查,确认发生以下情形的,应当在 2 h 内上报至卫生厅。

① 10 例以上的医院感染暴发;

② 发生特殊病原体或者新发病原体的医院感染;

③ 可能造成重大公共影响或者严重后果的医院感染。

（7）医院感染管理科应及时查找引起感染的原因,确定传播途径,制定、组织、落实控制措施,分析调查资料,写出调查报告,并及时报分管院长,以便进一步采取措施,降低医院感染造成的危害。

二十三、医院感染暴发报告信息核查机制

核查机制主要是对临床科室上报的医院感染暴发或疑似医院感染暴发的信息进行进一步核查,以此来核实诊断、确认暴发。

（1）首先确认是否感染,应根据患者的症状、体征结合临床医生诊断综合考虑是否感染,如患者不存在感染,而确实培养出同一病原体,则应检查该病原菌是污染还是定植。

（2）如患者确实为感染,应根据患者的发病时间、症状、体征及疾病潜伏期来判定是否医院感染。如为医院感染,则需调查医院感染可能的感染源和感染途径,并通过其病例是人传人（不同病例间隔时间约为该疾病的潜伏期）,还是同一暴露源所引起（短时间内大量病例出现）。

（3）如确实存在医院感染,应统计医院感染病例数是否达到规定的暴发定义。

① 医院感染发病例数在 3 例或以上,检验科检测出同源性可确定医院感染暴发,应按《医院感染暴发报告及处置管理规范》进行上报。

② 医院感染发病例数在 3 例或以上,未培养出病原体,则可定义为疑似医院感染暴发。

③ 医院感染发病例数在 5 例或以上,则可定义为疑似医院感染暴发,按《医院感染暴发报告及处置管理规范》进行上报。

（4）有关定义:

① 医院感染暴发:指在医疗机构或其科室的患者中,短时间内发生 3 例以上同种同源的感染病例的现象。

② 疑似医院感染暴发:指在医疗机构或其科室的患者中,短时间内发生 3 例以上临床症状相似,怀疑有共同感染源的感染病例;或者 3 例以上怀疑有共同感染源或感染途径的感染病例现象。

二十四、消毒供应室医院感染管理制度

（1）应建立健全岗位职责、操作规程、消毒隔离、质量管理、监测、设备管理、器械管理制度。

（2）应建立质量管理追溯制度,完善质量控制过程的相关记录,保证供应的物品安全。

（3）应建立与相关科室的联系制度,主动了解各科室专业特点,对科室关于灭菌物品的意见有调查、有反馈,落实持续改进,并有记录。

（4）工作人员必须掌握各类诊疗器械清洗、消毒及个人防护等医院个人预防和控制方面的知识。遵循标准预防的原则,严格执行相关规章制度、工作流程、操作规范。

（5）周围环境无污染,内部布局合理,三区划分清楚,路线及人流、物流由污到洁,强制通过,不得逆行。

（6）压力蒸汽灭菌操作程序严格按照《医院消毒供应中心三项标准》执行,必须进行工艺监测、化学监测和生物学监测,工艺监测每锅进行,化学监测每包进行,生物学监测每周进行。

（7）严格区分灭菌与未灭菌物品,定点放置。对各类无菌物品应认真执行检查制度。灭

菌合格物品应有明显的灭菌标志和日期,专室专柜存放,在有效期内使用。下收下送车辆,洁污分开,每日清洗、消毒分区存放。

（8）包装间、无菌物品存放间安装空气消毒装置,每天对空气、物体表面等消毒 2 次,空气应达到 Ⅱ 类环境标准。

（9）凡需要消毒、灭菌的诊疗器械、器具和物品必须先清洗再消毒灭菌。特殊感染性疾病污染的器械应先经高水平消毒后再清洗。

（10）器械、器具和物品清洗质量,应有明确的质量管理和检测措施。

（11）日常监测,在检查包装时进行,应目测和（或）借助带光源放大镜检查。清洗后的器械表面及其关节、齿牙应光洁,无血渍、污渍、水垢等残留物质和锈斑。

（12）定期抽查,每月应至少随机抽查 3～5 个待灭菌包内全部物品的清洗质量,检查的内容同日常监测,并记录监测结果。

二十五、营养室医院感染管理制度

（1）工作人员上班应穿戴好工作衣帽,保持个人清洁卫生,洗手剪指甲;新上岗工作人员应经岗前培训进行有关食品卫生、消毒隔离卫生知识和岗位职责培训,经考试合格者方可上岗工作。

（2）工作人员必须经过从业前的体格检查,建立个人健康档案,每年检查一次,对有传染病、化脓性皮肤病和肝炎病毒携带者应调离工作岗位。

（3）营养室内布局合理,厨房与辅助用房应区分开,厨房内布局应做到生进熟出一条龙,厨房内应有防蝇、防尘、防鼠设备,洗肉、洗菜的池应分开,各有专用水池。

（4）建立健全营养室工作制度,保持食品的清洁,防止食品在加工、运输、分发过程中被污染。

（5）食品应按未处理品、半成品、成品分别放置,生、熟食品分开,冷藏室应有控制温度、湿度的设施,保持室内清洁、卫生和空气流畅,严禁污染、变质食品入库。

（6）凡烹调用的操作面、切菜板、菜刀等,应分蔬菜用、水产类用、肉食类用 3 种,并做到生熟分开,冰箱应定时清洗保持清洁。共用食具用后必须消毒。

（7）食品制作过程必须严格执行有关卫生制度,如经过烹调和熟食品不得存放时间过长,对剩余饭菜,特别是肉类、鱼类再食用前必须经过检查,彻底加热后方可食用;室内通风保持清洁、防止交叉感染。每周大扫除一次,消灭蟑螂、苍蝇、老鼠等传播媒介物,以防交叉感染。

（8）厨房的门、窗、桌、餐具、地面每日擦拭或清洗,餐具用后尽可能放入柜、橱内,拖布分室放置;配餐室内的桌面,每次配餐前后用清水擦拭,抹布每次用后消毒。

（9）送病区的食具用后应先煮沸消毒再刷洗,最后经蒸汽消毒 15 min 备用,消毒后的洁净餐具存放于清洁柜内,不可与脏餐具混放一起。洗碗用的布料每次用后与餐具一起消毒。

（10）送饭车在每次开饭前后用清水刷洗干净,每周用洗涤剂彻底刷洗一次;定期进行环境卫生学监测,并记录。

二十六、无抽搐电休克治疗工作制度

（1）无抽搐电休克治疗在院长或分管业务的副院长领导下开展工作。

（2）无抽搐电休克治疗在医务科主任护理部主任直接领导下，实施具体治疗、护理观察工作。

（3）无抽搐电休克治疗的医护人员应具有全心全意为病员服务的思想、高尚的医德医风、严谨细致的工作作风、熟练的治疗技术以及不断更新知识的治学态度。

（4）无抽搐电休克治疗的全体医护人员应严格遵守无抽搐电休克治疗工作制度。各类人员应牢记并认真履行各自的岗位职责，认真准确填写各类表格和文书资料。严格依法管理精神药品、麻醉药品、抢救药品和各类医疗设备。

（5）无抽搐电休克治疗的全体医务人员要团结合作，密切配合，确保无抽搐电休克治疗的成功和安全。如遇患者病情发生变化甚至危及生命时，要立即组织抢救并急请有关科室会诊，必要时应立即向医务科或院领导汇报。

（6）无抽搐患者治疗室负责人应定期或随时向上级主管部门甚至院领导反映工作中存在的问题，并提出意见建议。

二十七、联席会议制度

（1）医院感染管理科牵头每季度召开一次多部门参加的联席会。

（2）每次会议有明确议题，根据工作需要研究相关工作。

（3）有多部门主要包括医务部、护理部、药剂科、检验科等，建立沟通协调机制。

（4）研究医院感染重大事项贯彻落实及协调等工作，并有记录查询。

二十八、消毒隔离多部门协调管理机制

为加强医院消毒隔离管理工作，预防和控制医院感染事件的发生，保障患者的生命安全，维护医院和社会稳定，从本院实际出发，特制定消毒隔离多部门管理协作机制。

（一）协作部门

医院消毒隔离的管理主要由医院感染管理科牵头，医务部、护理部、检验科、药剂科、器械科及各临床科室协作进行。

（二）明确职责

1. 医院感染管理科职责

（1）负责制定全院各部门消毒隔离制度及医院感染管理各岗位人员职责。

（2）对医院的清洁、消毒灭菌与隔离、无菌操作技术、医疗废物管理、传染病的医院感染控制等工作提供指导。

（3）每月对全院各临床科室消毒、灭菌工作考核一次，检查结果与绩效工资挂钩。

（4）每月检查督导医院环境卫生学监测，发现问题及时与相关科室沟通，制定控制措施，并督导实施。

（5）对消毒药械、一次性使用医疗、卫生用品的购入、储存、使用及用后处理进行监督。

2. 护理部职责

（1）监督指导护理人员严格执行手卫生无菌技术操作，一次性医疗用品管理、消毒灭菌与隔离制度。

（2）对全院的护工、保洁员进行正确管理，并协助感染管理科加强对该人群的消毒隔离知识培训，检查督导做好职业防护。

（3）发生医院感染流行或暴发趋势时，根据要求进行护理人员人力调配。

3. 医务部职责

（1）协助组织医师和医技人员参加消毒隔离知识的培训。

（2）监督、指导医师和医技人员严格执行手卫生规范、无菌技术操作规程、抗感染药物合理应用、一次性医疗用品、职业防护等管理制度。

（3）发生医院感染流行或暴发趋势时，配合医院感染管理科统筹协调有关科室进行调查、控制和人力调配，组织好对患者的治疗和善后处理。

4. 检验科职责

（1）负责医院环境卫生学、消毒、灭菌效果的采样监测。

（2）负责医院感染常规微生物学监测。

（3）开展医院感染病原微生物的培养、药敏试验及特殊病原体的耐药性监测，定期总结、分析，向有关部门反馈，并向全院公布。

（4）发生医院感染流行或暴发时，承担相关检测工作。

5. 药剂科职责

（1）为医务人员提供合格的消毒药品、一次性物品与防护用品，按照相关规范索取和保存证件。

（2）监督临床人员严格执行抗菌药物应用管理制度和应用原则。

（3）对购进的医疗用药及一次性卫生医疗用品，实行严格的质量验收和登记建账，放置、保管、符合上级相关文件要求。

6. 器械科职责

（1）负责消毒器械的维护管理，做好医疗仪器及消毒器械的定期监测，对不符合要求的仪器应及时向院领导汇报，并予以更换。

（2）对新购进医疗仪器及一次性医疗卫生用品应认真质量验收，实行严格建账制度，放置、保管符合上级文件要求。

7. 临床科室职责

（1）科室人员严格执行无菌技术操作，落实消毒隔离和标准预防各项措施。

（2）按规定进行消毒灭菌效果和环境卫生学监测，符合有关标准要求。

（3）科室人员积极参加医院组织的消毒隔离、预防和控制医院感染知识的培训。

（4）保持病房整洁，做好患者、陪客、探视人员的管理。

（5）负责监督医院感染病例上报，法定传染病要根据《传染病防治法》要求报告，采取有效措施，降低本科室医院感染发病率。

（三）落实措施

多部门参与的协作管理机制旨在加强各部门与科室对医院消毒隔离工作的重视，保障医院消毒隔离各项工作层层落实，同时通过多部门的监督、指导及干预，提高临床科室的执行力，使医院消毒隔离工作取得成效，具体落实措施如下：

（1）主管部门组织相关部门检查督导消毒隔离工作，有记录可查。

（2）检查记录项目包括时间、地点、人员、内容及存在的问题。

（3）对存在的问题制定整改措施，整改效果见成效，体现持续改进。

二十九、抗菌药物合理使用多部门监管协作机制

为加强医院抗菌药物合理规范使用管理,规范抗菌药物临床应用行为,提高抗菌药物临床应用水平,促进临床合理应用抗菌药物,控制细菌耐药,保障医疗质量和医疗安全,本院根据《抗菌药物临床应用管理办法》,在药事管理与药物治疗学委员会下设立抗菌药物管理工作组,制定如下共同监管协作机制,确保临床抗菌药物合理使用工作有序进行。

(一) 协作部门

主管部门为医务部,相关部门为药剂科、微生物室、护理部、医院感染管理科,以上各部门指定专人负责抗菌药物合理使用的协调工作,每月进行抗菌药物合理使用联合检查,每季度参加联席会议,不得无故缺席。

(二) 明确职责

1. 医务部职责

(1) 加强对临床科室的监督、管理和指导,强化医务人员对抗菌药物合理应用的重视。

(2) 将抗菌药物临床使用情况作为医生定级、评审、评价的重要指标,对出现抗菌药物超常处方 3 次以上且无正当理由的医生提出警告。

(3) 对抗菌药物规范使用出现严重违规的医生,视情节严重程度提出处罚意见。

(4) 对科室抗菌药物使用改进情况进行监督检查并落实,对科室存在的问题与缺陷改进措施的落实情况进行督导。

2. 药剂科职责

(1) 每月组织临床药师等相关专业人员对抗菌药物的处方、医嘱实施点评,并将点评结果作为临床科室和医生绩效考核依据。

(2) 每月对全院的抗菌药物使用进行排名,及时掌握临床各科室抗菌药物使用情况,评估抗菌药物使用的适宜性,对抗菌药物使用趋势进行分析。为医院明确抗菌药物遴选、采购、临床应用、监测和预警、干预与退出提供依据。

(3) 每月随机抽取 20 份当月出院病例整理抗菌药物使用情况上报全国抗菌药物监测网,每半年向监测网汇总上报抗菌药物使用评价,并将网报信息及时反馈临床及医院感染管理科。

3. 微生物室职责　每季度进行汇总医院病原菌、耐药菌、抗菌药物耐药率检测数据并公布监测结果,向临床医师和医院抗菌药物工作组、医院感染管理委员会反馈,并将分析资料上报医院感染管理科。

4. 护理部职责　加强临床护士站的监督、管理,督促认真执行医嘱,强化护理人员在执行抗菌药物治疗时的液体配置、储存、使用剂量和方法时的规范操作。

5. 医院感染管理科职责

(1) 每月参加与药剂科联合检查督导抗菌药物的临床应用。

(2) 负责每季度组织召开耐药菌管理联席会议。

(3) 负责督导检验科微生物室进行相关病原学检测和耐药菌监测,每季度细菌耐药分析向全院公布。

(4) 加强手卫生及无菌操作管理,控制医院感染的发生,保障医疗安全。

(三) 落实措施

(1) 主管部门组织相关部门检查临床科室抗菌药物的应用,并记录备查。

（2）检查记录项目包括时间、地点、人员、内容及存在的问题。

（3）对存在的问题制定整改措施，整改效果见成效，体现持续改进。

三十、多重耐药菌多部门管理合作机制

为了加强我院多重耐药菌医院感染的预防管理，根据卫生部（2011）5号"多重耐药菌医院感染预防与控制技术指南（试行）"的通知，特制定"多重耐药菌多部门管理合作机制"如下：

（一）协作部门

牵头部门为医院感染管理科，相关部门为药剂科、检验科和临床科室。

（二）明确职责

1. 医院感染管理科职责

（1）每天通过OA内网获取检验科细菌室准确的各科室患者耐药菌感染情况（应用院感软件后将实时监控），并每月随机到科室督查耐药菌感染控制制度落实情况。

（2）对存在问题及时指出，对改进情况进行跟踪、督查和落实。

（3）每季对各科室微生物送检情况及细菌耐药检测中存在问题或缺陷进行分析、总结、反馈及整改，跟踪进行效果评价。

（4）制定培训计划，每季度对全院医护人员和微生物检验人员进行预防多重耐药菌危险因素、流行病学及控制措施等培训一次，培训方式多种多样，并对培训效果有追踪总结，通过耐药菌感染率体现防控的有效性，资料详实。

2. 检验科职责

（1）发现多重耐药菌感染患者和定植患者后，应当在第一时间报告相关临床科室及医院感染管理科（并做记录），以便采取有效的治疗和感染控制措施。

（2）检验科应有细菌耐药监测机制和预警机制，每季度向全院公布一次临床常见分离细菌菌株及其药敏情况，包括全院和重点部门多重耐药菌的检出变化情况和感染趋势。

（3）每季度公布各科室前5位的医院感染病原微生物名称和耐药率。每季度有细菌耐药监测变化趋势图和抗菌药物敏感性报告。

（4）检验科对每天细菌、多重耐药菌监测做记录，每月汇总登记，每季对各科室微生物送检情况及细菌耐药监测情况向相关科室反馈，并上报医院感染管理科，对存在的问题分析讨论，对落实情况体现持续改进。

3. 药剂科职责

（1）有抗菌药物合理使用管理组织与制度；有分级管理制度及具体措施。

（2）定期向临床医师提供最新的抗菌药物敏感性总结报告和趋势分析，正确指导临床合理使用抗菌药物，提高抗菌药物处方水平。

（3）有临床治疗性使用抗菌药物的微生物送检率年度统计分析（检验科协助完成）。

（4）有临床治疗性使用抗菌药物种类与微生物检测种类年度统计分析（检验科协助完成）。

（5）各种形式的抗菌药物合理使用及分级使用相关知识培训和考核，记录详实。

（6）每季度公布各科室使用抗菌药物情况，并有促进抗菌药物合理使用的考核机制。

（7）每季度对各科室抗菌药物使用中存在的问题或缺陷进行分析讨论，对落实情况体现持续改进。

4. 临床科室职责

(1) 加强医务人员手卫生。严格执行《医务人员手卫生规范》，医务人员在直接接触患者前后、进行无菌技术操作和侵入性操作前，接触患者使用的物品或处理其分泌物、排泄物后，必须洗手或使用速干手消毒剂进行手消毒。

(2) 在标准预防的基础上，严格实施隔离措施，预防多重耐药菌传播。尽量选择单间隔离，也可将同类多重耐药菌感染患者或定植患者安置在同一房间。隔离房间或床头应当有隔离标识。

(3) 与患者直接接触的相关医疗器械、器具及物品，如听诊器、血压计、体温表、输液架等要专人专用，并及时消毒处理。

(4) 医务人员对患者实施诊疗护理操作时，应当将确诊或高度疑似多重耐药菌感染患者或定植患者安排在最后进行。

(5) 严格执行无菌技术操作和标准操作规程，避免污染，有效预防多重耐药菌感染。

(6) 加强多重耐药菌感染患者或定植患者诊疗环境的清洁、消毒工作。

(7) 严格执行抗菌药物临床使用的基本原则，切实落实抗菌药物的分级管理。

(8) 患者隔离期间要定期监测多重耐药菌感染情况，直至临床感染症状好转或治愈方可解除隔离。

(9) 各科室医院感染管理小组每月对存在的问题或缺陷进行分析讨论，制定整改措施，有落实情况记录，体现持续改进。

(三) 落实措施

(1) 一旦发现临床科室多重耐药菌感染患者或定植患者，联合药剂科及时深入该临床科室指导抗菌药物的应用及消毒隔离，有记录可查。

(2) 对于存在的问题进行原因分析，制定相应的整改措施，整改效果见成效。

(杨玉荣　张晓培)

第二节　消毒隔离管理制度

一、医院消毒隔离制度

(1) 医务人员上班必须穿工作衣、戴工作帽，护士穿工作鞋，不得穿工作服进入餐厅就餐。

(2) 凡进入人体组织或无菌器官的医疗用品必须灭菌；接触皮肤黏膜的器具和用品必须消毒。

(3) 感染患者与非感染患者分开，同类感染患者相对集中，特殊感染患者单独安置，严格隔离，出院后进行严格终末消毒。

(4) 一般诊疗用品(如血压计、止血带、热水袋、冰袋、输液网袋、瓶盖启子等)，注意保持清洁，遇有污染时及时先清洁后消毒。血压计、听诊器表面消毒可用75%乙醇擦拭或0.05%含氯消毒剂擦拭。

(5) 氧气湿化液每日更换，使用灭菌水，连续使用的氧气湿化瓶及其内管、雾化器、气管内套管等器材,必须每日消毒。

(6) 置于容器中的灭菌物品(棉球、纱布等)一经打开,保存时间不应超过 24 h,尽可能使用一次性使用小包装。

(7) 抽出的药液、开启的静脉输入用无菌液体超过 2 h 后不得使用,启封抽吸的各种溶媒超过 24 h 不得使用,必须注明启用时间并签名。

(8) 无菌物品与非无菌物品分开放置,无菌物品必须放置在无菌专用柜,应有灭菌日期,按灭菌日期依次排放,超过有效期应重新灭菌才能使用。无菌物品必须一人一用一灭菌。

(9) 抽血使用一次性真空采血针,用后应放入防渗漏、耐刺的容器内集中无害化处理,严格执行一人一针一管一带。

(10) 物体表面、地面无污染时每天进行日常的清洁卫生工作,用清水或消毒剂湿擦或湿拖,遇血液、体液、分泌物、排泄物等污染时即刻使用含有效氯 1 000 mg/L 的含氯消毒剂作用30 min 后清水拖擦干净。

(11) 病床每天应湿式清扫一次,一床一套;床旁桌(床头柜)、椅每天湿抹一次,应一桌一布,抹布用后均需清洗消毒。患者衣服、床单、被套、枕套每周更换一次。

(12) 一次性使用无菌医疗用品统一由消毒供应中心集中放置、发放管理,一次性使用无菌医疗用品,拆除外包装后,存放于清洁区。

二、门诊、急诊消毒隔离制度

(1) 严格遵照预检、分诊制度,急诊与普通门诊相对分开。

(2) 所有诊室必须设置流动水洗手设备,并配备手消毒剂进行手消毒。

(3) 各诊室注意通风,诊疗桌、诊疗椅、诊疗床等每天擦拭一次,保持清洁,被血液、体液污染后应及时进行擦拭消毒处理。

(4) 与患者皮肤黏膜直接接触的诊疗用品要一人一用一消毒。听诊器、血压计保持清洁,被血液、体液污染时应先清洁后浸泡消毒,再清洗晾干备用。

(5) 所有急救器材必须在灭菌有效期内使用,做到一人一用一消毒或灭菌。

(6) 患者使用的吸氧装置、雾化吸入器、氧气湿化瓶、呼吸机面罩、呼吸机管道等要一人一用一消毒,用后立即用消毒液浸泡消毒,并干燥保存。湿化瓶应每日更换湿化液。呼吸机的螺纹管、湿化器以及接头、活瓣通气阀等可拆卸部分,应每周用消毒液浸泡消毒处理。

(7) 各种无菌包及无菌容器,由专人负责定期灭菌或更换。聚维酮碘(碘伏)、乙醇等消毒液应密闭存放,每周更换 1 次,容器每周灭菌 1 次;500 ml 大瓶消毒剂使用注明开启时间,有效期 30 d。开启的无菌敷料罐等应每日更换。

(8) 所有工作人员在接诊过程中必须严格执行无菌操作规程,并做好自我防护。每次诊疗操作前后必须认真进行洗手或手消毒。

(9) 诊疗过程中产生的医疗废物的处理按规定收集、转运和最终处置,禁止与生活垃圾混放。

三、检验科消毒隔离制度

(1) 检验科的工作场所应分为清洁区和污染区,布局合理,符合功能流程需要。

(2) 工作人员衣帽整齐,加强安全防护,采集、接触各种标本应戴帽子、口罩、手套,必要时戴眼罩、防护面具,操作前后严格洗手或进行手消毒。

(3)保持室内清洁,仪器、物体表面和地面每天清洁、擦拭消毒,如有标本或培养基外溢、溅泼或器皿打破洒落等污染时,应立即用 2 000 mg/L 的含氯消毒液擦拭消毒。抹布和拖把等清洁工具应各室专用,不得混用,用后消毒、洗净晾干。

(4)每日定时开窗通风,室内紫外线每天消毒并记录,紫外线灯管每周擦拭一次并记录。

(5)采集标本的器材、物品,如玻片、吸管、烧瓶、止血带等要做到一人一用一消毒;凡受污染的吸管、试管、滴管、玻片、平皿等,必须立即浸入消毒液中浸泡后再清洗。使用合格的一次性检验用品,禁止重复使用。

(6)做好医疗废物的处理:感染性、损伤性医疗废物分类放置,标识醒目;患者的废弃血液、液体标本必须用含氯消毒剂 2 000 mg/L 消毒 30 min 后,排入医院污水处理系统;医疗废物中病原体的培养基、标本和菌种、毒种保存液等高危险废物,应当在室内化学消毒处理,然后按感染性废物收集处置。

(7)每月进行室内空气、物体表面、工作人员手等卫生学监测,针对存在问题及时整改,保存监测记录。

四、供应室消毒隔离制度

(1)必须严格执行《医院消毒技术规范》各项标准和要求。

(2)供应室布局合理、工作流程必须严格执行洁污分流原则,消毒与未消毒物品分开放置,标识清晰、醒目。

(3)非供应室工作人员未经许可不得进入工作区,进入工作区必须穿工作服、戴帽子,操作时戴口罩,不可在污染区、清洁区、无菌物品储存区之间随意穿越。

(4)各类器械清洁、包装、消毒必须严格按操作规程进行。清洗污染物品一律戴手套,但不可再接触已清洗过的器具,凡经传染病患者或可疑传染病患者用过的医疗器械必须按消毒—清洁—消毒—灭菌程序进行处理。

(5)用下排气式压力灭菌器的物品包体积不得大于 30 cm×30 cm×25 cm,敷料包重量< 5 kg,器械包<7 kg,包布一用一清洗。

(6)各消毒包外包装必须标明品种名称、3M 指示带,包内有 3M 指示卡,操作者代码,确保消毒质量。无菌包过期,一律重新灭菌。

(7)认真执行清洁制度,各区清洁工具严格区分使用,各室台面、地面每日清洁消毒 2 次,各水池每日清洁消毒 1 次。

五、注射室消毒隔离制度

(1)布局合理,清洁区、污染区分区明确,标志清楚,设置流动水洗手设备或速干手消毒液,每次注射前后应洗手或消毒手一次。医务人员的手要每月监测一次,细菌总数不得超过4 cfu/cm²。

(2)注射室工作人员,必须严格执行无菌操作规程,进行无菌操作前先洗手,衣帽整齐并且必须戴口罩。

(3)无菌柜应每日进行清洁,无菌物品按日期依次放入柜内,不得有过期物品,所有无菌物品有效期不超过 1 周,过期应重新消毒灭菌;一次性使用无菌用品应除去中包装,分类放在无菌柜的防尘良好的柜内。

（4）注射时必须一人一针一管一用（包括皮试），用后必须按相关规定将注射针头放入锐器盒内，同时注意搞好个人职业防护，防止被针头刺伤。

（5）室内每日用消毒液擦拭操作台面 2 次，地面湿式清扫 2 次；用循环风紫外线空气消毒机消毒室内空气每日 2 次，每次 30 min 以上；自然通风每日 2 次，每次 30 min，保持室内空气新鲜。每月做空气细菌培养一次，细菌总数≤4 cfu/（15 min，直径 9 cm 平皿）为合格。

（6）碘酊、乙醇等消毒液应密闭存放，每周更换 2 次，容器每周灭菌 2 次。开启的无菌敷料罐等应每日更换。

（7）治疗室使用的持物钳或持物镊应与容器配套，浸泡于消毒液中，浸泡液每日添加，并进行消毒液浓度监测。无菌罐、无菌镊、盛碘酊、乙醇瓶每周压力蒸汽灭菌 2 次。对特殊感染患者应与一般患者分开注射，所用物品器械单独处理。

（8）抽出的药液、启开的静脉输用无菌液必须注明启用时间，超过 2 h 不得使用；启封抽吸的各种溶媒超过 24 h 不得使用。

六、换药室消毒隔离制度

（1）凡进入换药室的工作人员必须穿戴工作衣、帽、口罩。

（2）严格区分清洁区与污染区，凡消毒物与未消毒物要严格分开并固定位置，用后物归原处。

（3）换药次序按清洁伤口、感染伤口、隔离伤口依次进行。特殊感染伤口如炭疽、气性坏疽、破伤风等应就地（诊室或病室）严格隔离，处置后进行严格终末消毒，不得进入换药室；感染性敷料应放在黄色防渗漏的污物袋内，及时焚烧处理。手术者术前不换感染及隔离伤口。

（4）每次换药前洗手，换药时按无菌操作进行，做到一人一碗（盘）二镊（钳），一份无菌物品。

（5）换药车上常用的换药器械及敷料一经启用，每日需高压蒸汽灭菌一次；启封的外用无菌溶液限 24 h 内使用，并注明启用时间；各种检查、治疗包未用者，每周重新高压蒸汽灭菌 1 次（炎热潮湿季节每周 1 次）。

（6）换药室使用的敷料钳浸泡于 2％戊二醛溶液中，浸泡液的高度为敷料钳轴节以上 2～3 cm 处，浸泡液每日添加。敷料钳、瓶、盛碘酊、乙醇瓶每周高压蒸汽灭菌 1～2 次，并更换消毒液。

（7）浸泡器械容器每周清洁消毒 1 次。换药时污染敷料必须投入污桶。特异性感染伤口敷料由专人统一处理，换药用具用 0.2％过氧乙酸浸泡 30～60 min 后洗净，送高压蒸汽灭菌或环氧乙烷消毒后，再进行高压蒸汽灭菌。

（8）每日以 0.1％有效氯溶液或 0.2％过氧乙酸擦拭换药车、门、窗、台、凳 1 次（抹布分开使用）。每周换药车轮上油 1 次。地面宜湿式清扫，每日以 0.05％有效氯溶液拖地 1～2 次，紫外线空气消毒 2 次，空气细菌监测总数≤4 cfu/（15 min，直径 9 cm 平皿）。

（9）消毒物品（包括换药碗、敷料、引流条、针、线等）、浸泡消毒液，每月抽样培养 1～2 次，空气细菌培养每月 1 次，报告单留存备查。

七、手术室消毒隔离制度

（1）严格划分清洁区与污染区，二者之间需设置缓冲区或传递窗，做到洁污分开、人流物流分流的原则。

（2）凡进入手术部的工作人员必须按规定统一穿手术专用衣、帽、鞋、口罩;外出时必须更衣,并换鞋或穿鞋套。

（3）严重呼吸道感染者,一律禁止入手术区,必要时戴双层口罩,方可入内;手术间应分感染手术间、洁净手术间和污染手术间,洁净手术应放在污染手术前做。

（4）感染手术必须在指定的感染手术间做,同时必须按感染手术常规处理房间及一切物品。手术后手术间地面和空气必须严密消毒。

（5）感染手术一律谢绝参观,并设2名巡回护士完成手术间的内外供应工作。

（6）手术室洗手、护士铺台、刷手、穿隔离衣、戴手套和手术配合均应符合无菌操作要求。巡回护士进行各种治疗注射、拿放无菌物品,应符合无菌操作要求。

（7）接送患者的手术平车必须注意及时轮换或消毒,并保持清洁,平车上的铺单应一人一换。

（8）各种无菌包及无菌容器中的消毒液,由专人负责定期灭菌或更换。碘酊、乙醇等消毒液应密闭存放,每周更换2次,容器每周灭菌2次;2%的戊二醛使用效期不得超过2周;无菌包有效期不得超过7 d;开启的无菌敷料罐等应每日更换。

（9）工作人员必须熟悉各种消毒液的浓度、配制及使用方法,并可根据其效能定期检测。

（10）无菌物品的存放应严格按照《消毒技术规范》执行。

（11）手术室清洁用具必须严格分区使用,不得混用;手术室应有定期清洁卫生制度。

（12）用紫外线杀菌灯消毒时,应有消毒时间、操作人员签名等项目登记和紫外线强度监测登记。

（13）每月必须对手术室物品表面、消毒剂、灭菌剂、医护人员的手和室内空气作一次微生物监测,并保存好检测记录。

（14）手术室工作人员必须按照广泛预防措施做好个人防护。

（15）所有手术后的医疗废物,必须按照卫生部《医疗废物管理条例》规定分类收集、转运和最终处置,禁止与生活垃圾混放,避免回流社会。

八、产房消毒隔离制度

（1）产房严格划分无菌区、清洁区、污染区,区域间标识明确。

（2）凡进入产房的工作人员必须换产房的工作衣、帽、口罩、鞋;手术中必须严格执行无菌技术操作规程并做好职业防护。除参加接产的有关人员外,其他人员不得入内。

（3）产房应有定期清洁卫生制度,室内每日用消毒液擦拭操作台面2次,地面湿式清扫2次;用循环风紫外线空气消毒机消毒室内空气每日2次,每次30 min以上;自然通风每日2次,每次30 min,保持室内空气新鲜。每月定期做空气、物品表面和工作人员手等环境卫生学监测,监测结果做好登记。

（4）产妇进入分娩室必须更衣、帽、鞋,做到橡胶垫、臀垫一人一用一消毒,用后立即用消毒液浸泡,刷洗晾干后再到供应室灭菌后再用。无菌产包一经打开超过1 h未用者必须重新更换。

（5）产床每次使用后,应用消毒液擦拭,然后才能重复使用。

（6）器械清洗室应具有洗涤池。

（7）助产器械包内备断脐专用剪及无菌纱布、棉签、无菌手套等,禁止断脐器械与其他助产器械混用;新生儿吸痰管一婴一管一用一灭菌;可重复使用的新生儿复苏设备,每次使用后要进行消毒或灭菌;吸引器、吸引瓶及吸引管等以及手术后的手术器械应及时清洗干净后,送消毒供应室统一清洗、消毒或灭菌处理。

（8）各类物品如体温表、毛刷、洗手桶等,均按常规进行浸泡消毒处理。持物筒、持物镊、敷料缸、器械盘等冲洗用品,每周进行 2 次压力蒸汽灭菌;消毒液按规定时间进行更换。

（9）接生后所产生的医疗废物,必须按照《医疗废物管理办法》规定收集、转运和最终处置,禁止与生活垃圾混放,严禁回流社会。

九、新生儿病房消毒隔离制度

（1）工作人员入室必须衣帽整齐、换鞋、戴口罩,非本室工作人员禁止入内。接触婴儿(新生儿)前先洗手。每年查体 1 次,对患有乙肝或上呼吸道感染者应暂调离岗位。

（2）室内通风换气,保持空气新鲜,每日用消毒液擦拭地面、门窗等物体表面,紫外线消毒1 h;每周大消毒 1 次,每月做空气细菌培养 1 次。

（3）母婴一方有感染性疾病时,患病母婴均应及时与其他正常母婴隔离。产妇在处染病急性期,应暂停哺乳。

（4）产妇哺乳前应洗手、清洁乳头。哺乳用具一婴一用一消毒,隔离婴儿用具单独使用,双消毒。

（5）婴儿用眼药、扑粉、油膏、沐浴液、浴巾、治疗用品等应一婴一用,避免交叉使用。遇有医院感染的流行时,应严格执行分组护理的隔离技术。

（6）患有皮肤化脓及其他传染性疾病的工作人员,应暂时停止与婴儿接触。

（7）严格探视制度,探视者着清洁衣服,洗手后方可接触婴儿。在感染性疾病流行期间,禁止探视。

（8）母婴出院后,其床单元、保温箱等应彻底清洁、消毒。

十、重症监护室(ICU)消毒隔离制度

（1）室温宜保持在 20～22℃为宜,湿度应保持在 50％～60％为好,要有监测温度、相对湿度的装置。重症监护室(ICU)房间应定期消毒处理,室内空气培养要求细菌总数在 4 cfu/(5 min,直径 9 cm 平皿)以下。控制出入人员的数量,减少其流通量。

（2）开门窗换气,一般每日 2～3 次,每次 20～30 min。

（3）病室用紫外线照射或"84"消毒液可配成 500 mg/L 的溶液进行喷雾。

（4）严格洗手制度,任何正常人皮肤上都有细菌存在,其中有少数致病菌,如金黄色葡萄球菌和铜绿假单胞菌等,在正常人皮肤上不致引起感染;若一旦转移到人体易感部位,如伤口、肺部或泌尿生殖器等部位,尤其是在重症患者极易引起感染。为减少人与人之间的传播,防止交叉感染在两个接触患者和两邻床之间发生,为病人做查体前,各种技术操作及无菌操作前,处理尿壶、便盆后,进入或离开 ICU 时,均应认真进行手的清洗,必须要在清洗后用 75％的乙醇溶液进行擦拭消毒。

（5）ICU 内的墙壁、天花板应保持无尘和清洗,每日应清洁处理,可用"84"消毒液500 mg/L彻底擦洗 1 次。门窗、床柜、病床及各种装备仪器表面每日需用 500 mg/L"84"消毒

液擦拭。各种各式的抹布分开使用,分类放置,一人一桌一块,定期消毒。地面可用 500 mg/L 的"84"消毒液清洁处理,每日应不少于 4 次。

（6）严格隔离制度,转送进入 ICU 的患者应当使用清洁车或活动床。严格掌握患者进入 ICU 的分室标准,为了预防交叉感染,进入 ICU 的患者一定要分室治疗,如患者本人无感染但需要肾透析者,宜住单人病房。对有潜在感染病例行气管切开、进行机械通气治疗者须住单人病房。有传染病患者、器官移植后免疫力低下的患者以及有明显感染者,如开放性化脓或引流的脓胸患者等均需住隔离房间。隔离房间应在位于通气道的末端或 ICU 之外。

（7）ICU 内的机械通气应定时更换通气机的细菌滤过器,以及每 24 h 更换一次通气的管道和连接器,为预防院内感染的主要措施。雾化吸入器在使用前后应适当消毒处理。ICU 内使用雾化吸入器管道一般都是用 1 000 mg/L 的"84"消毒液浸泡消毒或清洗后熏蒸消毒。ICU 内使用的外科器械必须彻底灭菌。

（8）进入 ICU 室要求更换衣鞋,戴帽子和口罩,外出时必须脱隔离衣,更换外出鞋。所用衣、帽、口罩应每天换洗,以保持清洁。

十一、烧伤科消毒隔离制度

（1）医护人员衣帽整洁,严格执行消毒隔离制度和无菌技术操作规程。

（2）根据《医疗器械消毒技术规范》要求,对介入人体组织医疗器械必须达到灭菌,对接触皮肤黏膜的医疗器械应达到消毒。

（3）无菌物品必须一人一用一灭菌,无菌物品与非无菌物品应分开放置,标识清楚,严防混淆,无菌物品在有效期内使用。

（4）病房内每天通风换气,定期进行室内空气消毒;床铺、地面湿式清扫,遇有污染立即消毒。

（5）感染患者与非感染患者分开,同类感染患者相对集中,特殊感染患者单独安置。

（6）加强抗菌药物应用管理,医护人员严格掌握抗生素适应证和禁忌证,选择对病原菌敏感,对人体不良反应小的抗菌药物应用。

十二、血液净化中心消毒隔离制度

（1）工作人员进入中心时,必需穿好工作服,戴好帽子,换工作鞋,操作时戴口罩。

（2）保持透析室内整洁、安静、舒适、安全、美观,温度 20～22℃,相对湿度60％～80％。

（3）工作人员必需坚守岗位,严格执行无菌操作及血液净化的各项技术操作规程,执行消毒隔离制度,确保安全。

（4）定期进行透析用水、置换液、透析液的监测和空气培养,并达到标准要求。

（5）认真执行查对制度,防止差错,严密观察病情变化和机器运转情况。如有异常要及时报告医生处理,做好病情记录。

（6）透析结束应书写有关记录。对危重患者要护送回病房,并做好交班。

（7）室内急救用物设置齐全,保证处于完好备用状态,器械、物品、药品做到定人保管、定点安置、定期消毒灭菌、定期检查维修和定量请领维修,贵重仪器做好登记,消耗性器械由专人保管登记。

十三、口腔科消毒隔离制度

(1) 口腔科布局合理,符合功能流程,诊疗室和清洗消毒灭菌室单独设立。

(2) 口腔科应配备器械清洗消毒灭菌设备。设置有专用的器械清洗池,便于口腔器械的及时清洗;配备有压力蒸汽灭菌器,保证口腔器械的及时有效灭菌。

(3) 保持室内清洁,每天操作前后及时对工作台面和诊椅用消毒液擦拭消毒,有污染时随时消毒。室内地面每天湿式拖地 3 次,有污染时随时用消毒液擦拭消毒。每周对环境进行一次彻底消毒。

(4) 医护人员进行诊疗操作时,必须严格执行无菌操作规程,做好自我防护。戴口罩、帽、配备护目镜、橡胶手套,手套一人一用一换,更换时必须按"六步洗手法"认真洗手。

(5) 严格执行口腔器械的清洗消毒灭菌程序和处理原则。

(6) 棉球、敷料等无菌物品,一经打开,使用时间最长不得超过 24 h。麻醉药品开封后,使用时间不得超过 24 h。

(7) 诊疗过程中产生的医疗废物的处理按卫生部《医疗废物管理条例》规定收集、转运和最终处置,禁止与生活垃圾混放。

十四、病理科消毒隔离制度

(1) 标本检查室、尸检室应与其他工作室隔离,便于消毒。

(2) 处理标本时要求穿隔离衣,戴帽子及鞋套等。处理标本后及时沐浴,注意自身安全保护。

(3) 标本检查前将标本分类,对有传染性(例如结核等)标本需要延长固定时间,避免造成污染及院内交叉感染。

(4) 隔离衣定期消毒,处理标本器具每次使用后都要进行消毒。

(5) 标本检查室、尸检室和标本检查台、尸检台需定期进行紫外线及消毒液消毒,避免院内交叉感染。

(6) 对已发出病理诊断的剩余标本,报告发出 2 周后,按照医用废物处理规定进行分袋包装,送医院暂存间由专人交给有处理资质的集中处理单位统一处理。

十五、血库消毒隔离制度

(1) 严格执行卫生部《医疗机构消毒技术规范》和《消毒隔离管理规范》有关规定。

(2) 布局合理,血液储存、发放处设在清洁区,血液检验和处置室设在污染区,办公室设在半污染区。

(3) 严格按卫生部颁布的《医疗机构临床用血管理办法》和《临床输血技术规范》规定的程序进行管理和操作。

(4) 保持环境清洁,每日清洁桌面、地面,被血液污染的台面应用 1 000 mg/L 含氯制剂擦拭。

(5) 储血冰箱应专用,并定期清洁和消毒。每月对冰箱的内壁进行生物学监测。

(6) 工作人员定期体检,接触血液必须戴手套,脱手套后洗手,一旦发生体表污染或锐器刺伤,应及时处理。

（7）废弃的一次性使用医疗用品、废血和血液污染物必须分类收集，进行焚烧或用 1 000 mg/L 含氯制剂浸泡后处理。

十六、传染病房消毒隔离制度

（1）传染病患者和普通患者应分室收住。对已确诊的传染病患者应立即转院隔离治疗，在未转之前，必须采取消毒隔离治疗措施。

（2）传染病患者应在指定的范围内活动，不准乱串病室及外出。出院、转院、死亡后要进行终末消毒，对传染病患者的尸体须经严格消毒后处理。对其所用的物品必须消毒处理，不经消毒不准带出，更不能给他人使用。对其所用的被服、衣服等出院时要进行高压消毒，或用化学消毒剂溶液浸泡 2 h 后再进行清洗。

（3）凡遇有厌氧菌、铜绿假单胞菌等特殊感染的患者，应严密隔离，用过的病房要用化学消毒剂溶液喷雾消毒，用过的敷料要烧毁，对其被褥、衣服必须高压消毒，医护人员出入病室必须穿隔离衣、帽、鞋，并每出入一次消毒一次。

（4）传染病患者用过的被服要清洗消毒，有污染严重的要随时拆洗消毒，被褥服装不准带有血、尿、便痕迹。

（5）患者的被套、床单、枕套每周更换 1 次，污染严重时随时更换。

（6）病室内要保持空气新鲜，经常通风换气，消除污染，每日进行空气消毒 1～2 次。

（7）大小便器每用一次，消毒一次；患者用的大小便器，由护理员放在盛有化学消毒剂溶液池内浸泡 30 min 后再用。

十七、病房消毒隔离制度

（1）病室每天应通风换气，时间 30 min，必要时进行空气消毒，地面每天应湿式清扫 1 次，遇污染时即刻清洁后消毒。

（2）床单、被套、枕套、院服等每周更换消毒 1 次；枕芯、棉褥、床垫定期消毒，被血液、体液污染时，及时更换；禁止在病房、走廊清点更换下来的被服（在被服专用储存间清点）。

（3）病床应湿式清扫，一床一套（巾），床头柜应一桌一抹布，用后均需消毒。患者出院、转科或死亡后，床单必须进行终末消毒处理。

（4）止血带、体温计等用后应立即消毒处理，干燥保存备用。

（5）患者使用的餐具，保持清洁，个人专用，每周消毒 1 次，集中使用的餐具每餐后消毒；服药杯、便器等应专人专用，保持清洁，每周消毒至少 1 次。

（6）治疗室、病室、厕所等应分别设置专用拖布，标记明确，分开清洗，悬挂晾干，每周消毒。

（7）医疗废物分类放置，标识醒目，损伤性医疗废物防穿透到位，出科使用封签，交接记录填写齐全。

十八、医院污水消毒处理制度

（1）医院污水必须进行有效含氯消毒处理，需要经过滤、沉淀去除水中的悬浮物。

（2）对氧化池等进行氧化处理。

（3）遇有特殊污染（传染病）应按规定增加含氯制剂，使有效余氯量＞6.5%。

(4) 处理后的污水必须符合规定排放标准,才能排放。

(5) 保持污水处理站及周围环境的清洁卫生与绿化。

十九、洗衣房消毒隔离制度

(1) 布局合理,清洁区、污染区分开,通风良好。具体分为清洁洗涤区、污物洗涤区、压烫和折叠区、清洁衣物存放区。物流由污到洁,顺行通过,不得逆流。防止发生交叉污染。

(2) 衣物、被服应在指定的清洁间内进行收集、清点,严禁在病房、走廊内收集、清点,专车、专线运送。运送车辆洁、污分开,标识明确,每日清洗消毒。

(3) 认真执行衣物清洗、消毒的规章制度,分类清洗。被血液、体液污染的或传染病患者的被服,应单独清洗、消毒处理。

(4) 对所有工作人员的衣物、收回的无菌包包布,每次要单独消毒处理,先用消毒剂浸泡,后再进行清洗,清洗后的衣物、包布应单独管理、发放。

(5) 使用过的污衣袋应随污染衣物进行清洗、消毒;污物车每天必须用消毒液擦拭,并严格区分使用。

(6) 保持工作环境整洁,室内门、窗、桌、椅以及地面每日上班前必须用清水进行擦拭,下班后要用消毒液擦拭或冲洗1次,每周大扫除。对收回未洗的被服应放置规范,不准随地乱扔、乱放。

(7) 工作人员必须做好个人防护,工作时必须穿戴好工作衣帽、口罩及鞋,每次工作完毕后,必须做好手的清洗、消毒工作。

二十、针灸理疗室消毒隔离制度

(1) 室内保持清洁,空气新鲜,定时开窗通风,湿式清扫。

(2) 每日紫外线消毒一次,每次30 min,紫外线灯管每周用70%～80%乙醇纱布擦拭1次,紫外线强度半年测试1次,均做记录。

(3) 床单保持清洁,每周更换1次,有污染及时更换,使用一次性床单,要做到一人一单。

(4) 医务人员必须严格执行无菌操作规程,一人一穴一针,一用一灭菌。

(5) 乙醇棉球密闭存放,每日更换,容器灭菌,无菌盒、无菌槽开启使用时间不得超过24 h。

(6) 医疗废物分类放置,标识醒目,损伤性医疗废物防穿透到位,出科使用封签,交接记录填写齐全。

第三节　医疗废物管理制度

医疗废物是指医疗卫生机构在医疗、预防、保健以及其他相关活动中产生的具有直接或者间接感染性、毒性以及其他危害性的废物。医疗废物共分5类,并列入《国家危险废物名录》。

一、科室医疗废物收集、转运管理制度

(1) 各科室要按照卫生部《医疗废物管理条例》要求,将医疗废物分类收集、包装,医疗废

物分为损伤性废物、感染性废物、药物性废物及化学性废物,分别用锐器盒或防渗漏、防穿透黄色胶袋双层密封包装,并在包装物外面注明类别、科室和日期,病区生活垃圾用黑色胶袋包装收集,不得与医疗废物混合收集。

(2) 工作人员在放置医疗废物前,应当对医疗废物包装物或者容器进行认真检查,确保无破损、渗漏。

(3) 医疗废物中病原体的培养基、标本的菌种、毒种保存液等高危险废物,在本科室应先进行浸泡消毒后,按感染性废物收集处理。

(4) 对废弃的麻醉、精神、放射性、毒性药品及其相关的废物,依照有关法律、法规进行处理,必要时、请示相关管理机构,并在其监督指导下进行工作,并做好相关药品的登记(包括药名、数量、报废时间、原因)及资料管理工作。

(5) 隔离的传染病患者或者疑似患者产生的垃圾属医疗废物,用双层黄色胶袋包装,并及时密封。

(6) 放入包装物或者容器内的感染性废物、病理性废物、损伤性废物不得取出,盛放医疗废物不能超过容器3/4,并严密封口,同时外表面被感染性废物污染时,必须对被污染处进行消毒处理或加一层包装。

(7) 科室运送人员每天将废物分类包装,并按照规定的时间和路线运送到医疗废物暂存处。

(8) 运送人员在运送医疗废物前,应当检查包装物或者容器的标识、标签及封口是否符合要求,不得将不符合要求的医疗废物运送到医疗废物暂存处。

(9) 运送人员在运送医疗废物时,防止造成包装物或者容器破损及医疗废物的流失、泄漏和扩散,并防止医疗废物直接接触身体。

(10) 运送人员要做好个人防护措施,如穿戴好胶手套、胶鞋、工作防护服等。

(11) 运送人员工作结束后,及时对运送工具进行清洁和消毒。科室运送人员要每天做好垃圾交接登记工作。

(12) 医疗废物运送实行责任登记制度,临床科室的医疗废物管理人员应将医疗废物交医院指定的医疗废物运送人员,并在登记本上双签字,医疗废物运送人员将医疗废物交给医疗废物暂存地的专职人员时也须在登记本上双签字。

二、医疗废物暂存间管理制度

(1) 认真执行《医疗废物管理条例》,暂存间有醒目的医疗废物警示标志和"禁止吸烟、饮食"的警示标识。

(2) 暂存处封闭设施完善,有专职或兼职人员管理,防止非工作人员接触医疗废物。

(3) 根据医疗废物的类别,医疗废物应分别存放在容器内,不得混装,存放设施或器具上应有明确的标识。

(4) 对各科室收来的医疗废物应进行分类盛放,并做好登记。交接双方签字。医疗废物转交出去后,及时对暂存点、存放设施进行清洁消毒,并做好登记。定期检查暂存处医疗废物存放容具,对破损的应及时更换。

(5) 医疗废物集中上交医疗废物处理中心时,要严格交接手续,在转送联上签字,并对留存联保存3年备查。

（6）暂存间工作人员要做好自我防护措施，防止被医疗废物刺伤、擦伤，一旦发生，应立即处理，并及时报告相关部门。严防医疗废物流失、泄漏，一旦发生，应按照应急方案进行处理。

（7）医疗废物暂时储存的时间不得超过2天，应当远离医疗区、食品加工区和人员活动区以及生活垃圾存放场所。

（8）医疗废物暂存间应设置明显的警示标识和防鼠、防蚊蝇、防蟑螂、防盗以及预防儿童接触。暂存间设专人管理，管理人员要做好交接记录，对设施和设备应每日消毒并保持清洁。

三、医疗废物处理流程

（1）医务人员按《医疗废物分类目录》对医疗废物进行分类放置。

（2）根据医疗废物的类别将医疗废物分置于专用包装物或容器内，但包装物和容器应符合《医疗废物专用包装物容器的标准和警示标识的规定》。

（3）医务人员在盛装医疗废物前应当对包装物或容器进行认真检查，确保无破损、渗液和其他缺陷。

（4）盛装的医疗废物达到包装物或容器的3/4时，应当使用有效的封口方式，使封口紧实、严密。

（5）盛装医疗废物的每个包装物或容器外表面，应当有警示标记并附中文标签，标签内容包括医疗废物产生单位、产生日期、类别。

（6）放入包装物或容器内的感染性废物、病理性废物、损伤性废物不得任意取出。

（7）医疗废物管理专职人员每天从医疗废物产生地点，将分类包装的医疗废物按照规定的路线运送至院内临时暂存间。运送过程中应防止医疗废物的流失、泄漏，并防止医疗废物直接接触身体，每天运送工作结束后，应当对运送工具及时进行清洁和消毒备用。

（8）医疗废物管理专职人员每天对产生地点的医疗废物进行清点、登记，登记内容包括来源、种类、重量、交接时间、最终去向和经办人。

（9）暂存间的医疗废物由专职人员交由上级或卫计委指定的有资质的企业公司处理，并填写医疗废物转移联单。医疗废物转交出去以后，专职人员应当对暂存间或临时储存地点设施及时进行清洁和消毒处理，并做好记录。

（吕克梅　林　娜）

第三章

医院感染知识培训

第一节 医院感染培训人员范围

医院感染管理科每年年初必须制定出该年度的培训计划，按培训计划组织全院职工进行相关知识的培训和考试。培训人员范围包括医院感染专职人员、全院工作人员、工勤人员及新职工等。

一、医院感染专职人员知识培训要求

医院感染专职人员必须熟悉相关法律法规、操作规范，具备丰富的专业知识、较强的管理能力，定期接受医院感染防控知识的培训，以更好地开展各项工作。

首先，感染管理专职人员必须加强医院感染的业务学习，每两年参加省、市以及国家级的培训一次，不断进行知识更新。

其次，科主任及护士长的培训，科主任及护士长是临床感染控制小组的重要成员之一，是各科消毒、隔离工作的管理者及执行者，科主任或护士长对医院感染管理意识的高低直接关系到本科室医务人员各项规范的执行情况及医院感染控制效果。因此，医院感染科每季度针对医院感染管理相关法律法规、操作规范及各科消毒灭菌、隔离技术、无菌操作、抗生素的合理应用、环境监测等存在的问题，对他们进行培训指导，提出整改措施，并限期整改。从而提高科主任、护士长对医院感染管理的认识，重视医院感染管理，认真落实各项规章制度，预防或减少医院感染的发生。

第三，对医院感染控制小组成员的培训，各科感染控制小组成员是本科室的医护人员，对他们要进行定期针对相关法规规范、存在的问题、薄弱环节、高危因素等进行培训学习，统一制定培训学习登记本。医院感染控制小组成员每年参加培训学习时间不得少于6学时。

二、工作人员医院感染知识培训要求

医院感染管理工作是全院性工作，涉及临床、医技、后勤、行政等多个部门，医院感染预防与控制需要全体医务人员共同参与才能完成。因此，应重视医院全员医院感染知识培训，将医院感染管理知识的培训学习普及到每一个医院工作人员。

医院感染专职人员、医务人员、工勤人员应当掌握与其本职工作相关的医院感染预防与控制知识，充分认识医院感染管理工作的重要性，有效预防或控制医院感染的发生。进行全院医务人员的培训，医院感染管理科每年要制定培训计划，安排讲课人员，提前备课，进行医院感染相关知识培训后要进行考试或考核。提前发出集中学习通知，要求除值班人员外，其余人员均

参加,医院医务人员、行政管理人员及工勤人员都必须积极参加预防、控制医院感染相关知识的学习,不断提高医务人员的医院感染防范意识,自觉执行各项规章制度、工作规范,将医院感染预防和控制工作始终贯穿于医院管理的各项活动中。

三、工勤人员医院感染知识培训要求

对于医院工勤人员的培训也是非常必要的,工勤人员工作范围广、流动性大、由于他们缺乏基本医学常识、接触污染物、医疗废物机会较多,极易引起院内交叉感染。因此,工勤人员医院感染知识的培训也要定期进行,针对卫生知识、消毒隔离常识、手卫生、医疗废物的正确处理每年培训1~2次。

四、新进工作人员医院感染知识培训要求

新上岗人员的培训学习由医院感染管理科统一组织,每年新上岗医生、护士、医技人员和药剂人员必须进行岗前培训,培训后对新进人员进行考试、考核,考试、考核合格后才能上岗。对于实习人员由所在科室进行医院感染相关知识的培训及考核。

第二节　医院感染知识培训内容

一、医院感染的诊断

(一) 医院感染的定义

医院感染多数在患者住院期间发病,但潜伏期较长的疾病也有在住院时感染,于出院后发病的,如肺炎、病毒性乙型肝炎等,虽在医院内受到感染,发病往往在出院以后。至于在入院前在家中受到感染或在社会上受到感染处于潜伏期的患者,在入院后发病的,不属于医院感染或院内感染。但在实际工作中,有时院内、院外感染不易区分,并且易造成新的医院感染,所以亦属于预防控制之列。

中华人民共和国卫生部2006年9月1日实施的《医院感染管理办法》对医院感染定义为:医院感染(nosocomial infection, hospital infection 或 hospital acquired infection)是指住院患者在医院内获得的感染,包括在住院期间发生的感染和在医院内获得、出院后发生的感染;但不包括入院前已开始或入院时已存在的感染。医院工作人员在医院内获得的感染也属医院感染。

医院感染的定义应从3点理解:①住院患者在住院期间发生的感染。②住院患者在医院内获得,出院后发生的感染。③医院工作人员在医院内获得的感染。

(二) 医院感染发生的条件

医院感染发生的必要条件是传染源、传播途径和易感人群。缺少其中任何一个环节都不会发生医院内感染。因此,只要阻断或控制住其中某一个环节,也就终止了医院感染的传播。

(1) 传染源:传染源是传染病流行的第1个环节,是传染病传播的主要因素。

(2) 传播途径:传播途径是流行过程的第2个环节。传染源只有通过传播途径才能感染别人(或自身),大多数感染要依赖于外环境中的某些媒介物携带和传播,才有可能经由"适宜"

的门户侵入人体的某部位(定植或感染)。传播途径包括接触传播、空气传播、禽类传播、动物传播、共同媒体传播和生物媒介传播。

(3)易感人群:易感人群也称人群易感性,是流行过程的第3个环节。在有传染源和传播途径的情况下,若没有易感患者,也不会发生医院感染。

(4)医院感染的危害性:医院感染的流行,必然涉及多名患者严重后果,如我国西安交通大学医学院第一附院新生儿死亡事件、深圳妇儿事件造成多位产妇伤口感染、安徽宿州市立医院眼球事件,无不使所发生的医院威信扫地,同时造成不良社会影响,甚至导致医院倒闭。

(三)医院感染分类

1. 按病原体来源分类

按病原体来源可将院内感染分为外源性感染、内源性感染、医源性感染、带入性感染4种。

(1)外源性感染:又称交叉感染,指病原体来自患者体外,即来自其他住院患者、医务人员、陪护家属和医院环境,如诊疗器材和制剂污染造成的医源性感染。这类感染在经济落后国家占的比例较大,可导致医院感染流行或暴发。交叉感染可通过加强消毒、灭菌、隔离措施和宣传教育工作来预防和控制。

(2)内源性感染:又称自身感染,指病原体来自患者自身菌群(皮肤、口咽、泌尿生殖道、肠道)的正常菌丛或外来的已定植菌。在医院中,当人体免疫功能下降、体内生态环境失衡或发生细菌易位时即可发生感染,如做支气管纤维镜检查可将上呼吸道细菌带至下呼吸道引起感染。这类感染呈散发性,从目前而言,内源性感染的预防较困难,主要靠自身免疫力增强。

(3)医源性感染:即指在诊断治疗或预防过程中,由于所用器械、用物、材料及场所的消毒不严,或由于制剂不纯而造成的感染。

(4)带入性感染:患者入院时已处于另一种传染病的潜伏期,住院后发病,传染给其他患者。如痢疾患者入院前已感染上腮腺炎,入院后发病,致使腮腺炎在医院内传播蔓延开来。

医院内发生的感染与其他人群密集的地方,如托儿所、学校、旅馆、饭店、公共场所等发生的感染是不同的。

2. 按病原体种类分类

按病原体种类可将院内感染分为细菌感染、病毒感染、真菌感染、支原体感染、衣原体感染及原虫感染等,其中细菌感染最常见,其次是病毒感染,每一类感染有可根据病原体的具体名称分类,如铜绿假单胞菌感染、金黄色葡萄球菌感染、分枝杆菌感染、柯萨奇病毒感染、爱柯病毒感染等。

医院是患者密集的场所,医院环境最容易被病原微生物污染,从而为疾病的传播提供外部条件,促进医院感染的发生。

(四)医院感染诊断

1. 下列情况属于医院感染

(1)无明确潜伏期的感染,规定入院48 h后发生的感染为医院感染;有明确潜伏期的感染,自入院时起超过平均潜伏期后发生的感染为医院感染。

(2)本次感染直接与上次住院有关。

(3)在原有感染基础上出现其他部位新的感染(脓毒血症除外),或在原感染已知病原体基础上又分离出新的病原体(排除污染和原来的混合感染)的感染。

（4）新生儿在分娩过程中和产后获得的感染。

（5）由于诊疗措施激活的潜在性感染，如疱疹病毒、结核杆菌等的感染。

（6）医务人员在医院工作期间获得的感染。

2. 下列情况不属于医院感染

（1）皮肤黏膜开放性伤口只有细菌定植而无炎症表现。

（2）由于创伤或非生物性因子刺激而产生的炎症表现。

（3）新生儿经胎盘获得（出生后 48 h 内发病）的感染，如单纯疱疹、弓形虫病、水痘等。

（4）患者原有的慢性感染在医院内急性发作，医院感染按临床诊断报告，力求做出病原学诊断。

二、手卫生

（一）医务人员洗手指征

（1）直接接触每个患者前后，从同一患者身体的污染部位移动到清洁部位时。

（2）接触患者黏膜、破损皮肤或伤口前后，接触患者的血液、体液、分泌物、排泄物、伤口敷料等之后。

（3）穿脱隔离衣前后，摘手套后。

（4）进行无菌操作、接触清洁、无菌物品之前。

（5）接触患者周围环境及物品后。

（6）处理药物或配餐前。

（二）手卫生依从性

（1）手卫生：为洗手、卫生手消毒和外科手消毒的总称。

① 洗手：是指医务人员用肥皂或者皂液和流动水洗手，去除手部皮肤污垢、碎屑和部分致病菌的过程（按六步洗手法洗手）。

② 卫生手消毒：是指医务人员使用速干手消毒剂揉搓双手（按六步洗手法揉搓双手），以减少手部暂居菌的过程。

③ 外科手消毒：是指医务人员在外科手术前用肥皂（液）或抗菌皂（液）和流动水洗手，再用手消毒剂清除或杀灭手部暂居菌、常居菌的过程。

（2）手卫生依从性：依从性也称顺从性、顺应性。手卫生依从性是指医务人员按规定进行洗手、卫生手消毒和外科手消毒，提高洗手依从性，严格执行六步洗手法。

三、消毒、灭菌、隔离

1. 加强手术器械等医疗用品的消毒灭菌工作

消毒灭菌是预防和控制医院感染的重要措施。医疗机构要按照《医院感染管理办法》和《消毒管理办法》等有关规定，切实做好手术器械、注射器具及其他侵入性医疗用品的消毒灭菌工作。对耐高温、耐潮湿的医疗器械、器具和用品应当首选压力蒸汽灭菌，尽量避免使用化学消毒剂进行浸泡灭菌。使用的消毒用物、一次性医疗器械、器具和用品应当符合国家有关规定。一次性使用的医疗器械、器具和用品不得重复使用。进入人体组织和无菌器官的相关医疗器械、器具及用品必须达到灭菌水平，接触皮肤、黏膜的相关医疗器械、器具及用品必须达到消毒水平。

2. 规范使用医疗用水、无菌液体和液体化学消毒剂

医疗机构应当遵循无菌技术操作规程,规范使用医疗用水、无菌液体和液体化学消毒剂等,防止二次污染。氧气湿化瓶、雾化器、呼吸机、婴儿暖箱的湿化装置应当使用无菌水。各种抽吸的输注药液或者溶媒等开启后应当注明时间,规范使用,并避免患者共用。无菌液体开启后超过 24 h 不得使用。需要使用液体化学消毒剂时,要保证其使用方法、浓度、消毒时间等符合规定,同时加强对使用中的液体化学消毒剂的浓度监测,一旦浓度过低应及时更换。

3. 严格执行无菌技术操作规程

医疗机构医务人员实施手术、注射、插管及其他侵入性诊疗操作技术时,应当严格遵守无菌技术操作规程和手卫生规范,避免因医务人员行为不规范导致患者发生感染,降低因医疗用水、医疗器械和器具使用及环境和物体表面污染导致的医院感染。

4. 根据疾病种类,做好隔离预防工作

了解隔离的种类是为了更好地为传染病患者提供恰当的隔离预防措施。

(1) 严密隔离　适用于传染性强、死亡率高,经飞沫、分泌物、排泄物直接或间接传播的烈性传染病,如霍乱、鼠疫等。

(2) 呼吸道隔离　适用于通过空气中的气溶胶(飞沫)短距离传播的感染性疾病,如流感、流脑、麻疹等。

(3) 肠道隔离　适用于由患者粪便直接或间接污染的食物或水源而传播的疾病,如伤寒、细菌性痢疾、甲型肝炎、病毒性胃肠炎、脊髓灰质炎等。

(4) 接触隔离　适用于经体表或伤口直接或间接接触而感染的疾病,如破伤风、气性坏疽、铜绿假单胞菌感染、新生儿脓疱病等。

(5) 血液、体液隔离　适用于预防直接或间接接触传染性血液或体液传播的感染性疾病,如乙型肝炎、梅毒、艾滋病等。

(6) 昆虫隔离　适用于由昆虫传播的疾病,如乙型脑炎、疟疾、斑疹伤寒等。

(7) 保护性隔离　又称"反向隔离",适用于抵抗力低或极易感染的患者,如早产儿、严重烧伤患者、白血病患者、器官移植患者、免疫缺陷患者等。

5. 耐药金黄色葡萄球菌感染隔离的措施

对耐甲氧西林/苯唑西林的金黄色葡萄球菌(MRSA)感染的患者,在进行标准预防的基础上,采用接触传播隔离的措施。

(1) 发现 MRSA 感染的患者,立即安置患者单间或同室隔离,限制患者的活动范围。

(2) 病房门口设置明显的接触隔离标志(图示或者文字说明),减少人员出入,提醒进入者预防隔离。

(3) 医务人员进入隔离室和进行各项操作前后,接触患者包括患者的血液、体液、分泌物、排泄物等物质时应戴手套,脱手套后应洗手。

(4) 接触患者戴口罩,进行可能污染工作服的操作时穿隔离衣。

(5) 每一位患者专用一套查体用具,患者用物、医疗器材等物体表面采用含氯消毒剂 2 000 mg/L消毒。

(6) 床单应清洁消毒,患者出院或转院后终末消毒。

(7) 医疗废物盛放于防渗漏双层黄色垃圾袋内,密闭运送。

四、医院感染预防与控制

近年来,医疗机构发生因手术器械、注射器具及医疗用水等灭菌不合格、使用不规范造成多起患者手术切口、注射部位医院感染暴发事件,对患者健康造成严重危害,对社会造成不良影响。为保障医疗安全,防患于未然,应加强医院感染的预防与控制工作。

1. 高度重视医院感染预防与控制工作

医疗机构应当高度重视医院感染的预防与控制工作,加强组织领导,强化安全意识,严格执行卫生部《医院感染管理办法》及有关医院感染控制的技术和标准,明确并落实医院各部门预防和控制医院感染管理的岗位职责,建立医院感染管理责任制。针对医院感染预防与控制的各个环节,制定并完善相应的规章制度和工作规范,切实从管理及技术等方面采取有效措施,加强管理。

2. 采取有效措施预防和控制医院感染

医疗机构应当加大对重症监护病房(ICU)、手术室、新生儿室、血液透析室、内镜室、消毒供应中心(室)、治疗室、检验科等医院感染重点部门的管理。贯彻落实《重症医学科学建设与管理指南(试行)》《医院手术部(室)管理规范(试行)》《新生儿病室建设与管理指南(试行)》《医疗机构血液透析室管理规范》《医院消毒供应中心管理规范》等有关技术规范和标准,健全规章制度,完善工作规范,落实各项措施,保证医疗安全。对关键环节(各种手术、注射、插管、内镜诊疗操作等)医院感染监测工作,及时发现、早期诊断感染病例,特别是医疗机构发生聚集性、难治性手术部位或注射部位感染时,应当及时进行病原学检测及抗菌药物敏感性、耐药菌的监测,根据监测结果指导临床医生合理应用抗菌药物,有效控制医院感染。医疗机构发生感染的暴发时,应当按照《医院感染管理办法》有关规定进行报告、调查分析,制定控制方案,并切实落实到位。

五、医疗废物的处理

凡接触医疗污物的工作人员必须高度负责,严格交接,安全运输,杜绝在本院流失。家属区产生的医疗废物绝对不可放入生活垃圾中,应返回科室进行处理。运送人员在运送医疗废物前,应当检查包装物或者容器的标识、标签及封口是否符合要求,不得将不符合要求的医疗废物运送至暂时储存地点。

运送人员在运送医疗废物时,应当防止造成包装物或容器破损和医疗废物的流失、泄漏和扩散,并防止医疗废物直接接触身体。一旦医疗废物包装袋有破损,立即套装一层包装袋,并将污染或可疑污染处用 2 000 mg/L 含氯消毒剂喷洒消毒,停留 30 min 后再做处理,遵循职业防护基本原则做好职业防护,防止意外事件发生。

（韩守雷　李兴慧）

第四章

手卫生管理

第一节 手卫生基本要求

一、手卫生的管理基本要求

（1）医疗机构应制定并落实手卫生管理制度，配备有效、便捷的手卫生设施。

（2）医疗机构应定期开展手卫生的全员培训，医务人员应掌握手卫生知识和正确的手卫生方法，保障洗手与手消毒的效果。

（3）医疗机构应加强对医务人员手卫生工作的指导与监督，提高医务人员手卫生的依从性。

二、手卫生设施

1. 洗手与卫生手消毒设施

（1）设置流动水洗手设施。

（2）手术室、产房、导管室、层流洁净病房、骨髓移植病房、器官移植病房、重症监护病房、新生儿室、母婴室、血液透析病房、烧伤病房、感染疾病科、口腔科、消毒供应中心等重点部门应配备非手触式水龙头。有条件的医疗机构在诊疗区域均宜配备非手触式水龙头。

（3）应配备清洁剂。肥皂应保持清洁与干燥。盛放皂液的容器宜为一次性使用，重复使用的容器应每周清洁与消毒。皂液有浑浊或变色时及时更换，并清洁、消毒容器。

（4）应配备干手物品或者设施，避免二次污染。

（5）应配备合格的速干手消毒剂。

（6）手卫生设施的设置应方便医务人员使用。

（7）卫生手消毒剂应符合下列要求：

① 应符合国家有关规定。

② 宜使用一次性包装。

③ 医务人员对选用的手消毒剂应有良好的接受性，手消毒剂无异味、无刺激性等。

2. 外科手消毒设施

（1）应配置洗手池。洗手池设置在手术间附近，水池大小、高矮适宜，能防止洗手水溅出，池面应光滑无死角易于清洁。洗手池应每日清洁与消毒。

（2）洗手池及水龙头的数量应根据手术间的数量设置，水龙头数量应不少于手术间的数量，水龙头开关应为非手触式。

（3）应配备清洁剂，并符合要求。

（4）应配备清洁指甲用品；可配备手卫生的揉搓用品。如配备手刷，刷毛应柔软，并定期检查，及时剔除不合格手刷。

（5）手消毒剂应取得卫生部卫生许可批件，有效期内使用。

（6）手消毒剂的出液器应采用非手触式。消毒剂宜采用一次性包装，重复使用的消毒剂容器应每周清洁与消毒。

（7）应配备干手物品。干手巾应每人一用，用后清洁、灭菌；盛装消毒巾的容器应每次清洗、灭菌。

（8）应配备计时装置、洗手流程及说明图。

三、洗手与卫生手消毒

1. 洗手与卫生手消毒应遵循的原则

（1）当手部有血液或其他体液等肉眼可见的污染时，应用肥皂（皂液）和流动水洗手。

（2）手部没有肉眼可见污染时，宜使用速干手消毒剂消毒双手代替洗手。

2. 医务人员洗手方法

（1）在流动水下，使双手充分淋湿。

（2）取适量肥皂（皂液），均匀涂抹至整个手掌、手背、手指和指缝。

（3）认真揉搓双手至少 15 s，应注意清洗双手所有皮肤，包括指背、指尖和指缝，具体揉搓步骤为：

① 掌心相对，手指并拢，相互揉搓，见图 A.1。

② 手心对手背沿指缝相互揉搓，交换进行，见图 A.2。

③ 掌心相对，双手交叉指缝相互揉搓，见图 A.3。

④ 弯曲手指使关节在另一手掌心旋转揉搓，交换进行，见图 A.4。

⑤ 右手握住左手大拇指旋转揉搓，交换进行，见图 A.5。

⑥ 将 5 个手指尖并拢放在另一手掌心旋转揉搓，交换进行，见图 A.6。

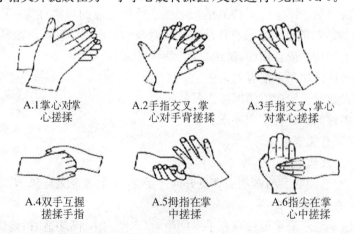

A.1掌心对掌　　　A.2手指交叉，掌　　　A.3手指交叉，掌心
心搓揉　　　　　心对手背搓揉　　　对掌心搓揉

A.4双手互握　　　A.5拇指在掌　　　A.6指尖在掌
搓揉手指　　　　中搓揉　　　　心中搓揉

（4）在流动水下彻底冲净双手，擦干，取适量护手液护肤。

3. 医务人员在下列情况时应先洗手，然后进行卫生手消毒

（1）接触患者的血液、体液和分泌物以及被传染性致病微生物污染的物品后。

（2）直接为传染病患者进行检查、治疗、护理或处理传染患者污物之后。

4. 医务人员卫生手消毒应遵循的方法

（1）取适量的速干手消毒剂于掌心。

（2）严格按照附录 A 医务人员洗手方法 A. 3 揉搓的步骤进行揉搓。

（3）揉搓时保证手消毒剂完全覆盖手部皮肤，直至手部干燥。

四、外科手消毒

1. 外科手消毒应遵循的原则

（1）先洗手，后消毒。

（2）不同患者手术之间、手套破损或手被污染时，应重新进行外科手消毒。

2. 洗手方法与要求

（1）洗手之前应先摘除手部饰物，并修剪指甲，长度应不超过指尖。

（2）取适量的清洁剂清洗双手、前臂和上臂下 1/3，并认真揉搓。清洁双手时，应注意清洁指甲下的污垢和手部皮肤的皱褶处。

（3）流动水冲洗双手、前臂和上臂下 1/3。

（4）使用干手物品擦干双手、前臂和上臂下 1/3。

3. 外科手消毒方法

（1）冲洗手消毒方法　取适量的手消毒剂涂抹至双手的每个部位、前臂和上臂下 1/3，并认真揉搓 2～6 min，用流动水冲净双手、前臂和上臂下 1/3，无菌巾彻底擦干。特殊情况水质达不到要求时，手术医师在戴手套前，应用醇类手消毒剂再消毒双手后戴手套。手消毒剂的取液量、揉搓时间及使用方法遵循产品的使用说明。

（2）免冲洗手消毒方法　取适量的免冲洗手消毒剂涂抹至双手的每个部位、前臂和上臂下 1/3，并认真揉搓直至消毒剂干燥。手消毒剂的取液量、揉搓时间及使用方法遵循产品的使用说明。

4. 注意事项

（1）不应戴假指甲，保持指甲和指甲周围组织的清洁。

（2）在整个手消毒过程中应保持双手位于胸前并高于肘部，使水由手部流向肘部。

（3）洗手与消毒可使用海绵、其他揉搓用品或双手相互揉搓。

（4）术后摘除外科手套后，应用肥皂（皂液）清洁双手。

（5）用后的清洁指甲用具、揉搓用品如海绵、手刷等，应放到指定的容器中；揉搓用品应每人使用后消毒或者一次性使用；清洁指甲用品应每日清洁与消毒。

第二节　手卫生效果的监测

一、监测要求

医疗机构应每季度对手术室、产房、导管室、层流洁净病房、骨髓移植病房、器官移植病房、重症监护病房、新生儿室、母婴室、血液透析病房、烧伤病房、感染疾病科、口腔科等部门工作的医务人员手进行消毒效果的监测；当怀疑医院感染暴发与医务人员手卫生有关时，应及时进行监测，并进行相应致病性微生物的检测。

二、监测方法

1. 采样时间　在接触患者、进行诊疗活动前采样。

2. 采样方法　被检者 5 指并拢，用浸有含相应中和剂的无菌洗脱液浸湿的棉拭子在双手指曲面从指跟到指端往返涂擦 2 次，一只手涂擦面积约 30 cm²，涂擦过程中同时转动棉拭子；将棉拭子接触操作者的部分剪去，投入 10 ml 含相应中和剂的无菌洗脱液试管内，及时送检。

3. 检测方法　将采样管在混匀器上振荡 20 s 或用力振打 80 次，用无菌吸管吸取 1.0 ml 待检样品接种于灭菌平皿，每一样本接种 2 个平皿，平皿内加入已溶化的 45℃～48℃的营养琼脂 15～18 ml，边倾注边摇匀，待琼脂凝固，置(36±1)℃温箱培养 48 h，计数菌落数。

4. 细菌菌落总数计算方法

细菌菌落总数(cfu/cm²)＝平板上菌落数×稀释倍数/采样面积(cm²)

三、手卫生合格的判断标准

手消毒效果应达到如下要求：

(1) 卫生手消毒：监测的细菌菌落总数应≤10 cfu/cm²。

(2) 外科手消毒：监测的细菌菌落总数应≤5 cfu/cm²。

（林　娜　吕克梅）

第五章

医院消毒灭菌

清洁、消毒、灭菌是预防和控制医院感染的一个重要环节,包括医院内外环境的清洁、消毒,诊疗用具、器械、药物的消毒、灭菌,以及接触传染病患者的消毒隔离和终末消毒等措施。

第一节　消毒灭菌的原则

一、概念

1. 清洁　指用物理方法清除物体表面的污垢、尘埃和有机物,即去除和减少微生物,并非杀灭微生物。适用于医院地面、墙壁、医疗用品、家具等表面的处理和物品消毒、灭菌前的处理。

2. 消毒　是指杀灭或清除传播媒介上的病原微生物,使之达到无害化的处理。根据有无已知的传染源可分预防性消毒和疫源性消毒;根据消毒的时间可分为随时消毒和终末消毒。

3. 灭菌　是指杀灭或清除传播媒介上的所有微生物(包括芽胞),使之达到无菌程度。经过灭菌的物品称为"无菌物品"。用于需进入人体内部,包括进入血液、组织、体腔的医用器材,如手术器械、注射用具、一切置入体腔的引流管等,要求绝对无菌。

消毒与灭菌是两个不同的要领,灭菌可包括消毒,而消毒却不能代替灭菌,消毒多用于卫生防疫方面,灭菌则主要用于医疗护理。

二、消毒、灭菌的原则

(一) 明确消毒的主要对象

应具体分析引起感染的途径、涉及的媒介物及病原微生物的种类,有针对性地使用消毒剂。

(二) 采取适当的消毒方法

根据消毒对象选择简便、有效、不损坏物品、来源丰富、价格适中的消毒方法。

医院诊疗器械按污染后可造成的危害程度和在人体接触部位不同分为3类:

1. 高度危险的器材　穿过皮肤、黏膜而进入无菌的组织或器官内部,或与破损的皮肤黏膜密切接触的器材,如手术器械、注射器、心脏起搏器等,必须选用高效消毒法(灭菌)。

2. 中度危险的器材　仅与皮肤、黏膜密切接触,而不进入无菌组织内,如内镜、体温计、氧气管、呼吸机及所属器械、麻醉器械等。应选用中效消毒法,杀灭除芽胞以外的各种微生物。

3. 低度危险器材和物品　不进入人体组织,不接触黏膜,仅直接或间接地与健康无损的皮肤接触,如果没有足够数量的病原微生物污染,一般并无危害,如口罩、衣被、药杯等,应选用低效消毒法或只作一般卫生处理。只要求去除一般细菌繁殖体和亲脂病毒。

(三) 控制影响消毒效果的因素

许多因素会影响消毒剂的作用,而且各种消毒剂对这些因素的敏感性差异很大。

1. 微生物的种类 不同类型的病原微生物对消毒剂抵抗力不同。因此,进行消毒时必须区别对待。

(1) 细菌繁殖体:易被消毒剂消灭,一般革兰阳性细菌对消毒剂较敏感,革兰阴性杆菌则常有较强的抵抗力。繁殖体对热敏感,消毒方法以热力消毒为主。

(2) 细菌芽胞:芽胞对消毒因子耐力最强,杀灭细菌芽胞最可靠的方法是热力灭菌,电离辐射和环氧乙烷熏蒸法。在化学消毒剂中,戊二醛、过氧乙酸能杀灭芽胞,但可靠性不如热力灭菌法。

(3) 病毒:对消毒因子的耐力因种类不同而有很大差异,亲水病毒的耐力较亲脂病毒强。

(4) 真菌:对干燥、日光、紫外线以及多数化学药物耐力较强,但不耐热(60℃1 h杀灭)。

2. 微生物的数量污染 微生物数量越多,需要消毒的时间就越长,剂量越大。

3. 有机物的存在

(1) 有机物在微生物的表面形成保护层,妨碍消毒剂与微生物的接触或延迟消毒剂的作用,以致使微生物逐渐产生对药物的适应性。

(2) 有机物和消毒剂作用,形成溶解度比原来更低或杀菌作用比原来更弱的化合物。

(3) 一部分消毒剂与有机物发生了作用,则对微生物的作用浓度降低。

(4) 有机物可中和一部分消毒剂。消毒剂中重金属类、表面活化剂等受有机物影响较大,对戊二醛影响较小。

4. 温度 随着温度的升高,杀菌作用增强,但温度的变化对各种消毒剂的影响不同。如甲醛、戊二醛、环氧乙烷的温度升高1倍时,杀菌效果可增加10倍。而酚类和乙醇受温度影响小。

5. pH值从两方面影响杀菌作用

(1) 对消毒剂的作用,改变其溶解度和分子结构。

(2) pH值过高或过低对微生物的生长均有影响。在酸性条件下,细菌表面负电荷减少,阴离子型消毒剂杀菌效果好。在碱性条件下,细菌表面负电荷增多,有利于阳离子型消毒剂发挥作用。

6. 处理剂量与监测 保证消毒、灭菌处理的剂量,加强效果监测,防止再污染。

第二节 物理消毒灭菌法

清洁、消毒、灭菌是预防和控制医院感染的一个重要环节。它包括医院病室内外环境的清洁、消毒、诊疗用具、器械、药物的消毒、灭菌,以及接触传染病患者的消毒隔离和终末消毒等措施。

物理消毒灭菌法是利用物理因子杀灭微生物的方法。包括热力消毒灭菌、辐射消毒、空气净化、超声波消毒和微波消毒等。热力消毒灭菌高温能使微生物的蛋白质和酶变性或凝固(结构改变导致功能丧失),新陈代谢受到障碍而死亡,从而达到消毒与灭菌的目的。在消毒中,热可分为干热与湿热两大类。

一、干热消毒灭菌

干热是指相对湿度在20%以下的高热。干热消毒灭菌是由空气导热,传热效果较慢。一般繁殖体在干热80～100℃中经1 h可以杀死,芽胞需160～170℃经2 h方可杀死。主要用于高温下不损坏、不变质、不蒸发物品的灭菌;用于不耐湿热的器械的灭菌;用于蒸汽或气体不能穿透物品的灭菌,如玻璃、油脂、粉剂和金属等制品的消毒灭菌。

(一) 烧灼法

燃烧法是一种简单、迅速、彻底的灭菌方法,因对物品的破坏性大,故应用范围有限,用于耐高温物品、小件金属器械的灭菌。一些耐高温的器械(金属、搪瓷类),在急用或无条件用其他方法消毒时可采用此法。将器械放在火焰上烧灼1～2 min。若为搪瓷容器,可倒少量95%乙醇,慢慢转动容器,使乙醇分布均匀,点火燃烧至熄灭约1～2 min。采集作细菌培养的标本时,在留取标本前后(即启盖后,闭盖前)都应将试管(瓶)口和盖子置于火焰上烧灼,来回旋转2～3次。某些特殊感染,如破伤风、气性坏疽、铜绿假单胞菌感染的敷料,以及其他已污染且无保留价值的物品,如污纸、垃圾等,应放入焚烧炉内焚烧,使之炭化。锐利刀剪为保护刀锋,不宜用燃烧灭菌法。

燃烧时要注意安全,须远离易燃易爆物品,如氧气、汽油、乙醚等。燃烧过程不得添加乙醇,以免引起火焰上窜而致灼伤或火灾。

(二) 干烤法

1. 电热烤箱　利用烤箱的热空气消毒灭菌。烤箱通电加热后的空气在一定空间不断对流,产生均一效应的热空气直接穿透物体。一般繁殖体在干热80～100℃中经1 h可以杀死,芽胞、病毒需160～170℃经2 h方可杀死。热空气消毒灭菌法适用于玻璃器皿、瓷器以及吸收性明胶海绵、液状石蜡、各种粉剂、软膏等。待灭菌的物品干热灭菌前应洗净,防止造成灭菌失败或污物炭化;玻璃器皿灭菌前应洗净并干燥;灭菌时勿与烤箱底部及四壁接触,灭菌后待箱内温度降至50～40℃以下才能开启柜门,以防炸裂。物品包装体积不能过大,不超过10 cm×10 cm×20 cm,物品高度不能超过烤箱高度的2/3,物品间应留有充分的空间(可放入1只手),油剂、粉剂的厚度不得超过0.6 cm;凡士林纱布条厚度不得超过1.3 cm。温度>170℃时,有机物会碳化,故有机物品灭菌时温度不可过高。

2. 微波消毒　微波是一种高频电磁波,其杀菌的作用原理:一为热效应,所及之处产生分子内部剧烈运动,使物体里外湿度迅速升高;一为综合效应,诸如化学效应、电磁共振效应和场致力效应。目前已广泛应用于食品、药品的消毒,用微波灭菌手术器械包、微生物实验室用品等亦有报告。若物品先经1%过氧乙酸或0.5%苯扎溴铵(新洁尔灭)湿化处理后,可起协同杀菌作用,照射2 min,可使杀芽胞率由98.81%增加到99.98%～99.99%。

微波对人体有一定危害性,其热效应可损伤睾丸、眼睛晶状体等,长时间照射还可致神经功能紊乱。使用时可设置不透微波的金属屏障或戴特制防护眼镜等。

二、湿热消毒灭菌

湿热消毒灭菌是由空气和水蒸气导热,传热快、穿透力强。湿热灭菌法比干热灭菌法所需温度低、时间短。

（一）煮沸法

将水煮沸至100℃，保持5～10 min可杀灭繁殖体，保持1～3 h可杀灭芽胞。在水中加入碳酸氢钠至1%～2%浓度时，沸点可达105℃，能增强杀菌作用，还可去污防锈。在高原地区气压低、沸点低的情况下，要延长消毒时间（海拔每增高300 m，需延长消毒时间2 min）。此法适用于不怕潮湿耐高温的搪瓷、金属、玻璃和橡胶类物品。

煮沸前物品涮洗干净，打开轴节或盖子，将其全部浸入水中。大小相同的碗、盆等均不能重叠，以确保物品各面与水接触。锐利、细小、易损物品用纱布包裹，以免撞击或散落。玻璃、搪瓷类放入冷水或温水中煮；金属、橡胶类则待水沸后放入。消毒时间均从水沸后开始计时，若中途再加入物品则重新计时，消毒后及时取出物品，保持其无菌状态。经煮沸灭菌的物品"无菌"有效期不超过6 h。

（二）高压蒸汽灭菌法

高压蒸汽灭菌器装置严密，输入蒸汽不外逸，温度随蒸汽压力增高而升高，当压力增至103～206 kPa时，温度可达121.3～132℃。高压蒸汽灭菌法就是利用高压和高热释放的潜热进行灭菌，为目前可靠而有效的灭菌方法。适用于耐高温、高压，不怕潮湿的物品，如敷料、手术器械、药品、细菌培养基等医疗器械和物品的灭菌，不能用于凡士林等油类和粉剂的灭菌。压力蒸汽灭菌器根据排放冷空气的方式和程度不同，分为下排气式压力蒸汽灭菌器和预真空压力蒸汽灭菌器两大类。其灭菌原理是利用重力置换原理，使热蒸汽在灭菌器中从上而下，将冷空气由下排气孔排出，排出的冷空气由饱和蒸汽取代，利用蒸汽释放的潜热使物品达到灭菌。

1. 手提式压力蒸汽灭菌器灭菌方法 手提式高压蒸汽灭菌器为金属圆筒，分为两层，隔层内盛水，有盖，可以旋紧，加热后产生蒸汽。锅外有压力表，当蒸汽压力升高时，温度也随之相应升高。该灭菌器体积小，可自发蒸汽，便于携带。操作方法如下：

（1）在主体内加入适量的清水，将灭菌物品放入灭菌器内。

（2）将顶盖上的排气软管插入内壁的方管中，盖好并拧紧顶盖。

（3）将灭菌器的热源打开，开启排气阀排完空气后（在水沸腾后10～15 min）关闭排气阀。

（4）压力升至102.9 kPa（1.05 kg/cm²），温度达121℃时，维持到规定时间（根据物品性质及有关情况确定，一般20～30 min）。

（5）需要干燥的物品，打开排气阀慢慢放汽，待压力恢复到零位后开盖取物。

（6）液体类物品，待压力恢复到零位，自然冷却到60℃以下，再开盖取物。

2. 卧式压力蒸汽灭菌器灭菌方法 卧式高压蒸汽灭菌器的结构原理同手提式高压蒸汽灭菌器，因其体积大，一次可灭菌大量物品。操作人员须经专业培训，合格后方能上岗。操作方法如下：

（1）将待灭菌物品放入灭菌柜室内，关闭柜门并扣紧。

（2）打开进气阀，将蒸汽通入夹层预热。

（3）夹层压力达102.9 kPa（1.05 kg/cm²）时，调整控制阀到"灭菌"位置，蒸汽通入灭菌室内，柜内冷空气和冷凝水经柜室阻气器自动排出。

（4）柜内压力达102.9 kPa（1.05 kg/cm²），温度达121℃，维持20～30 min。

（5）需要干燥的物品，灭菌后调整控制阀至"干燥"位置，蒸汽被抽出，柜室内呈负压，维持一定时间物品即达干燥要求。

（6）对液体类物品，应待自然冷却到60℃以下，再开门取物，不得使用快速排出蒸汽法，以防突然减压，液体剧烈沸腾或容器爆炸。

3. 预真空压力蒸汽灭菌器　在通入蒸汽前有一预处理阶段，即柜室内抽负压至2.6 kPa（空气排除约98%），所以，预真空高压蒸汽灭菌器除有下排气式所具备的灭菌系统、蒸汽输送系统、控制系统、安全系统和仪表监测指示系统外，增加抽负压系统和空气过滤系统。机器运转由电脑控制。预真空式高压蒸汽灭菌器湿度可达132～135℃，具有灭菌周期快、效率高，完成整个灭菌周期只需25 min，节省人力、时间和能源；冷空气排除较可靠与彻底，对物品的包装、排放要求较宽，而且真空状态下物品不易氧化损坏的特点。但设备费、维修费较高，对柜体密封性要求较高，灭菌物品放得过少，在柜内残留空气越多，灭菌效果反而越差。

（1）灭菌原理：利用机械抽真空的方法，使灭菌柜室内形成负压，蒸汽得以迅速穿透到物品内部进行灭菌。蒸汽压力达205.8 kPa（2.1 kg/cm^2），温度达132℃或以上开始灭菌，到达灭菌时间后抽真空使灭菌物品迅速干燥。根据一次性或多次抽真空的不同，分为预真空和脉动真空两种，后者因多次抽真空，空气排除更彻底，效果更可靠。

（2）预真空压力蒸汽灭菌方法：预真空压力蒸汽灭菌整个过程约需30 min。①打开总气管开关，排尽供气管路内的冷凝水。②将蒸汽通入夹层，使压力达107.8 kPa（1.1 kg/cm^2），预热4 min。③将待灭菌的物品放入灭菌柜内，关好柜门。④启动真空泵，抽除柜室内空气使压力达2.0～2.7 kPa。⑤停止抽气，向柜室内输入饱和蒸汽，使柜内压力达205.8 kPa（2.1 kg/cm^2），温度达132℃，维持灭菌时间4 min。⑥停止输入蒸汽，再次抽真空使压力达－8.0 kPa，使灭菌物品迅速干燥。⑦通入过滤后的洁净干燥空气，使灭菌室压力回复为零，温度降至60℃以下，即可开门取出物品。

（3）脉动真空压力蒸汽灭菌方法：脉动预真空压力蒸汽灭菌整个过程需29～36 min。①打开总气管开关，排尽供气管路内的冷凝水。②将蒸汽通入夹层，使压力达107.8 kPa（1.1 kg/cm^2），预热4 min。③将待灭菌的物品放入灭菌柜内，关好柜门。④启动真空泵，抽除柜室内空气使压力达－8.0 kPa。⑤停止抽气，向柜室内输入饱和蒸汽，使柜室内压力达49 kPa（0.5 kg/cm^2），温度达106℃～112℃，关闭蒸汽阀。⑥抽气，再次输入蒸汽，再次抽气，如此反复3～4次。⑦最后一次输入蒸汽，使压力达205.8 kPa（2.1 kg/cm^2），温度达132℃，维持灭菌时间4 min。⑧停止输入蒸汽，抽气，当压力降到－8.0 kPa，打开进气阀，使空气经高效滤器进入柜室内，使内外压力平衡。⑨重复上述抽气进气操作2～3次。⑩待柜室内外压力平衡（恢复到零位），温度降至60℃以下，即可开门取出物品。

（4）注意事项：灭菌设备应每日检查1次，检查内容包括①检查门框与橡胶垫圈有无损坏、是否平整、门的锁扣是否灵活、有效。②检查压力表在蒸汽排尽时是否到达零位。③由柜室排气口倒入500 ml水，查有无阻塞。④关好门，通蒸汽检查是否存在泄漏。⑤检查蒸汽调节阀是否灵活、准确、压力表与温度计所标示的状况是否吻合，排气口温度计是否完好。⑥检查安全阀是否在蒸汽压力达到规定的安全限度时被冲开。⑦手提式和立式压力蒸汽灭菌器主体与顶盖必须无裂缝和变形；无排气软管或软管锈蚀的手提式压力蒸汽灭菌器不得使用。⑧卧式压力蒸汽灭菌器输入蒸汽的压力不宜过高，夹层的温度不能高于灭菌室的温度。⑨预真空和脉动真空压力蒸汽灭菌器每日进行一次B-D(Bowie-DickTest)测试，检测它们的空气排除效果。具体作法是：B-D测试包由100%脱脂纯棉布折叠成长（30±2）cm、宽（25±2）cm、高25～28 cm大小的布包裹；将专门的B-D测试纸放入布测试包的中间；测试包的重量为

$[4×(1±5\%)]$ kg 或用一次性 B-D 测试包或 B-D PCD 装置。B-D 测试包水平放于灭菌柜内灭菌车的前底层,靠近柜门与排气口底前方;柜内除测试包外无任何物品;134℃、3.5～4 min 后,取出 B-D 测试纸观察颜色变化,若变色均匀一致说明冷空气排除效果良好,灭菌锅可以使用;反之,则灭菌锅有冷空气残留,需检查 B-D 测试失败原因,进行保压测试,直至 B-D 测试通过后该锅方能使用。⑩下排气、预真空及脉动真空压力蒸汽灭菌器的具体操作步骤、常规保养和检查措施,应按照厂方说明书的要求严格执行。

4. 快速压力蒸汽灭菌器　快速压力蒸汽灭菌器可分为下排气、预真空和正压排气法 3 种。其灭菌参数,如时间和温度由灭菌器性质、灭菌物品材料性质(带孔和不带孔)及是否裸露而定。一般灭菌时要求灭菌物品裸露。为了加快灭菌速度,快速灭菌法的灭菌周期一般不包括干燥阶段,因此灭菌完毕后灭菌物品往往是湿的;为了避免污染,不管是否包裹,取出的物品应尽快使用,不能储存,无有效期。

(1) 清洗:灭菌前应将物品彻底清洗干净,物品洗涤后应干燥并及时包装。

(2) 包装:①包装材料应允许物品内部空气的排出和蒸汽的透入。市售普通铝饭盒与搪瓷盒不得用于装放待灭菌的物品,应用自动启闭式或带通气孔的器具装放。②常用的包装材料包括全棉布、一次性无纺布、一次性皱纹纸、一次性复合材料(如纸塑包装)、灭菌容器、带孔的金属或玻璃容器等。对于一次性无纺布、灭菌容器以及一次性复合材料必须经国家卫生行政部门批准后方可使用。新包装材料在使用前,应先用生物指示物验证灭菌效果后方可使用。包装材料使用前应放在温度 18～22℃,相对湿度 35%～70% 条件下放置 2 h,仔细检查有无残缺破损。③布包装层数不少于两层。用下排气式压力蒸汽灭菌器的敷料包,体积不得超过 30 cm×30 cm×25 cm;用于预真空和脉动真空压力蒸汽灭菌器的敷料包,体积不得超过 30 cm×30 cm×50 cm。敷料包不超过 5 kg,金属包的重量不超过 7 kg。④新棉布应洗涤去浆后再使用;反复使用的包装材料和灭菌容器,应经清洗后才可再次使用。⑤盘、盆、碗等器皿类物品,尽量单个包装;包装时应将盖打开;若必须多个包装在一起时,所用器皿的开口应朝向一个方向;摆放时,器皿间用吸湿毛巾或纱布隔开,以利蒸汽渗入。⑥灭菌物品能拆卸的必须拆卸,如对注射器进行包装时,管芯应抽出。必须暴露物品的各个表面(如剪刀和血管钳必须充分撑开),以利灭菌因子接触所有物体表面。有筛孔的容器,应将盖打开,开口向下或侧放。管腔类物品如导管、针和管腔内部先用蒸馏水或去离子水润湿,然后立即灭菌。⑦物品捆扎不宜过紧,外用化学指示胶带贴封,灭菌包每大包内和难消毒部位的包内放置化学指示物。

(3) 装载:①下排气灭菌器的装载量不得超过柜室内容量的 80%;预真空灭菌器的装载量不得超过柜室容积 90%,同时预真空和脉动真空压力蒸汽灭菌器的装载量又分别不得小于柜室容积的 10% 和 5%,以防止"小装量效应",残留空气影响灭菌效果。②应尽量将同类物品放在一起灭菌,若必须将不同类物品装放在一起,则以最难达到灭菌物品所需的温度和时间为准。③物品装放时,上下左右相互间均应间隔一定距离以利蒸汽置换空气;大型灭菌器,物品应放于柜室或推车上的铁丝网搁架上;无搁架的中小型灭菌器,可将物品放于铁丝篮中。④难于灭菌的大包放在上层,较易灭菌的小包放在下层;金属物品放在下层,织物包放在上层,物品装放不能贴靠门和四壁,以防吸入较多的冷凝水。⑤金属包应平放,盘、碟、碗等应处于竖立的位置;纤维织物应使折叠的方向与水平面成垂直状态;玻璃瓶等应开口向下或侧放以利蒸汽进入和空气排出。⑥启闭式筛孔容器,应将筛孔的盖打开。

(4) 灭菌处理:①蒸汽的质量要求。必须安装汽水分离器,灭菌过程中蒸汽的饱和度合格。②灭菌操作程序应按压力蒸汽灭菌器生产厂家的操作使用说明书的规定进行。③灭菌物品需冷却后再从搁架上取下。

（5）灭菌后处理：①检查包装的完整性，若有破损不可作为无菌包使用。②湿包和有明显水渍的包不作为无菌包使用；启闭式容器，检查筛孔是否已关闭。③检查化学指示胶带变色情况，未达到或有可疑点者，不可作为无菌包发放至科室使用；开包使用前应检查包内指示卡是否达到已灭菌的色泽或状态，未达到或有疑点者，不可作为无菌包使用。④灭菌包掉落在地，或误放不洁之处或沾有水液，均应视为受到污染，不可作为无菌包使用。⑤已灭菌的物品，不得与未灭菌物品混放。⑥合格的灭菌物品，应标明灭菌日期、合格标志。⑦每批灭菌处理完成后，应按流水号登册，记录灭菌物品包的种类、数量、灭菌温度、作用时间和灭菌日期与操作者等。有温度、时间记录装置的，应将记录纸归档备查。⑧运送无菌物品的工具应每日清洗并保持清洁干燥；当怀疑或发现有污染可能时，应立即进行清洗消毒；物品顺序摆放，并加防尘罩，以防再污染。⑨灭菌后的物品，应放入洁净区的柜橱（或架子上、推车内）；柜橱或架子应由不易吸潮、表面光洁的材料制成，表面再涂以不易剥蚀脱落的涂料，使之易于清洁和消毒；灭菌物品应放于离地高 20～25 cm，离天花板 50 cm，离墙远于 5 cm 处的搁物架上，顺序排放，分类放置，并加盖防尘罩；灭菌物品储存在密闭橱柜并有清洁与消毒措施，专室专用，专人负责，限制无关人员出入。⑩储存的有效期受包装材料、封口的严密性、灭菌条件、储存环境等诸多因素影响；对于棉布包装材料和开启式容器，一般建议温度 25℃以下 10～14 d，潮湿多雨季节应缩短天数；对于其他包装材料如一次性无纺布、一次性纸塑包装材料，如证实该包装材料能阻挡微生物渗入，其有效期可相应延长，至少为半年以上。

5. 高压蒸汽灭菌法的注意事项

（1）无菌包不宜过大（小于 50 cm×30 cm×30 cm）、不宜过紧，各包裹间要有间隙，使蒸汽能对流易渗透到包裹中央。

（2）消毒前，打开储槽或盒的通气孔，有利于蒸汽流通；而且排气时使蒸汽能迅速排出，以保持物品干燥。消毒灭菌完毕，关闭储槽或盒的通气孔，以保持物品的无菌状态。

（3）布类物品应放在金属类物品上，否则蒸汽遇冷凝聚成水珠，使包布受潮，阻碍蒸汽进入包裹中央，严重影响灭菌效果。

（4）定期检查灭菌效果。经高压蒸汽灭菌的无菌包、无菌容器有效期以 1 周为宜。

6. 高压蒸汽灭菌效果的监测有以下 3 种方法

（1）工艺监测：又称程序监测。根据安装在灭菌器上的量器（压力表、温度表、计时表）、图表、指示针、报警器等，指示灭菌设备工作正常与否。此法能迅速指出灭菌器的故障，但不能确定待灭菌物品是否达到灭菌要求。此法作为常规监测方法，每次灭菌均应进行。

（2）化学指示监测：利用化学指示剂在一定温度与作用时间条件下受热变色或变形的特点，以判断是否达到灭菌所需参数。常用的有：①自制测温管：将某些化学药物的晶体密封于小玻璃管内（长 2 cm，内径 1～2 mm）制成。常用试剂有苯甲酸（熔点 121～123℃）等。灭菌时，当温度上升至药物的熔点，管内的晶体即熔化，此法只能指示温度，因此是最低标准，主要用于各物品包装的中心情况的监测。②3M 压力灭菌指示胶带：此胶带上印有斜形白色指示线条图案，是一种贴在待灭菌的无菌包外的特制变色胶纸。其黏贴面可牢固地封闭敷料包、金属盒或玻璃物品，在 121℃经 20 min、130℃经 4 min 后，胶带 100% 变色（条纹图案即显现黑色斜条）。3M 胶带既可用于物品包装表面情况的监测，又可用于对包装中心情况的监测，还可以代替别针、夹子或带子使用。

（3）生物指示剂监测：利用耐热的非致病性细菌芽胞作指示菌，以测定热力灭菌的效果。本菌芽胞对热的抗力较强，其热死亡时间与病原微生物中抗力最强的肉毒杆菌芽胞相似。生物指示剂有芽胞悬液、芽胞菌片等与培养基混装的指示管。检测时应使用标准试验包，每个包中心部位置生物指示剂2个，放在灭菌柜室的5个点，灭菌后取出生物指示剂，接种于溴甲酚紫葡萄糖蛋白胨水培养基中，置55～60℃温箱中培养48 h～7 d观察，若培养后颜色未变，澄清透明，说明芽胞已被杀灭，达到了灭菌要求；若变为黄色混浊，说芽胞未被杀灭，灭菌失败。

三、干热灭菌与湿热灭菌的比较

湿热与干热各有特点，互相很难完全取代。但总的说来，湿热的消毒效果较干热好，所以使用也普遍。湿热较干热消毒效果好的原因有3个方面。

（1）蛋白质在含水多时易变性，含水量愈多愈易凝固。

（2）湿热穿透力强、传导快。

（3）蒸汽具有潜热，当蒸汽与被灭菌的物品接触时可凝结成水而放出潜热，使湿度迅速升高加强灭菌效果。

（邢　燕　李兴慧）

第三节　化学消毒灭菌法

利用化学药物渗透细菌的体内，使菌体蛋白凝固变性，干扰细菌酶的活性，抑制细菌代谢和生长或损害细胞膜的结构，改变其渗透性，破坏其生理功能等，从而起到消毒灭菌作用。所用的药物称为化学消毒剂。有的药物杀灭微生物的能力较强，可以达到灭菌作用，又称为灭菌剂。

凡不适于物理消毒灭菌而耐潮湿的物品，如锐利的金属、刀、剪、缝针和光学仪器（胃镜、膀胱镜等）及皮肤、黏膜，患者的分泌物、排泄物、病室空气等均可采用此法。

一、化学消毒灭菌剂的使用原则

（1）根据物品的性能及病原体的特性，选择合适的消毒剂。

（2）严格掌握消毒剂的有效浓度、消毒时间和使用方法。

（3）需消毒的物品应洗净擦干，浸泡时打开轴节，将物品浸没于溶液里。

（4）消毒剂应定期更换，挥发剂应加盖并定期测定比重，及时调整浓度。

（5）浸泡过的物品，使用前需用无菌等渗盐水冲洗，以免消毒剂刺激人体组织。

二、常用化学消毒灭菌方法

（一）浸泡法

浸泡法是指选用杀菌谱广、腐蚀性弱、水溶性消毒剂，将物品浸没于消毒剂内，在标准的浓度和时间内达到消毒灭菌目的。

（二）擦拭法

擦拭法是指选用易溶于水、穿透性强的消毒剂，擦拭物品表面，在标准的浓度和时间里达到消毒灭菌目的。

（三）薰蒸法

薰蒸法是指加热或加入氧化剂，使消毒剂呈气体，在标准的浓度和时间内达到消毒灭菌目的。适用于室内物品及空气消毒或精密贵重仪器和不能蒸、煮、浸泡的物品(血压计、听诊器以及传染病人用过的票证等)，均可用此法消毒。

1. 纯乳酸　常用于手术室和病室空气消毒。每 100 m² 空间用乳酸 12 ml 加等量水，放入治疗碗内，密闭门窗，加热熏蒸，待蒸发完毕，移去热源，继续封闭 2 h，随后开窗通风换气。

2. 食醋　5～10 ml/m³ 加热水 1～2 ml，闭门加热熏蒸到食醋蒸发完为止。因食醋含 5% 醋酸可改变细菌酸碱环境而有抑菌作用，对流感、流脑病室的空气可进行消毒。

此外，尚可应用甲醛或过氧乙酸等进行熏蒸灭菌。

3. 喷雾法　借助普通喷雾器或气溶胶喷雾器，使消毒剂产生微粒气雾弥散在空间，进行空气和物品表面的消毒。如用 1% 含氯石灰(漂白粉)澄清液或 0.2% 过氧乙酸溶液做空气喷雾。对细菌芽胞污染的表面，每立方米喷雾 2% 过氧乙酸溶液 8 ml 经 30 min(在 18℃ 以上的室温下)，可达 99.9% 杀灭率。

4. 环氧乙烷气体密闭消毒法　是将环氧乙烷气体置于密闭容器内，在标准的浓度、相对湿度和时间内达到消毒灭菌目的。

环氧乙烷是广谱气体杀菌剂，能杀灭细菌繁殖体及芽胞，以及真菌和病毒等。穿透力强，对大多数物品无损害，消毒后可迅速挥发，特别适用于不耐高热和温热的物品，如精密器械、电子仪器、光学仪器、心肺机、起搏器、书籍文件等，均无损害和腐蚀等副作用。本品沸点为 10.8℃，只能灌装于耐压金属罐或特制安瓿中。

(1) 操作方法：灭菌可用柜室法或丁基橡胶袋法。①柜室法可在环氧乙烷灭菌柜内进行。将物品放入柜室内，关闭柜门，预温加热至 40～60℃，抽真空至 21 kPa 左右，通入环氧乙烷，用量 1 kg/m³，在最适相对湿度(60%～80%)情况下作用 6～12 h。灭菌完毕后排气打开柜门，取出物品。②丁基橡胶袋法在特制的袋内进行。将物品放入袋内，挤出空气，扎紧袋口。环氧乙烷给药可事先放安瓿于袋内，扎紧袋口后打碎，使其气体扩散；亦可将钢瓶放在 40～50℃ 温水中气化后与袋底部胶管相通，使气体迅速进入，用药量为 2.5 g/L。将橡胶袋底部通气口关闭，放入 20～30℃ 室温中放置 8～24 h。

(2) 注意事项：①环氧乙烷应存放在阴凉、通风、无火源、无电开关处。用时轻取轻放，勿猛烈碰撞。②消毒时，应注意环境的相对湿度和温度。需加温时，热水不可超过 70℃。③消毒容器不能漏气(检测有无漏气，可用浸有硫代硫酸钠指示剂的滤纸片贴于可疑部位。如有漏气，滤纸片由白色变粉红色)。袋内物品放置不宜过紧。④环氧乙烷有一定吸附作用，消毒后的物品，应放置在通风环境，待气体散发后再使用。⑤本品液体对皮肤、眼及黏膜刺激性强，如有接触，立即用水冲洗。⑥在环氧乙烷消毒的操作过程中，出现头昏、头痛等中毒症状时，应立即离开现场，至通风良好处休息。

三、消毒剂的性质与消毒水平

1. 高效消毒剂　杀菌谱广、消毒方法多样，如环氧乙烷、过氧乙酸、甲醛、戊二醛、含氯消毒剂(含氯石灰、三合一、次氯酸钠、优氯净等)。高水平消毒剂性质不稳定,需现用现配。高效消毒剂可杀灭一切微生物。

2. 中效消毒剂 其特点是溶解度好、性质稳定、能长期储存,但不能做灭菌剂。如聚维酮碘、碘酒、乙醇、煤酚皂、高锰酸钾等。中效消毒剂可杀灭细菌繁殖体、结核杆菌、病毒,不能杀灭芽胞。

3. 低效消毒剂 性质稳定、能长期储存,无异味、无刺激性,但杀菌谱窄,对芽胞只有抑制作用。如季铵盐类(苯扎溴铵、杜米芬、消毒净)、氯己定(洗必太)等。低效消毒剂可杀灭细菌繁殖体、真菌,不能杀灭芽胞和病毒。

四、消毒剂浓度稀释配制计算法

消毒剂原液和加工剂型一般浓度较高,在实际应用中,必须根据消毒的对象和目的进行稀释,配制成适宜浓度使用,才能收到良好的消毒灭菌效果。

1. 稀释配制计算公式

$$C_1 \cdot V_1 = C_2 \cdot V_2$$

C_1——稀释前溶液浓度

C_2——稀释后溶液浓度

V_1——稀释前溶液体积

V_2——稀释后溶液体积

2. 几种常用去污渍法

(1)陈旧血渍:浸入过氧化氢溶液中,然后洗净。

(2)甲紫污渍:用乙醇或草酸擦拭。

(3)凡士林或液状石蜡污渍:将污渍折夹在吸水纸中,然后用熨斗熨烙以吸污。

(4)墨水污渍:新鲜污渍用肥皂、清水洗,不能洗净时再用稀盐酸或草酸溶液洗;也可用氨水或过氧化氢(双氧水)褪色。

(5)铁锈污渍:浸入1%热草酸后用清水洗,也可用热醋酸浸洗。

(6)蛋白银污渍:可用盐酸及氨水擦洗。

(7)高锰酸钾污渍:可用1%维生素C溶液洗涤,或0.2%~0.5%过氧乙酸水溶液浸泡清洗。

五、化学消毒剂使用规范

(一)戊二醛

戊二醛属灭菌剂,具有广谱、高效杀菌作用,对金属腐蚀性小,受有机物影响小等特点。经典的戊二醛常用灭菌浓度为2%。增效的复方戊二醛也可使用卫生行政机构批准使用的浓度。

1. 适用范围 适用于不耐热的医疗器械和精密仪器等消毒与灭菌。

2. 使用方法

(1)灭菌处理:常用浸泡法。将清洗、干燥待灭菌处理的医疗器械及物品浸没于装有戊二醛的容器中,加盖、浸泡10 h后无菌操作取出,用无菌水冲洗干净,无菌方法擦干。

（2）消毒：用浸泡法，将清洗、干燥待消毒处理医疗器械及物品浸没于装有戊二醛的容器中，加盖，一般 20～45 min，取出后用无菌水冲洗干净，无菌方法擦干。

（3）注意事项：①戊二醛对手术刀片等碳钢制品有腐蚀性，使用前应先加入 0.5%亚硝酸钠防锈。②使用过程中应对戊二醛浓度进行监测。③戊二醛对皮肤、黏膜有刺激性，接触戊二醛溶液时应戴橡胶手套，防止溅入眼内或吸入体内。④盛装戊二醛消毒液的容器应加盖，放于通风良好处。

（二）过氧乙酸

过氧乙酸属灭菌剂，具有广谱、高效、低毒、对金属及织物有腐蚀性，受有机物影响大，稳定性差等特点。其浓度为 16%～20%(W/V)。

1. 适用范围　适用于耐腐蚀物品、环境等的消毒与灭菌。

2. 使用方法　将浓度为 15%～20%的过氧乙酸原液稀释到 0.3%～0.5%才可以消毒使用。按 8 ml/m³ 计算，在消毒场所无人的情况下，用气溶胶喷雾器对消毒空间进行喷雾，喷雾器可产生气溶胶——<20 μm 的雾滴，这些雾滴能够漂浮在空气中，增加与空气中病毒的接触频率，从而杀灭空气中的病毒，作用 1 h 后通风。

3. 消毒液配制　对二元包装的过氧乙酸，使用前按产品使用说明书要求将 A、B 两液混合净置至规定时间。根据有效成分含量，按稀释定律用灭菌蒸馏水将过氧乙酸稀释成所需浓度。具体步骤是：①测定过氧乙酸原液的有效含量(C)。②确定欲配制过氧乙酸使用液的浓度(C')和体积(V', ml)。③计算所需过氧乙酸原液的体积(V, ml)，$V = (V' \times C')/C$。④计算所需灭菌蒸馏水的体积 (X, ml)，$X = V'$。⑤取过氧乙酸原液 V，加入灭菌蒸馏水 X 后混匀。

4. 消毒处理　常用消毒方法有浸泡、擦拭、喷洒等。

（1）浸泡法：将待消毒的物品放入装有过氧乙酸的容器中，加盖。对一般污染物品的消毒用 0.05%(500 mg/L)过氧乙酸溶液浸泡；对细菌芽孢污染物品的消毒用 1%(10 000 mg/L)过氧乙酸浸泡 5 min，灭菌时，浸泡 30 min。取出，诊疗器材用灭菌蒸馏水冲洗干净，无菌方法擦干。

（2）擦拭法：对大件物品或其他不能用浸泡法消毒的物品用擦拭法消毒。消毒所有药物浓度和作用时间参考浸泡法。

（3）喷洒法：对一般污染表面的消毒用 0.2%～0.4%(2 000～4 000 mg/L)过氧乙酸喷洒，作用 30～60 min。

（4）注意事项：①过氧乙酸不稳定，应储存于通风阴凉处，用前应测定有效含量，原液浓度低于 12%时禁止使用。②稀释液不稳定，临用前配制。③配制溶液时，忌与碱或有机物相混合。④过氧乙酸对金属有腐蚀性，对织物有漂白作用。金属制品与织物经浸泡消毒后，即时用清水冲洗干净。⑤使用浓溶液时，谨防溅入眼内或皮肤黏膜上，一旦溅上，即时用清水冲洗。⑥消毒被血液、脓液等污染的物品时，需适当延长作用时间。

（三）过氧化氢

过氧化氢属高效消毒剂，具有广谱、高效、速效、无毒、对金属及织物有腐蚀性，受有机物影响很大，纯品稳定性好，稀释液不稳定等特点。

1. 适用范围　适用于丙烯酸树脂制成的外科埋植物，隐形眼镜、不耐热的塑料制品、餐具、服装、饮水和空气等消毒和口腔含漱、外科伤口清洗。

2. 使用方法

消毒液配制:根据有效含量按稀释定律用灭菌水将过氧化氢稀释成所需浓度进行消毒处理。常用消毒方法有浸泡、擦拭等。

(1) 浸泡法:将清洗、干燥的待消毒物品浸没于装有 3% 过氧化氢的容器中,加盖,浸泡 30 min。

(2) 擦拭法:对大件物品或其他不能用浸泡法消毒的物品用擦拭法消毒。所用药物浓度和作用时间参见浸泡法。

(3) 其他方法:用 1.0%~1.5% 过氧化氢漱口;用 3% 过氧化氢冲洗伤口;复方过氧化氢空气消毒剂喷雾等。

(4) 注意事项:①过氧化氢应储存于通风阴凉处,用前应测定有效含量。②稀释液不稳定,临用前配制。③配制溶液时,忌与还原剂、碱、碘化物、高锰酸钾等强氧化剂相混合。④过氧化氢对金属有腐蚀性,对织物有漂白作用。⑤使用浓溶液时,谨防溅入眼内或皮肤黏膜上,一旦溅上,即时用清水冲洗。⑥消毒被血液、脓液等污染的物品时,需适当延长作用时间。

(四) 二溴二甲基乙内酰脲

二溴海因是一种释放有效溴的消毒剂,可杀灭各种微生物,包括细菌繁殖体、芽孢、真菌和病毒。属高效、广谱消毒剂。

1. 适用范围　可用于饮水、污水和游泳池水消毒、医疗卫生单位环境物体和诊疗用品消毒,餐具、茶具、水果、蔬菜消毒等。

2. 使用方法

(1) 消毒液的配制:加有助溶剂的国产二溴海因消毒剂,有效溴含量 50%,易溶于水,使用时可用去离子水配成消毒液,或将浓的二溴海因消毒液用去离子水配成所需浓度的消毒液。采用浸泡、擦拭或喷洒法消毒。

(2) 浸泡法:将洗净的待消毒物品浸没于消毒液内,加盖,作用至预定时间后取出。对一般污染物品,用 250~500 mg/L 二溴海因,作用 30 min;对致病性芽孢菌污染物品,用 1 000~2 000 mg/L 浓度,作用 30 min。

(3) 擦拭法:对大件不能用浸泡法消毒的物品,可用擦拭法。消毒液浓度和作用时间参见浸泡法。

(4) 喷洒法:对一般物品表面,用 500~1 000 mg/L 二溴海因,均匀喷洒,作用 30 min;对致病性芽孢和结核分枝杆菌污染的物品,用 1 000~2 000 mg/L 浓度消毒液喷洒,作用 60 min。⑤对水的消毒:消毒剂用去离子水溶解后,倒入消毒水中,用量为 5~10 mg/L,视水质污染情况而定。用作游泳池水消毒和污水消毒时,应视水质决定用量和作用时间。

(5) 注意事项:①消毒剂应于阴凉、干燥处密封保存。②消毒液现用现配,并在有效期内用完。③用于金属制品消毒时,可适当加入防锈剂亚硝酸钠。④对餐具果蔬消毒后,应用净水冲洗。

(五) 二氧化氯

二氧化氯属高效消毒剂,具有广谱、高效、速效杀菌作用。对金属有腐蚀性,对织物有漂白作用,消毒效果受有机物影响很大的特点,二氧化氯活化液和稀释液不稳定。

1. 适用范围　适用于医疗卫生、食品加工、餐(饮)具、饮水及环境表面等消毒。

2. 使用方法　消毒液配制:使用前,在二氧化氯稳定液中先加活化剂。根据有效含量按稀释定律,用去离子水将二氧化氯稀释成所需浓度,进行消毒处理。常用消毒方法有浸泡、擦拭、喷洒等方法。

(1) 浸泡法:将清洗、干燥的待消毒或灭菌物品浸没于装有二氧化氯溶液的容器中,加盖。对细菌繁殖体污染物品的消毒,用 $100\sim250$ mg/L 二氧化氯溶液浸泡 30 min;对肝炎病毒和结核分枝杆菌污染物品的消毒,用 500 mg/L 二氧化氯浸泡 30 min;对细菌芽孢污染物品的消毒,用 1 000 mg/L 二氧化氯浸泡 30 min。

(2) 擦拭法:对大件物品或其他不能用浸泡法消毒的物品用擦拭法消毒,消毒所有药物浓度和作用时间参见浸泡法。

(3) 喷洒法:对一般污染的表面,用 500 mg/L 二氧化氯均匀喷洒,作用 30 min;对肝炎病毒和结核杆菌污染的表面,用 1 000 mg/L 二氧化氯均匀喷洒,作用 60 min。

(4) 饮水消毒法:在饮用水源水中加入 5 mg/L 的二氧化氯,作用 5 min,使大肠杆菌数达到饮用水卫生标准。

(5) 注意事项:①二氧化氯活化液不稳定,应现配现用。②配制溶液时,忌与碱或有机物混合。③二氧化氯对金属有腐蚀性,金属制品经二氧化氯消毒后,应迅速用清水冲洗干净并沥干。

(六) 含氯消毒剂

含氯消毒剂属高效消毒剂,具有广谱、高效、低毒、有强烈的刺激性气味、对金属有腐蚀性、对织物有漂白作用、受有机物影响大、化学性质不稳定等特点。常用的含氯消毒剂有液氯,含氯量>99.5%(W/W);漂白粉,含有效氯 25%(W/W);漂白粉精,含有效氯 80%(W/W);三合二,含有效氯 56%(W/W);次氯酸钠,工业制备的含有效氯 10%(W/W);二氯异氰尿酸钠,含有效氯 60%(W/W);三氯异氰尿酸,含有效氯 85%～90%(W/W);氯化磷酸三钠,含有效氯 2.6%(W/W)。

1. 适用范围　适用于餐(饮)具、环境、水、疫源地等消毒。

2. 使用方法　消毒液配制:根据有效氯含量,用去离子水将含氯消毒剂配制成一定浓度的溶液。使用方法:常用的消毒方法有浸泡、擦拭、喷洒与干粉消毒等方法。

(1) 浸泡法:将洗净、干燥待消毒的物品放入装有含氯消毒剂溶液的容器中,加盖。对细菌繁殖体污染的物品进行消毒,用含有效氯 250 mg/L 的消毒液浸泡 10 min 以上;对经血传播病原体、分枝杆菌和细菌芽孢污染物品的消毒,用含有效氯 500～1 000 mg/L 消毒液浸泡 30 min 以上。

(2) 擦拭法:对大件物品或其他不能用浸泡法消毒的物品用擦拭法消毒。消毒所有药物浓度和作用时间参见浸泡法。

(3) 喷洒法:对一般污染的物品表面,用 500 mg/L 的消毒液均匀喷洒,作用 30 min 以上;对经血传播病原体、结核杆菌等污染表面的消毒,用含有效氯 1 000 mg/L 的消毒液均匀喷洒,作用 60 min 以上。喷洒后有强烈的刺激性气味,人员应离开现场。④干粉消毒法:对排泄物的消毒,用含氯消毒剂干粉加入排泄物中,使含有效氯 10 000 mg/L,略加搅拌后,作用 2～6 h,对医院污水的消毒,用干粉按有效氯 50 mg/L 用量加入污水中,并搅拌均匀,作用 2 h 后排放。

(4) 注意事项:①粉剂应于阴凉处避光、防潮、密封保存;水剂应于阴凉处避光、密闭保存。

所需溶液应现配现用。②配制漂白粉等粉剂溶液时,应戴口罩、橡胶手套。③未加防锈剂的含氯消毒剂对金属有腐蚀性,不应做金属器械的消毒;加防锈剂的含氯消毒剂对金属器械消毒后,应用无菌蒸馏水冲洗干净,用无菌方法擦干。④对织物有腐蚀和漂白作用,不应用于有色织物的消毒。⑤用于消毒餐具,应即时用清水冲洗。⑥消毒时,若存在大量有机物,应提高使用浓度或延长作用时间。⑦用于污水消毒时,应根据污水中还原性物质含量适当增加浓度。

(七) 乙醇

乙醇属中效消毒剂,具有中效、速效、无毒、对皮肤黏膜有刺激性、对金属无腐蚀性、受有机物影响很大以及易挥发、不稳定等特点,其含量为 $95\%(V/V)$。

1. 适用范围　适用于皮肤、环境表面及医疗器械的消毒等。

2. 使用方法　消毒液配制:根据有效含量,按稀释定律用灭菌蒸馏水将乙醇稀释成所需浓度进行消毒处理。常用消毒方法有浸泡法和擦拭法。

(1) 浸泡法:将待消毒的物品放入装有乙醇溶液的容器中,加盖。对细菌繁殖体污染医疗器械等物品的消毒,用 75% 的乙醇溶液浸泡 10 min 以上。

(2) 擦拭法:用于皮肤的消毒,用 75% 乙醇棉球擦拭。

(3) 注意事项:乙醇易燃,忌明火;必须使用医用乙醇,严禁使用工业乙醇消毒和作为原材料配制消毒剂。

(八) 聚维酮碘

聚维酮碘属中效消毒剂,具有中效、速效、低毒,对皮肤黏膜无刺激、无黄染,对铜、铝、碳钢等二价金属有腐蚀性,受有机物影响很大,稳定性好等特点。

1. 适用范围　适用于皮肤、黏膜等的消毒。

2. 使用方法　消毒液配制:根据有效碘含量用灭菌蒸馏水将聚维酮碘稀释成所需浓度进行消毒处理。常用消毒方法有浸泡、擦拭、冲洗等方法。

(1) 浸泡法:将清洗、干燥的待消毒物品浸没于装有聚维酮碘溶液的容器中,加盖。对细菌繁殖体污染物品的消毒,用含有效碘 500 mg/L 的消毒液浸泡 30 min。

(2) 擦拭法:对皮肤、黏膜用擦拭法消毒。消毒时,用浸有聚维酮碘消毒液的无菌棉球或其他替代物品擦拭被消毒部位。对外科手消毒用含有效碘 2 500～5 000 mg/L 的消毒液擦拭作用 3 min。对于手术部位及注射部位的皮肤消毒,用含有效碘 2 500～5 000 mg/L 的消毒液局部擦拭 2 遍,作用共 2 min;对口腔黏膜及创口黏膜创面消毒,用含有效碘 500～1 000 mg/L 的消毒液擦拭,作用 3～5 min。

(3) 冲洗法:对阴道黏膜及伤口黏膜创面的消毒,用含有效碘 250 mg/L 的消毒液冲洗3～5 min。

(4) 注意事项:①聚维酮碘应于阴凉处避光、防潮、密封保存。②聚维酮碘对二价金属制品有腐蚀性,不应做相应金属制品的消毒。③消毒时,若存在有机物,应提高药物浓度或延长消毒时间。④避免与拮抗药物同用。

(九) 胍类消毒剂

包括醋酸氯己定和葡萄糖酸氯己定和聚六亚甲基胍等,均属低效消毒剂,具有速效杀菌作用,对皮肤黏膜无刺激性、对金属和织物无腐蚀性,受有机物影响轻微,稳定性好等特点。

1. 适用范围　适用于外科手消毒、手术部位皮肤消毒和黏膜消毒等。

2. 使用方法　消毒液配制:根据有效含量用灭菌蒸馏水将醋酸氯己定稀释成所需浓度进

行消毒处理。常用消毒方法有浸泡、擦拭和冲洗等方法。

(1) 擦拭法:手术部位及注射部位的皮肤消毒,用 5 000 mg/L 醋酸氯己定—乙醇(70%)溶液局部擦拭 2 遍,作用 2 min;对伤口创面消毒,用 5 000 mg/L 醋酸氯己定水溶液擦拭创面 2～3 遍,作用 2 min。外科手消毒可用相同浓度和作用时间。

(2) 冲洗法:对阴道、膀胱或伤口黏膜创面的消毒,用 500～1 000 mg/L 醋酸氯己定水溶液冲洗,至冲洗液变清为止。

(3) 注意事项:①勿与肥皂、洗衣粉等阴性离子表面活性剂混合使用或前后使用。②冲洗消毒时,若创面脓液过多应延长冲洗时间。

(十) 季铵盐类消毒剂

本类消毒剂包括单链季铵盐和双长链季铵盐两类,前者只能杀灭某些细菌繁殖体和亲脂病毒,属低效消毒剂,例如苯扎溴铵;后者可杀灭多种微生物,包括细菌繁殖体、某些真菌和病毒。季铵盐类可与乙醇或异丙醇配成复方制剂,其杀菌效果明显增加。季铵盐类消毒剂的特点是对皮肤黏膜无刺激,毒性小,稳定性好,对消毒物品无损害等。

1. 适用范围 皮肤黏膜消毒和环境物品消毒。

2. 使用方法

(1) 皮肤消毒:单链季铵盐消毒剂 500～1 000 mg/L,皮肤擦拭或浸泡消毒,作用时间 3～5 min,或用双链季铵盐 500 mg/L,擦拭或浸泡消毒,作用 2～5 min。

(2) 黏膜消毒:用 500 mg/L 单链季铵盐作用 3～5 min,或用双链季铵盐 100～500 mg/L,作用 1～3 min。

(3) 环境表面消毒:根据污染微生物的种类选择用双链还是用单链季铵盐消毒剂,一般用 1 000～2 000 mg/L,浸泡、擦拭或喷洒消毒,作用时间 30 min。

(4) 注意事项:①阴离子表面活性剂,例如肥皂、洗衣粉等对其消毒效果有影响,不宜合用。②有机物对其消毒效果有影响,严重污染时应加大使用剂量或延长作用时间。③近年来的研究发现,有些微生物对季铵盐类化合物有抗药作用,对有抗性微生物消毒时应加大剂量。

(十一) 酸性氧化电位水

酸性氧化电位水是由添加了 0.05% NaCl 的自来水,通过酸性氧化电位水生成机中带有高密度离子隔膜的组合电解槽电解而成的一种无色透明的液体,具有氯味,其氧化还原电位 (ORP)≥1 100 mV,pH 值在 2.7 以下,有效氯含量一般为 25～50 mg/L。其具有杀菌速度快、安全可靠、不留残毒、有利于环保等特点。目前主要用于手、皮肤黏膜的消毒;也可用于餐饮具、瓜果蔬菜的消毒和物品表面的消毒以及内镜的冲洗消毒。

酸性氧化电位水在室温、密闭、避光的条件下,较稳定,可保存 1 个月。但在室温暴露的条件下,不稳定,故不宜长期保存,最好现用现制备。

消毒时只能使用其原液。卫生手消毒,冲洗浸泡 1～3 min。皮肤黏膜的消毒,冲洗浸泡 3～5 min。餐饮具的消毒,冲洗浸泡 10 min,瓜果蔬菜的消毒,冲洗浸泡 3～5 min。消化道内镜的消毒,按卫生行政部门批准的使用说明书进行。环境和物品表面的消毒,擦拭浸泡 10～15 min,肝炎病毒污染的物品消毒,冲洗浸泡 15 min。

(十二) 低温蒸汽甲醛气体消毒

甲醛是一种灭菌剂,对所有的微生物都有杀灭作用,包括细菌繁殖体、芽孢、真菌和病毒。甲醛气体灭菌效果可靠,使用方便,对消毒、灭菌物品无损害。

1. **适用范围** 可用于对湿热敏感、易腐蚀的医疗用品的灭菌。

2. **使用方法** 医院中常用的甲醛消毒剂有福尔马林(甲醛水溶液)和多聚甲醛两种。甲醛气体可通过加热福尔马林或多聚甲醛获得,也可采用甲醛消毒液雾化法得到。

使用甲醛消毒、灭菌,必须在甲醛消毒、灭菌箱中进行,消毒灭菌箱必须有良好的甲醛定量加入和气化装置。甲醛消毒或灭菌箱必须有可靠的密闭性能,在消毒、灭菌过程中,不得有甲醛气体漏出。具体操作应按照生产厂家的操作使用说明书的规定执行。

3. **注意事项** ①用甲醛消毒箱消毒物品时,不可用自然挥发法。②消毒箱内温度和相对湿度对消毒效果影响较大,消毒时应严格控制在规定范围。③被消毒物品应摊开放置,中间应留有一定空隙,污染表面应尽量暴露,以便甲醛气体有效地与之接触。④消毒后,一定要去除残留甲醛气体,用抽气通风或用氨水中和法。⑤甲醛有致癌作用,不宜用于室内空气消毒。

(十三) 环氧乙烷气体灭菌

环氧乙烷又名氧化乙烯,在低温下为无色液体,具有芳香醚味,沸点为 10.8℃,嗅阈值为 760~1 064 mg/m³,密度为 1.52;环氧乙烷易燃易爆,其最低燃烧浓度为 3%。环氧乙烷气体穿透力强。环氧乙烷气体杀菌力强、杀菌谱广,可杀灭各种微生物包括细菌芽孢,属灭菌剂。

1. **适用范围** 环氧乙烷不损害被灭菌的物品,且穿透力很强,故多数不宜用一般方法灭菌的物品均可用环氧乙烷消毒和灭菌。例如,电子仪器、光学仪器、医疗器械、书籍、文件、皮毛、棉、化纤、塑料制品、木制品、陶瓷及金属制品、内镜和一次性使用的诊疗用品等。环氧乙烷是目前主要的低温灭菌方法之一。

2. **使用条件** 影响环氧乙烷气体灭菌的因素很多,只有严格控制有关因素才能达到灭菌效果。

3. **使用方法** 由于环氧乙烷易燃、易爆,且对人有毒,所以必须在密闭的环氧乙烷灭菌器内进行。环氧乙烷灭菌器及其应用:

(1) 目前使用的环氧乙烷灭菌器种类很多,大型的容器有数十立方米,中等的有 1~10 m³,小型的有零点几至 1 m³。它们各有不同的用途。

(2) 大型环氧乙烷灭菌器:一般用于处理大量物品的灭菌,用药量为 0.8~1.2 kg/m³,在 55~60℃下作用 6 h。

(3) 中型环氧乙烷灭菌器:一般用于一次性使用诊疗用品的灭菌。这种灭菌设备完善,自动化程度高,可用纯环氧乙烷或环氧乙烷和二氧化碳混合气体。一般要求灭菌条件为:浓度 800~1 000 mg/L,温度 55~60℃,相对湿度 60%~80%,作用时间 6 h。灭菌物品常用可透过环氧乙烷的塑料薄膜密闭包装。如果在小包装上带有可过滤空气的滤膜,则灭菌效果更好。④小型环氧乙烷灭菌器:多用于医疗卫生部门处理少量医疗器械和用品,目前有 100% 纯环氧乙烷或环氧乙烷和二氧化碳混合气体。这类灭菌器自动化程度比较高,可自动抽真空、自动加药、自动调节温度和相对湿度、自动控制灭菌时间。⑤对中型和小型环氧乙烷灭菌器的要求:有较好的耐压性能和密闭性能,应能承受 1.25 倍工作压力的水压试验,无变性和渗漏,可以抽真空度至 53.3 kPa 以上;加药量准确,保温性能好,可以调节消毒器内的温度和相对湿度;消毒后用外环境空气冲洗时,输入的空气经过高效滤器,可滤除 ≥0.3 μm 粒子的 99.6% 以上;排出的残余环氧乙烷经无害化处理,灭菌物品中残留环氧乙烷应 ≤10 μg/g;灭菌环境中环氧乙烷的浓度应低于 2 mg/m³。

(4) 灭菌前物品准备与包装:需灭菌的物品必须彻底清洗干净,注意不能用生理盐水清洗,灭菌物品上不能有水滴或水分太多,以免造成环氧乙烷稀释和水解。环氧乙烷几乎可用于所有医疗用品的灭菌,但不适用于食品、液体、油脂类、滑石粉和动物饲料等的灭菌。适合于环氧乙烷灭菌的包装材料有纸、复合透析纸、布、无纺布、通气型硬质容器、聚乙烯等;不能用于环氧乙烷灭菌的包装材料有金属箔、聚氯乙烯、玻璃纸、尼龙、聚酯、聚偏二氯乙烯、不能通透的聚丙烯。改变包装材料应做验证,以保证被灭菌物品灭菌的可靠性。

(5) 灭菌物品装载:灭菌柜内装载物品上下左右均应有空隙(灭菌物品不能接触柜壁),物品应放于金属网状篮筐内或金属网架上;物品装载量不应超过柜内总体积的80%。

(6) 灭菌处理:应按照环氧乙烷灭菌器生产厂家的操作使用说明书的规定执行;根据灭菌物品的种类、包装、装载量与方式不同,选择合适的灭菌参数。①浓度、温度和灭菌时间的关系:在一定范围内,温度升高、浓度增加,可使灭菌时间缩短。在使用环氧乙烷灭菌时必须合理选择温度、浓度和时间参数。②控制灭菌环境的相对湿度和物品的含水量:细菌本身含水量和灭菌物品含水量,对环氧乙烷的灭菌效果均有显著影响。一般情况下,以相对湿度在60%～80%为最好。含水量太少,影响环氧乙烷的渗透和环氧乙烷的烷基化作用,降低其杀菌能力;含水量太多,环氧乙烷被稀释和水解,也影响灭菌效果。为了达到理想的湿度水平,第一步是灭菌物必须先预湿,一般要求灭菌物放在50%相对湿度的环境条件下至少2 h以上;第二步可用加湿装置保证柜室内理想的湿度水平。③注意菌体外保护物对灭菌效果的影响:菌体表面含有的有机物越多,越难杀灭;有机物不仅可影响环氧乙烷的穿透,而且可消耗部分环氧乙烷。在无机盐或有机物晶体中的微生物,用环氧乙烷难以杀灭。因此,进行环氧乙烷灭菌前,必须将物品上的有机和无机污物充分清洗干净,以保证灭菌成功。

(7) 灭菌程序:①环氧乙烷灭菌程序需包括预热、预湿、抽真空、通入气化环氧乙烷达到预定浓度、维持灭菌时间、清除灭菌柜内环氧乙烷气体、解析以去除灭菌物品内环氧乙烷的残留。②环氧乙烷灭菌时可采用100%纯环氧乙烷或环氧乙烷和二氧化碳混合气体,禁止使用环氧乙烷与氟利昂的混合气体。③解析可以在环氧乙烷灭菌柜内继续进行,也可以放入专门的通风柜内,不应采用自然通风法。反复输入的空气应经过高效过滤,可滤除$\geq 0.3\ \mu m$粒子99.6%以上。④环氧乙烷残留主要是指环氧乙烷灭菌后留在物品和包装材料内的环氧乙烷及其两个副产品氯乙醇乙烷和乙二醇乙烷;接触过量环氧乙烷残留可引起患者灼伤和刺激。环氧乙烷残留的多少与灭菌物品材料、灭菌参数、包装材料和包装大小、装载量、解析参数等有关。聚氯乙烯导管在60℃时,解析8 h;50℃时,解析12 h。有些材料可缩短解析时间,如金属和玻璃可立即使用,有些材料需延长解析时间如内置起搏器。灭菌物品中残留环氧乙烷应$\leq$10 $\mu g/g$;灭菌环境中环氧乙烷的浓度应低于2 mg/m^3。

(8) 环氧乙烷排放:医院的环氧乙烷排放首选大气,安装时要求:必须有专门的排气管道系统,排气管材料必须为环氧乙烷不能通透如铜管等;距排气口7.6 m范围内不得有任何易燃物和建筑物的入风口如门或窗;若排气管的垂直部分长度超过3 m时必须加装集水器,勿使排气管有凹陷或回圈造成水气聚积或冬季时结冰,阻塞管道;排气管应导至室外,并于出口处反转向下,以防止水气留在管壁或造成管壁阻塞;必须请专业的安装工程师,并结合环氧乙烷灭菌器生产厂商的要求进行安装。如环氧乙烷向水中排放,整个排放系统(管道,水槽等)必须密封,否则大量带热的环氧乙烷会由水中溢出,污染周围的工作环境。

(9) 注意事项:①环氧乙烷灭菌器的安装要求:环氧乙烷灭菌器必须安放在通风良好的地方,切勿将它置于接近火源的地方。为方便维修及定期保养,环氧乙烷灭菌器各侧(包括上方)

应预留 51 cm 空间。应安装专门的排气管道,且与大楼其他排气管道完全隔离。②保证环氧乙烷灭菌器及气瓶或气罐远离火源和静电。③环氧乙烷存放处应无火源,无转动的马达,无日晒,通风好,温度<40℃,但不能将其放冰箱内。严格按照国家制定的有关易燃易爆物品储存要求进行处理。④投药及开瓶时不能用力太猛,以免药液喷出。⑤每半年对灭菌物品环氧乙烷残留量监测并记录;每年对环氧乙烷工作环境进行空气浓度的监测并记录。⑥应对环氧乙烷工作人员进行专业知识和紧急事故处理的培训。过度接触环氧乙烷后,迅速将患者移离中毒现场,立即吸入新鲜空气;皮肤接触后,用水冲洗接触处至少 15 min,同时脱去脏衣服;眼接触液态环氧乙烷或高浓度环氧乙烷气体至少冲洗眼 10 min,遇前述情况,均应尽快就诊。⑦按照生产厂商要求定期对环氧乙烷灭菌设备进行清洁、维修和调试。⑧环氧乙烷遇水后可形成有毒的乙二醇,故不可用于食品的灭菌。

(李兴慧　邢　燕)

第四节　光照消毒灭菌法

光照消毒主要是利用紫外线照射,使菌体蛋白发生光解、变性,菌体内的氨基酸、核酸、酶遭到破坏而致细菌死亡。紫外线通过空气时,可使空气中的氧气电离产生臭氧,加强了杀菌作用。紫外线穿透性差,不能透过玻璃、尘埃、纸张和固体物质;透过空气能力较强,透过液体能力很弱。光照消毒对杆菌杀菌力强,对球菌较弱,对念珠菌、酵母菌更弱。对生长期细菌敏感,对芽胞敏感性差。光照消毒因地区、季节、环境的影响,效果有所差异,当温度<4℃,相对湿度超过 50% 时,杀菌能力减弱。因此,消毒时,必须提高温度、延长消毒时间,一般室温保持在10~25℃为宜。减少空气中的尘埃,直接照射物品,可提高消毒的效果。

一、日光曝晒法

日光由于其热、干燥和紫外线作用,具有一定的杀菌力,将物品放在直射日光下,曝晒 6 h,定时翻动,使物体各面均受日光照射。此法多用于被褥、床垫、毛毯、书籍等物品的消毒。

二、紫外线灯管消毒法

紫外线因其光谱位于紫色可见光之外,故称紫外线。紫外线灯管是一种人工制造的低压汞石英灯管,管内注入压强 0.4~0.6 kPa 的氩气和水银数滴,管子两端用钨丝作成螺旋状电极。通电后,氩气先电离,然后冲击水银电离,发放紫外线。经 5~7 min 后受紫外线照射的空气,才能使氧气产生臭氧。因此消毒时间应从灯亮 5~7 min 后计时,紫外线杀菌能力与其波长有密切关系。最佳杀菌波长为 2 537 nm(是细菌对紫外线吸收最快的波长)。

常用的紫外线灯管有 15、20、30、40 W 4 种,可采用悬吊式,移动式灯架照射,或紫外线消毒箱内照射。紫外线灯配用抛光铝板作反向罩,可增强消毒效果。

用于物品消毒时,如选用 30 W 紫外线灯管,有效照射距离为 25~60 cm,时间为 25~30 min(物品要摊开或挂起,扩大照射面)。

用空气消毒时,室内每 10 m² 安装 30 W 紫外线灯管 1 支,有效距离不超过 2 m。照射时间为 30～60 min,照射前清扫尘埃,照射时关闭门窗,停止人员走动。

三、臭氧灭菌灯消毒法

臭氧灭菌灯(电子灭菌灯)消毒法是指用灭菌灯内装有 1～4 支臭氧发生管,在电场作用下,将空气中的氧气转换成高纯臭氧。臭氧主要依靠其强大的氧化作用而杀菌。使用灭菌灯时,关闭门窗,以确保消毒效果。用于空气消毒时,人员须离开现场,消毒结束后 20～30 min 方可进入。

四、电离辐射灭菌法

电离辐射灭菌法应用放射性核素 γ 源或直线加速器发生的高能量电子束进行灭菌。适用于忌热物品的常温灭菌方法,又称"冷灭菌"。尤其是对一次性应用的医疗器材、密封包装后需长期储存的器材、精密医疗器材和仪器,以及移植和埋植的组织和人工器官、节育用品等特别适用。

五、超声波消毒法

超声波消毒法是利用频率在 20～200 kHz 的声波作用下,使细菌细胞机械破裂和原生质迅速游离,达到消毒目的。如超声洗手器,用于手的消毒。超声洗涤机,用于注射器的清洁和初步的消毒处理。

第五节 空气净化法

空气净化。空气本身缺乏细菌维持生活所需的营养物,再加上日光对细菌的影响,故空气中细菌很少。但如果室内光照和通风较差,同时微生物不断地从室内人群的呼吸道、皮肤排出,以及室内物品表面的浮游菌,使室内空气中细菌比室外多。利用通风或空气过滤器可使室内空气中的细菌、尘埃含量大大降低,达到净化目的。

一、自然通风

定时开放门窗通风换气,这样可降低室内空气含菌的密度,短时间内使大气中的新鲜空气替换室内的污浊空气。通风是目前最简便、行之有效的净化空气的方法。通风的时间可根据相对湿度和空气流通条件而定。夏季应经常开放门窗以通风换气;冬季可选择清晨和晚间开窗,每日通风换气两次,每次 20～30 min。

二、空气过滤除菌

空气过滤除菌是医院空气净化措施中采取的现代化设备,即使空气通过孔隙<0.2 μm 的高效过滤器,利用物理阻留、静电吸附等原理除去介质中的微生物。通过过滤除菌使病室、手术室或无菌药物控制室内的空气达到绝对净化的目的。

凡在送风系统上装备高效空气过滤器的房间,称为生物洁净室。适用于无菌护理室、无菌手术室等。空气净化的进展,为重大手术的开展和治疗大面积烧伤患者防止感染,提供了更加有利的条件。

第六节　医院环境消毒

一、环境空气消毒

环境空气消毒方法有以下几种:

1. **自然通风法**　不管天气多么寒冷,每天均应有一段时间开窗通风,最佳时间为上午9:00、下午3:00左右,一般要通气10~30 min。

2. **紫外线照射法**　无人时,可在每个房间(15 m² 左右)安装一只 30 W 的低臭氧紫外线灯,照射 1 h 以上,可杀灭室内空气中 90% 的病原微生物。

3. **食醋消毒法**　食醋中含有醋酸等多种成分,具有一定的杀菌能力,可用做家庭室内的空气消毒。每 10 m² 可用食醋 100~150 g,加水 2 倍,放碗内用文火慢蒸 30 min,煮沸熏蒸时,最好将门窗关闭。每日熏蒸 1~2 次,连续熏蒸 3 d。

4. **艾卷消毒法**　还可以在关闭门窗后,点燃艾卷熏,每 25 m² 用 1 个艾卷,30 min 后再打开门窗通风换气。

5. 采用 0.5% 过氧乙酸关闭门窗气溶胶喷雾,消毒 1~2 h 后,开窗通风换气。消毒药剂用量:20 ml/m²。

6. **含氯消毒剂喷雾**　采用 1 500 mg/L 含氯消毒剂关闭门窗气溶胶喷雾,消毒 1~2 h 后,开窗通风换气。消毒药剂用量:20 ml/m²。

7. **空气清新剂的应用**　冬春季节由于气候寒冷的原因,能做到经常开窗通风的家庭并不多,为了消除室内异味和杀灭病原微生物,各种空气清新剂为家庭提供了方便。而且现在不少清新剂的瓶体上还标注了杀菌的功效。因此,不少人认为空气清新剂不但能改善室内环境,也起到了净化空气、杀菌的作用。但有关专家分析,空气清新剂虽能明显掩盖异味,却无法祛除空气中的恶臭物质,有的还会产生二次污染。

空气清新剂通常分为固体、液体和气体 3 种。气态的空气清新剂有臭氧和负离子两种类型;液态的空气清新剂主要用各种不同香料溶于有机溶剂中制成;固态的主要有卫生香和熏香等两类。罐装产品中还含有丙烷、丁烷、二甲醚等推进剂,并充以一定量的氮气等压缩气体。使用时通过散发香气来掩盖异味,但并不能与导致异味的气体如氨气、硫化氢等发生反应,也就不可能分解或清除这类有害气体。因此,在使用空气清新剂时应注意以下几点:

(1) 室内有婴幼儿、哮喘患者、过敏体质者及过敏性疾病的人时应当慎用。

(2) 喷洒或点燃空气清新剂时,最好暂时撤离现场,待大部分气溶胶或颗粒物质沉降后再进入,进入前最好打开门窗通风换气。

(3) 厕所和浴室的除臭应选用气体空气清新剂。

(4) 不能过分依赖空气清新剂,应从根本上找出恶臭的原因并彻底清除,使居室空气真正清新。

二、物体表面消毒

1. **消毒方法**　采用 500~1 000 mg/L 含氯消毒剂或 0.1%~0.2% 过氧乙酸喷洒或擦拭,

作用时间 60 min,消毒药剂用量:50~200 ml/m²。

2. 注意事项

(1) 使用的消毒药剂应符合卫生标准要求,消毒作用时间应当达到规定的要求。

(2) 物理消毒的设施设备应定期检查,保持设备正常运转。

(3) 使用的化学消毒药剂应当在保质期内,按规定储存。配好的消毒液浓度降低后应及时更换,氯制剂每 4 h 更换,戊二醛溶液每 7 d 更换。

三、皮肤与黏膜的消毒

(一) 皮肤的消毒

1. 穿刺部位的皮肤消毒

(1) 注射部位:皮肤消毒一般肌内、静脉或其他部位注射与穿刺前的皮肤消毒。①用无菌棉签浸润 2% 碘酊,涂擦注射部位皮肤 1 遍,作用 1 min 后,再用 75% 乙醇擦拭 2 遍,擦净残余碘,干燥后,即可注射。②用无菌棉签浸润含有效碘 5 000 mg/L 的聚维酮碘,直接涂擦注射部位皮肤 2 遍,待半干燥,即可注射。静脉注射时,可用 75% 乙醇棉签脱碘。

(2) 消毒范围:肌内、皮下及静脉注射、针灸部位,各种诊疗性穿刺等消毒方法主要是涂擦,以注射或穿刺部位为中心,由内向外缓慢旋转,逐步涂擦,共 2 次,消毒皮肤面积不小于 5 cm×5 cm。血管内留置导管及其他部位分流导管和引流处每日按要求处理后,用无菌敷料封盖。

2. 患者手术切口部位的皮肤消毒

(1) 准备:①手术部位的皮肤应该用肥皂和水洗净,需备皮部位的皮肤以无菌纱布蘸取肥皂和水擦拭洗净。②器官移植手术和处于重度免疫抑制状态的患者,术前可用除菌皂液擦拭洗净全身皮肤。

(2) 消毒方法:可按皮肤消毒方法要求进行,消毒范围应在手术野及其外 10 cm 以上部位,由内向外擦拭。

3. 传染病病原体污染皮肤黏膜消毒

(1) 肠道传染病病原体污染手和皮肤的消毒:可采用含有效碘 5 000 mg/L 的聚维酮碘擦拭作用 3~5 min;或用乙醇、异丙醇与醋酸氯己定配制成的硝毒液等擦拭消毒,作用 3~5 min;也可用氧化电位水冲洗消毒。

(2) 血源性传染病病原体污染皮肤黏膜的消毒:对于污染的手,可用流水、除菌皂液洗手后用 5 000 mg/L 聚维酮碘消毒或乙醇、异丙醇—醋酸氯己定消毒液搓洗 5 min,然后用水冲洗。

(二) 黏膜消毒

1. 会阴部及阴道手术消毒

(1) 先用 5 000 mg/L 聚维酮碘皂液棉球依次擦洗大、小阴唇、两侧大腿内侧上 1/3,会阴及肛门周围,做备皮处理后用 5 000 mg/L 聚维酮碘液棉球涂擦外阴,待碘液完全干燥后(需 3~5 min),再次涂擦消毒。

(2) 子宫切除手术前一天晚上用有效碘 250 mg/L 的聚维酮碘或 5 000 mg/L 醋酸氯己定溶液擦洗阴道 1 次,手术前 2 h,重复擦洗 1 次,阴道冲洗消毒用含有效碘 250 mg/L 或醋酸氯己定水溶液消毒。

（3）氧化电位水冲洗消毒。

2. 口腔和咽部消毒

（1）取含有效碘 500 mg/L 的聚维酮碘液或 1% 过氧化氢液含漱消毒。也可用氧化电位水含漱。

（2）过氧化氢溶液、复方硼酸溶液等漱口，含 5 000 mg/L 有效碘的聚维酮碘或硝酸银溶液局部涂抹。

3. 新生儿脐带消毒　用碘酊和 75% 乙醇处理，也可用含 5 000 mg/L 有效碘的聚维酮碘处理。

四、一般诊疗用品的消毒

1. 适用范围

本节规范适用于一般常规使用的诊疗用品（如体温表、听诊器、血压计袖带、压舌板、开口器、舌钳子、吸引器、引流瓶、胃肠减压器、氧气湿化瓶、呼吸机及麻醉机的螺纹管、氧气面罩、麻醉口罩、扩阴器等），包括接触皮肤及浅表体腔、黏膜的器材。

2. 清洁与消毒方法

（1）接触未破损皮肤的器具清洁与消毒方法：接触皮肤的一般诊疗用品如血压计袖带、听诊器应保持清洁，若有污染应随时以清洁剂或水清洁。血压计袖带若被血液、体液污染，应在清洁的基础上使用含有效溴或有效氯 250～500 mg/L 的消毒剂浸泡 30 min 后再清洗干净，晾干备用。听诊器可在清洁的基础上用乙醇擦拭消毒。腋下体温表每次用后应在清洁的基础上选用 75% 乙醇或含有效溴 500～1 000 mg/L 的二溴海因浸泡 30 min 或过氧乙酸 1 000 mg/L 浸泡 10～30 min 后，清水冲净、擦干，清洁干燥保存备用。

（2）接触未破损黏膜的器具清洁与消毒方法：接触未破损黏膜的器具如扩阴器、开口器、舌钳子、压舌板、口表、肛表等器具，用后应先清洗去污，擦干，耐高温的器具如扩阴器、开口器、舌钳、压舌板可选择压力蒸汽灭菌后清洁、干燥，保存备用。不耐高温的器具如口表、肛表等可在清洁的基础上采用·75% 乙醇或二溴海因或含氯消毒剂 500 mg/L 浸泡 30 min 或过氧乙酸 1 000 mg/L 浸泡 10～30 min 后，清水冲洗、擦净、擦干，保存备用。

（3）通过管道间接与浅表体腔黏膜接触的器具清洁与消毒方法：通过管道间接与浅表体腔黏膜接触的器具（如氧气湿化瓶、呼吸机和麻醉机的螺纹管、氧气面罩、麻醉口罩、胃肠减压器、吸引器、引流瓶等）可在清洁的基础上，耐高温的管道与引流瓶可采用压力蒸汽灭菌，不耐高温的部分可清洁后浸泡在含氯或含溴 500 mg/L 的消毒剂中浸泡 30 min 后，清水冲净，晾干，清洁干燥封闭保存备用。有条件的医院可采用洗净消毒装置进行洗净、80℃～93℃消毒、烘干自动完成，清洁干燥封闭保存备用。

（4）分枝杆菌、经血传播病原体污染器具的消毒灭菌方法：如遇分枝杆菌、炭疽菌、气性坏疽杆菌、肝炎病毒、人类免疫缺陷病毒等感染的患者污染的器具，应先采用含氯或含溴 1 000～2 000 mg/L 的消毒剂中浸泡 30～45 min 后，清水冲净，擦干，耐高温的管道与引流瓶、开口器、舌钳、压舌板等可采用压力蒸汽灭菌，不耐高温的部分可在清洁后再次浸泡在含二溴海因 1 000～2 000 mg/L 的消毒剂中浸泡 30～60 min 后，清水冲净，晾干，清洁干燥封闭保存备用。有条件的医院可直接放置在洗净灭菌装置内洗净灭菌依次完成，可有效地减少环境污染及保护医务人员。

3. 注意事项

（1）任何物品在消毒灭菌前均应充分清洗干净。

（2）清洗可采用流动水冲洗,清洁剂去污,管道可采用酶制剂浸泡,再用流动水冲洗干净,再浸泡在相应的消毒剂中浸泡消毒或灭菌。

（3）使用的消毒剂应严格检测其浓度,有效期内使用,确保消毒灭菌效果。

（4）消毒灭菌后的医疗用品必须保持干燥,封闭保存,避免保存过程中再污染,一旦发现有污染应再次根据需要进行消毒或灭菌。

（5）消毒灭菌后的物品有效期一过,即应从新消毒灭菌。

五、医院洗衣房消毒

（1）应相对独立,远离医疗机构工作区,周围环境整洁。洗衣房污染区、洗涤消毒区、洗后处理区、清洁区应严格划分并有明显标志。

（2）洗衣房地面及墙壁便于清洗和消毒,上班后、下班前要进行通风和消毒。

（3）接送织物应分别使用相应的推车,接后、送前推车要消毒。

（4）洗衣房的洗衣池(机)洗衣后应消毒。洗衣房洗后处理区及清洁区应配备空气消毒设施,并定期消毒。

（5）洗衣房对织物收集、分类、清洗、消毒都要严格按照操作规程进行。医疗机构对洗后衣物、工作区空气、洗衣机把手、熨烫台、工作人员的手等每月进行监测,并重点对传染病患者的衣物进行监测。

（6）直接从事织物洗涤的工作人员上岗前及每年必须到卫生防疫机构进行一次健康体检和消毒卫生知识及有关卫生标准的培训,取得预防性健康体检合格证明和卫生培训合格证后方可上岗。

（7）工作人员患有活动性肺结核、病毒性肝炎、肠道传染病患者及病原携带者,化脓性或慢性渗出性皮肤病等传染病患者不得从事洗衣工作。

六、医院污水消毒处理

（1）医院污水系指医院、医疗卫生机构中被病原体污染了的水。医院污水必须进行消毒处理。

（2）医院污水经消毒处理后的水质,应符合现行的《医院污水排放标准》的要求。经消毒处理后的污水,不得排入生活饮用水集中的取水点上游 1 000 m 和下游 100 m 的水体范围内。经消毒处理后的污水如排入娱乐和体育用水体、渔业用水体时,还应符合有关标准的要求。

（3）医院污水处理构筑物,宜与病房、医疗室、住宅等有一定防护距离,并应设置隔离措施。

（4）肠道病毒的传染病房的污水,如经技术经济比较认为合理时,可与普通病房污水分别进行处理。

（5）医院污水在消毒前必须经过机械处理。当经机械处理后的污水不能符合有关排放标准时,应采取生物处理。

（6）化粪池作为医院污水消毒前预处理时,粪便污水应与生活废水分流,化粪池的有效容积按污水在化粪池中停留时间计算并不宜<36 h。

（7）污水消毒前宜设调/池。调/池有效容积应按工作班次或消毒次数计算确定。连续式消毒时，其有效容积宜按 3～5 h 的日污水平均小时流量计算。

（8）医院污水处理流程及构筑物布置，宜利用地形按自流进行设计。当必须设置水泵提升时，其污水泵的选择应根据污水量、集水池容积、泵房设置位置和水泵工作情况等因素确定。

（9）医院污水消毒宜采用加氯法（液氯、漂粉精或含氯石灰）。当运输或供应困难时，可采用现场制备次氯酸钠消毒法。

（10）液氯消毒时，应采用加氯机投配。加氯机应至少设两台，其中一台备用，严禁直接向污水中投加氯气。

（11）加氯量应按污水处理程度和现行的《医院污水排放标准》中规定的余氯量确定。

（12）加氯设备和有关建筑物的设计，可参照现行《室外给水设计规范》的有关规定。

（13）间歇式消毒池应不少于两个。间歇式消毒池的总有效容积应根据工作班次、消毒周期确定。

（14）采用氯化法消毒时，污水和氯的接触时间应按现行的《医院污水排放标准》中规定的接触时间确定。

（15）消毒池应采取防腐蚀和防渗漏措施，消毒池应加盖。

（李亚男　徐　莉）

第七节　消毒供应中心（室）消毒

消毒供应中心（室）是医院内各种无菌物品的供应单位，它担负着医疗器材的清洗、包装、消毒和供应工作。现代医院供应品种繁多，涉及科室广，使用周转快，每项工作均关系到医疗、教学、科研的质量。如果消毒不彻底，直接影响到患者安全，会引起全院性的感染，供应物品不完善可影响诊断与治疗。因此，做好供应室工作是十分重要的，也是医院工作不可缺少的组成部分。布局合理，符合供应流程，职责分明，制度完善等手段，是确保供应质量的前提。

一、消毒供应中心（室）布局

（1）消毒供应中心应建在相对独立、四周环境清洁、无污染源、接近临床科室、方便供应、相对独立的区域。

（2）光线充足，通风良好。工作区域温度、相对湿度、机械通风换气次数及照明符合相关要求。

（3）严格划分辅助区域和工作区域。

工作区域包括去污区、检查、包装及灭菌区和无菌物品存放区，并有实际的屏障，标识明确。① 工作区物品由污到洁，不交叉、不逆流。空气流向由洁到污；去污区保持相对负压，检查、包装及灭菌区保持相对正压。②去污区与检查包装及灭菌区之间应设洁、污物品传递通道，并分别设置人员出入缓冲间。③缓冲间应设洗手设施，采用非手触式水龙头。无菌物品存放区内不应设洗手池。④检查、包装及灭菌区的专用洁具间应采用封闭设计。⑤工作区域的天花板、墙壁应无裂隙，不落尘，便于清洗和消毒；地面与墙面踢脚及所有阴角均应为弧形设计；电源插座应采用防水安全型；地面应防滑、易清洗、耐腐蚀；地漏应采用防返溢式；污水应集中至医院污水处理系统。辅助区域包括工作人员更衣室、值班室、办公室、休息室、卫生间等，其功能满足工作要求

（4）应设无菌、清洁、污染物品通道或窗口。

二、消毒供应中心人员编制

（1）设护士长1名，护士长具有实际临床工作经历，具备大专以上学历或主管护师以上职称。护士必须持有注册执业证，所有人员要经过系统培训，消毒员必须持有效的压力容器上岗证。

（2）消毒供应中心人员要求具有专业技术职称的护士应占1/2以上比例，并以中青年为主，消毒员需培训后方可上岗，并持有上岗证。

（3）一般80张床位设1名供应室护士。

（4）工作人员身体健康，定期进行体检，患有活动期传染病的不得从事此工作。

三、消毒供应中心基本设施

（1）有自来水、热水供应装置和净化装置（过滤系统，具有自制新鲜蒸馏水的能力和设备）。

（2）有电动真空灭菌锅、干烤箱、手套烘干机、各种冲洗工具，包括去污、除热源，洗涤剂、洗涤池，储存、洗涤设备等。

（3）有各种劳保用品，有条件可设热源监测室。

四、消毒供应中心管理要求

（1）在护士长的领导下开展工作，负责医疗器械、敷料的制备、包装、消毒、保养、登记和分发、回收工作，定时下收下送。

（2）经常检查医疗器械质量，如有损坏及时修理、登记，并向护士长报告。

（3）协助护士长请领各种医疗器械、敷料和药品，经常与临床各科联系，征求意见，改进工作。

（4）认真执行各项规章制度和技术操作规程，并预防差错事故。

（5）做好物品清点工作，定期交换班次。

（6）各班明确分工，互相协作，共同完成本室各项任务，并认真做好统计工作。

（7）物品发放、领取、使用等应有严格的手续，供应室有统一账目，各科室有分户账，每周清点一次，每月总记一次。

（8）发扬自力更生、艰苦奋斗、勤俭节约的精神，对各种物品做到物尽其用，自己动手制作。

（9）严格执行器械物品破损报销工作制度。

（10）认真做好清洁卫生工作，每日二小扫，每周一大扫，以保持室内清洁、整齐、干燥、无尘。

五、消毒供应中心工作制度

1. 消毒供应中心查对制度

(1) 回收物品时,认真查对用物的名称和数量、包装容器的完整性以及包内器材的品名、规格、数量、性能是否符合要求,确保准确无误并登记。

(2) 配置各种消毒液、清洗液时,认真查对原液品名、规格、有效浓度、应配置的方法、应配置的浓度和注意事项等。

(3) 包装重要和特殊抢救物品时,必须双人核查包内器材和敷料的品名、规格、数量、性能、清洁度,包装材料的清洁度、完整性、使用的合理性,以及包外的名称标签、化学指示胶带(标签),灭菌日期、有效期、双方签名等是否完善、正确,包的体积、重量、严密性是否符合要求,抢救包,手术器械包必须经过 2 人核对并签名后方能封包。

(4) 消毒灭菌员与质量检测员共同查对。

① 装锅前,查数量、查规格、查装载方法、查灭菌方式。

② 装锅后,查压力、查温度、查时间、查浓度。

③ 下锅时,检查有无湿包、破损包,查化学指示胶带变色情况以及监测包中化学指示剂变色是否达到标准要求,在灭菌记录本上双签名。

(5) 发放消毒或灭菌物品时,认真查对包名称、数量、灭菌、日期、有效期、化学指示胶带变色情况以及包装容器的清洁度、完整性、严密性是否达到标准要求,确认无误后方可发放并登记。

(6) 物资入库必须查对厂家批号、查品名、查规格、查数量、查质量、查灭菌标示和日期。

2. 消毒供应中心安全管理制度

(1) 消毒供应中心全体工作人员必须树立"安全第一"的意识,掌握防火、防暴知识,能正确使用灭火器材,各班下班前必须关闭水、电、气和设备等开关。

(2) 凡接触污染的物品、尖锐的器械及刺激性的气液体,必须做好职业防护:隔离衣,口罩,手套,护目镜等。处理破损玻璃器皿、锐利器械切忌徒手处理,以防刺伤。

(3) 清洗机、水处理机等各型机电设备均应严格遵守操作规程,做好日常保养维护,严防事故的发生。

(4) 压力蒸汽灭菌器必须专人负责,持证上岗,每台灭菌器应有年检合格证。

(5) 低温灭菌器应由专人负责,灭菌前检查物品包装是否符合要求,关严柜门,防止气体泄露;取放物品时应戴口罩和手套;满或空的气体罐均应专门放置,班班交接。

(6) 搬运重物时,合理借助各种工具和请求协助,注意保持正确与适当的姿势。

(7) 工作区域禁止吸烟,易燃物品远离火源,保持消防通道的畅通。

3. 消毒供应中心的消毒隔离制度

(1) 消毒供应中心布局应按去污区、检查包装及灭菌区、无菌物品存放区、办公生活区严格划分。路线采取强制通过的方式,不准逆行,各区人员不得随意在各区来回穿梭。

(2) 工作人员必须着装整洁,换鞋入室,按要求洗手,必要时着防护服、口罩、戴手套,严格遵守各区操作原则。

(3) 严格划分去污区、检查包装及灭菌区、无菌物品存放区,三区标志醒目,非灭菌物品不得与灭菌物品混放,灭菌物品应存放于灭菌物品存放间的货柜或货架上。

（4）分别设置污染、清洁、灭菌物品的发放窗口和通道，不得交叉，回收的污染物品均应经过标准清洗流程后再包装灭菌。

（5）下送车和下收车应分开放置、分开使用，每天下送、下收完毕回科室后应对车辆进行清洗消毒处理，清洗用具如拖把、盆、桶、抹布等严格按小区分开专用，不得交叉使用，不得污染环境和工作人员。

（6）去污区所有回收人员必须遵循标准防护原则和操作流程，被朊毒体污染的一次性诊疗器械应直接焚烧，接触污染物品后必须洗手。

（7）有条件的应安装存流净化装置，保持无菌物品存放间的存流净化，空气菌落数≤200 cfu/m³，检查包装及灭菌区存流净化，空气菌落数≤500 cfu/m³，一次性无菌物品库房每日用空气消毒器消毒 1 次，空气菌落数≤500 cfu/m³。

（8）去污区及手套室、敷料室、无菌物品存放区的传递窗每日用空气消毒器消毒 1 次，每日用空气消毒器照射或消毒溶液擦洗消毒 1 次。

（9）质量监测员应认真履行职责，做好各项监测工作。

4. 消毒供应中心物资管理制度

（1）消毒供应中心作为医院特殊物资供应部门，做好物资成本核算是控制医疗成本，降低医疗费用的重要环节，必须遵循成本最小化、产出率最大化、耗损最小化原则。

（2）可重复使用物品由消毒供应中心实施统一领取、统一管理、统一集中处理，各临床科室只有使用权，以便提高设备使用率。

（3）各科根据实际需要，统一设备所需基数和周转数量计划，消毒供应中心根据物品周转期确定储存量，及时调整基数和包内用物，减少积压，避免额外耗损。

（4）认真执行物资保管、领取、赔偿、报废、维修制度，降低破损率，节约原材料，防止积压浪费。

（5）一次性使用的医疗灭菌用品由消毒供应中心申报计划，医院统一采购，消毒供应中心统一发放，根据各类物品储存要求分类入库存放、不得混装。

（6）加强成本核算，建立物资清点制度。根据工作量的大小设立专（兼）职物资管理员，每天统计各种包的清洗、包装、灭菌以及设备使用率等，加强材料、一次性医疗用品以及清洗、包装、灭菌等费用的核算。

（7）所有物资，库房应建立入库、出库登记记录，每月大清点 1 次，核对账目，做到日清月结，使账账相符，账物相符。

（8）不断优化操作流程，降低运行成本。

5. 消毒供应中心沟通协调制度

（1）加强与临床各科室的沟通与协调，增强质量意识和服务意识，规范服务行为。

（2）满足各临床科室的供应物品数量、质量的需求，每月定时发放意见征求表，对提出的意见、建议及时讨论分析，制定改进措施并专人跟踪。

（3）有计划地申报物资采购计划，急需物品与物资管理部门联系，妥善解决。

（4）做好设备、器材的保养和维修记录，随时与设备维修部门保持联系。

（5）定期向上级部门汇报工作情况。

6. 消毒供应中心仪器保养维修制度

（1）各类仪器应设专人操作和维护，工作人员未经科室管理人员同意，不得私自换岗。

（2）所有机器操作人员必须经技术培训及考试合格后方能上机使用。

（3）仪器操作人员应严格按操作规程做好日常工作维修与保养，发现异常及时上报管理者，严禁擅自拆修。

（4）每月管理小组与仪器操作责任人对各类机器进行自查 1 次。

（5）对贵重、大型仪器，如高压蒸汽灭菌器、低温灭菌器、半自动及全自动清洗装置等，应每半年申报设备维修科进行检修 1 次。

（6）建立仪器维修保养登记记录，并妥善保管以备查证。

7. 消毒供应中心监测制度

（1）认真遵守各项监测技术操作流程，以实事求是的科学态度对待工作。

（2）负责灭菌器消毒灭菌效果监测，每日对灭菌锅进行空锅 B-D 试验。监测员每天随机抽查灭菌包化学指示胶带变色情况及工艺监测记录结果，每周进行生物检测 1 次以确定其无菌效果，环氧乙烷灭菌器应每批次进行生物监测，植入物应每锅进行生物监测。

（3）每月对检查包装区、无菌物品存放区进行空气监测。

（4）对使用中的消毒液、清洗液浓度实行不定时监测，每天至少 1 次。

（5）对一次性使用的无菌空针、输液器、分装袋等每一批号的进货，应要求厂家提供相应的物理检测、热源检测及细菌检测报告。

（6）对各病房出现的一次性使用无菌物品的质量问题，应配合科室查找原因并向相关部门汇报，同时做好登记记录。

（7）对使用的各类洗涤用水每月应进行相应规定项目的检测，去离子水电导每日检测。

（8）各种检测结果认真登记、妥善保管，发现问题采取措施立即改进，以保证质量。

8. 消毒供应中心质量追溯制度

（1）建立质量控制过程记录与追踪制度记录应易于识别和追踪，灭菌质量记录保留期限应≥3 年。

（2）每天记录清洗、消毒、灭菌设备的运行情况和运行参数。

（3）每天记录灭菌的信息、灭菌日期、灭菌器锅号、锅次、装载的主要物品、数量、灭菌员等。

（4）记录灭菌质量检测结果，妥善存档。

（5）手术包外的信息卡应包括灭菌日期、灭菌器锅号、锅次、操作者与核对者的姓名或编号，灭菌包的名称或代号，失效日期。

（6）临床任何质量反馈均有全程（包括处理结果）记录，并妥善存档。

9. 消毒供应中心一般工作制度

（1）工作人员必须熟悉各类器械与物品的性能、用途、清洗、消毒、保养、包装和灭菌方法，严格执行各类物品的处理流程，保证各类器材、物品完整和性能良好。

（2）各区人员相对固定，以严肃认真的态度遵守标准防护原则，认真执行规章制度和技术操作流程，有效防范工作缺陷和安全事故的发生。

（3）分工明确、相互协作，共同完成各项任务，做好相关统计工作。

（4）爱护科室环境和财物，勤俭节约，严格按照器械、物品破损报废规定处理流程处理破损报废物品。

（5）严格控制人员出入，非本中心人员未经许可不得随意进入工作区域，各区人员不得随意相互跨区。

（6）树立职业防护意识，做好个人防护，确保职业安全。

（7）加强与服务对象的沟通，定期收集意见、建议；不断改进工作。

10. **消毒供应中心质量管理制度**

（1）在护士长领导下，成立3人以上的质量管理小组，设专职或兼职的质量检测员，职责明确，责任到人，每月至少召开1次质量控制管理小组会议。

（2）建立健全各项质量管理制度，制定各项质量控制标准及具体的质量控制措施和改进方案。

（3）加强质量管理，每天专人按照质量控制标准开展质量监控，对各环节、各流程工作质量进行定期或不定期专项或全面检查。

（4）定期分析、通报和讲评质量检查结果，发现问题及时制定整改措施，以促进质量持续改进。

11. **消毒供应中心去污区工作制度**

（1）严格遵守消毒隔离制度。

（2）穿戴防护用品，不得随意到其他区域走动，落实职业防护措施。

（3）做好回收器械的清点、核对、登记、交接工作。

（4）严格按物品种类分类，认真执行器械、物品清洗操作流程。

（5）盛装清洗后物品的容器及传递车辆应必须专用，严禁与污染容器及车辆混装，该区的车辆、分装箱等用物必须专用，不得随意出入该区。

（6）工作结束后做好记录、整理、消毒、交接工作。

（7）离开此区应洗手、更衣、换鞋，下班前做好安全检查。

12. **消毒供应中心检查包装及灭菌区工作制度**

（1）工作人员进入检查包装及灭菌区应洗手、更衣、戴帽、着装，必要时戴口罩。

（2）工作人员严格执行器械、物品检查与包装灭菌操作流程，认真落实查对制度，确保工作准确无误。

（3）库管人员根据敷料使用情况，合理准备储存量，保证供应，避免浪费。

（4）敷料室和手套室供制作各类敷料和手套，非操作人员不得入内。

（5）严禁一切与工作无关的物品进入该区，该区使用车辆不得随意出入，必须进入者需进行处理后方能进入该区，保持该区清洁干净。

（6）消毒灭菌员需要经过专门培训，持证上岗，认真履行岗位职责。

（7）工作结束后，做好登记、环境整理和安全检查。

（8）其他则按照消毒供应中心一般工作制度执行。

13. **消毒供应中心无菌物品存放区工作制度**

（1）无菌物品存放区工作人员相对固定，由专人管理，其他无关人员不得入内。

（2）工作人员进入该区，必须换鞋、戴帽、着专用服装，必要时戴口罩，注意手的卫生。

（3）认真执行灭菌物品卸载、存放的操作流程，增强无菌观念。

（4）灭菌物品存放的有效期

① 使用棉布类包装的灭菌包，有效期为14 d；未达到《医院消毒供应中心管理规范》规定的环境温度、湿度标准，有效期应为7 d。

② 使用纸包装袋的灭菌包有效期为 1 个月。

③ 使用一次性医用皱纹包装纸、医用无纺布包装的灭菌包有效期为 6 个月。

④ 使用一次性纸塑袋包装的灭菌包有效期为 6 个月。

⑤ 具有密封性能的硬质容器,有效期为 6 个月(遵循先进先出原则)。

(5) 该区专放已灭菌的物品,严禁一切未灭菌的物品进入该区。

(6) 凡发出的灭菌包,即使未使用过,一律不得再放回该区。

(7) 各类常规物品和抢救物品应保持一定基数,认真清点,及时补充,保证灭菌物品的质量和数量,保证随时供应。

(8) 从库房领取的一次性无菌物品均需先拆除外包装后方可进入该区。

(9) 保持环境的清洁整齐,做好环境消毒和登记。

(10) 其他按消毒供应中心一般工作制度执行。

14. 消毒供应中心办公生活区工作制度

(1) 工作时间应更衣换鞋,着装整洁。

(2) 更衣室仅限工作人员更衣,更衣柜内按要求存放衣服及洗涤用品;浴室供本室人员使用,非本室人员一律禁止使用。

(3) 休息室供交班、中心议事、观看电视晨会、接待外事人员、处理工作中业务使用,应随时保持室内整洁。

(4) 示教室供消毒供应中心工作人员业务学习,应随时保持室内整洁。

(5) 消毒供应中心工作区域内禁止吸烟。

(6) 其他按消毒供应中心一般工作制度执行。

15. 消毒供应中心下收下送工作制度

(1) 满足临床物资需要,及时供应各类诊疗物品。

(2) 工作人员应着装整洁、配戴胸牌、态度热情、文明用语。

(3) 遵守消毒隔离制度,认真执行下收下送的各项操作流程,灭菌物品与污染物品分别使用专用车辆。篮筐、特别污染物品应装入防污染扩散的装置内,并标明感染类型。

(4) 坚持查对制度,严格交接,认真登记,做到账物相符。

(5) 下收下送工作结束,车辆应分别进行清洗消毒处理、分区固定放置。

16. 消毒供应中心一次性使用无菌医疗用品管理制度

(1) 一次性使用的无菌医疗用品必须由医院统一采购,使用科室不得自行购入,消毒供应中心应设专人管理。

(2) 接收一次性使用无菌医疗用品时,必须验证是否具备省级以上卫生或药监部门颁发的《医疗器械生产企业许可证》《工业产品生产许可证》《医疗器械产品注册证》《医疗器械经营企业许可证》等,进口产品还要有国务院(卫生部)监督管理部门颁发的《医疗器械产品注册证》。

(3) 接收一次性使用无菌医疗用品时,认真检查每批产品外包装是否严密、清洁、有无破损、污债、霉变、潮湿,检查每箱产品的检验合格证、灭菌标示和失效期,检查后建账登记,每批产品需由生产厂家提供质量检测报告并加盖生产厂家红色公章。

(4) 要求有计划申购,不可积压太多、太久,储存于专用库房内,放置在距地面≥20 cm、距墙壁 5 cm、距天花板 50 cm 的货架上,室内保持洁净、阴凉、干燥、通风,每日空气消毒器消毒 1 次。

（5）建立质量登记本,使用过程中发生不良事件时,必须立即停止使用,详细登记时间、种类、事件经过。结果涉及产品单位、批号,汇报护士长和相关部门,及时封存取样送检,不得擅自处理。

17. 消毒供应中心值班制度

（1）值班者按要求着装规范、整洁。

（2）坚守工作岗位,认真履行岗位职责。

（3）严格按规范处理各项操作流程。

（4）遇到交接班,认真填写交班记录。

（5）做好安全管理和环境卫生。

18. 消毒供应中心参观接待制度

（1）任何来访同行均需在护理部或医院上级部门备案,并得到明确接待指示后方可接待。

（2）对所有来访参观人员应登记其单位、姓名、职务和联络方式。

（3）参观人员应由科室指定专人接待,科室人员不得私下接待任何来访人员。

（4）所有参观人员均需遵守供应室的三区出入流程和防护标准。

（5）接待人员接待过程中应遵守医院和科室相关制度,不能准确回答的问题应及时向上级反馈。

（6）参观过程中参观人员提出超越预定接待项目的应向上级请示后再做出决定。

（7）对参观人员在参观过程中提出的建议、意见均应做出解释,并做出相关记录。

19. 消毒供应中心物品召回制度

（1）对供应的灭菌物品种类、数量应有去向登记。

（2）发出物品中一旦发现化学监测、生物监测不合格,必须立即全部召回自上次生物监测合格以来的所有灭菌物品,迅速查找原因,重新处理。如已经使用应向相关上级部门汇报备案。

（3）若临床使用同一时间处理的灭菌物品出现多个感染病例,提出疑问时应立即召回自上次生物监测合格以来的所有灭菌物品,查找原因,重新处理,再次进行相应监测。

（4）质量监测员随时收集内部和外部的建议、意见,及时改进,不断提高。

（5）消毒供应中心应逐步实现质量控制过程的信息化管理。

20. 消毒供应中心缺陷管理制度

（1）消毒供应中心工作人员必须有高度的责任感,遵守医院规章制度,认真履行岗位职责,严格遵守各项规章制度和技术操作流程。

（2）制定并落实各种缺陷防范预案,护士长、组长和质控监测员应严格把好质量关,加强质量监控,做好质量检查督促工作。

（3）制定相应缺陷处理办法和应急预案,对薄弱环节和关键岗位重点监控,及时妥善处理。

（4）出现缺陷问题,当事人应及时报告并采取有效补救措施。

（5）定期对缺陷问题进行分析、讨论、评价,明确责任、及时整改,促进质量持续改进。

（赵　莹　吕克梅）

第六章

无菌技术

第一节 无菌物品的使用

一、无菌技术概念

1. 无菌技术 指在执行医疗护理操作过程中,防止一切微生物侵入机体和保持无菌物品及无菌区域不被污染的操作和管理办法;或是指在医疗、护理操作中,防止一切微生物侵入人体和防止无菌物品、无菌区域被污染的操作技术。

2. 无菌物品 经过物理或化学方法灭菌后未被污染的物品称为无菌物品;或是指经过灭菌处理后未被污染的物品。

3. 无菌区 经过灭菌处理后未被污染的区域。

4. 有菌区 未经灭菌处理或经灭菌处理后被污染的区域。

二、无菌技术操作原则

无菌技术是医疗护理操作中防止发生感染和交叉感染的一项重要的基本操作,护士必须加强无菌观念,正确熟练地掌握无菌技术,严格遵守无菌技术操作原则,以保证患者的安全。

无菌技术操作原则:

(1) 环境清洁。

(2) 衣帽整洁,洗手,戴口罩。

(3) 无菌物品与有菌物品分开放置。

(4) 无菌物品不得暴露于空气中,必须存放于无菌包或无菌容器内。

(5) 进行无菌技术操作时,无菌区应在护士的腰部以上,并且应面对无菌区。

(6) 无菌物品一旦从无菌容器内取出即使未被使用也不能再放回无菌容器内。

(7) 无菌包外应注明物品名称、消毒灭菌的日期。消毒灭菌后的无菌物品有效期为:5月1日至10月1日为1周,10月1日至5月1日为2周。

(8) 打开的无菌包如未被污染可保持24 h有效。

(9) 铺好的无菌盘4 h有效。

(10) 无菌操作过程中不得跨越无菌区。

(11) 不要向无菌区喷嚏或咳嗽,尽量少讲话。

(12) 一套无菌物品只能用于一个患者,以防交叉感染。

三、无菌物品使用方法

（一）无菌持物钳的使用

1. 无菌持物钳的使用原则　无菌持物钳是用于夹取和传递无菌物品的器械。临床上常用的持物钳有卵圆钳、三叉钳和长短镊子等。

（1）无菌持物钳（镊）应浸泡在盛有消毒液大口镊子罐或其他容器中，容器底部垫以无菌纱布，消毒液面在持物钳轴关节上2～3 cm或镊子的1/2处，持物钳关节打开。每个容器内只能放1把无菌持物钳。

（2）取放无菌持物钳（镊）时，钳（镊）端部应闭合。无菌持物钳不得触及液面以上的容器内壁或容器口。

（3）使用过程中应始终保持钳端向下，不可将钳端向上持钳，以免消毒液反流至钳端造成污染。

（4）用毕应立即将无菌持物钳放回容器内。

（5）无菌持物钳应就地使用。需要到远处夹取无菌物品时应将无菌持物钳和容器一起搬移。

（6）无菌持物钳只能用于夹取无菌物品，不能触及非无菌物品，不能用于换药或消毒。如有污染或可疑污染时应重新消毒。无菌持物钳和浸泡容器应定期消毒。

2. 无菌持物钳使用法

（1）持物钳的种类。①三叉钳：用于夹取盆、罐等较重的无菌物品，不能夹取细小物品。②卵圆钳：用于夹取镊、剪、弯盘等无菌物品，不能夹取较重的物品。③镊子：用于夹取针头、注射器、棉球、缝针等无菌物品。

（2）持物钳的准备。浸泡于盛有消毒液的大口有盖容器内（或干置），液面以浸没钳轴节以上2～3 cm或镊子的1/2为宜，每个容器只能放置一把持物钳。持物钳及其浸泡容器每周清洁、灭菌1次，同时更换消毒液；手术室、门诊、换药室、注射室等使用较多的部门每日清洁、灭菌；干置的容器及钳每8 h更换一次。无菌持物钳使用法见表6-1。

表6-1　无菌持物钳使用法

操作步骤	要点说明
1）工作人员及环境准备	贯彻无菌操作原则
2）打开容器盖，将钳移至容器中央，使钳端闭合取出	钳端不可触及容器口缘及液面以上的容器内壁，以免污染
3）使用时保持钳端向下	不可倒转向上，以免消毒液倒流而污染钳端
4）使用后，仍保持钳端向下并闭合，垂直放回无菌容器中	用后立即放回容器中，并避免触及罐口周围

3. 注意事项

（1）无菌持物钳只能用于夹取无菌物品，不可夹取未经消毒、灭菌的物品，也不能夹取油纱布，因粘于钳端的油污可形成保护层，影响消毒液渗透而降低消毒效果。

（2）如需取远处物品，应连同容器一起搬移，就地取出使用，防止持物钳在空气中暴露过久。

(二) 无菌容器使用

1. **无菌容器使用原则**   无菌容器主要用于存放无菌物品,例如无菌的棉球、纱布,止血钳、镊子,弯盘,注射器等。

(1) 打开无菌容器时应将盖子的无菌面朝上,不能触及无菌面,用毕立即将容器盖严,避免在空气中暴露时间过长。

(2) 从无菌容器内取无菌物品时,不得触及容器边缘。

(3) 手持无菌容器时应托住底部,手不能触及容器的边缘和内面。

(4) 无菌容器应该定期消毒灭菌。

2. **无菌容器使用法**   目的是保持已经灭菌的物品处于无菌状态。用物无菌有盖容器,如无菌盒、罐、储槽等。无菌容器使用法见表 6-2。

表 6-2 无菌容器使用法

操作步骤	要点说明
1) 工作人员及环境准备	贯彻无菌操作原则
2) 打开无菌容器盖,将盖内面向上置于稳妥处,或拿在手中	手不可触及容器内面 避免盖内面与非无菌的桌面或区域接触而污染
3) 用毕即将容器盖小心盖严	避免容器内无菌物品在空气中暴露过久
4) 手持无菌容器时(如无菌治疗碗)应托住底部	手指不可触及容器的边缘及内面

3. **注意事项**   使用无菌容器时,不可污染盖内面、容器边缘及内面。无菌容器应每周消毒灭菌一次。

(三) 取用无菌溶液

1. **取用密封瓶装溶液的方法**

(1) 检查及核对溶液。

(2) 启开密封瓶的铝盖,用拇指和示指将橡胶瓶盖的边缘翻起,不得触及瓶口及瓶塞的内面。

(3) 握标签一侧,将瓶拿起,倒出少量液体冲洗瓶口,然后再倒至无菌容器内,注意液体高度,不得低于 5~6 cm。

(4) 倒完后,用碘酊和乙醇消毒瓶塞 1 周,清洁到污染。

(5) 开启的无菌溶液 24 h 有效。

2. **取用无菌溶液法**   见表 6-3。

表 6-3 取用无菌溶液法

操作步骤	要点说明
1) 工作人员及环境准备	贯彻无菌操作原则
2) 取出所需无菌溶液核对瓶签药名、剂量、浓度和有效期,溶液无变色、无混浊等	核对无误,溶液无变色、混浊、沉淀方可使用
3) 打开密封瓶外盖,消毒瓶塞,捏住边沿拉出	手不可触及瓶口和瓶塞的塞入部分

（续表）

操作步骤	要点说明
4）手握签面，倒出少许溶液，再由原处倒取所需液量	避免沾湿标签，冲洗瓶口
5）倒后立即塞上瓶塞	以防污染
6）记录开瓶日期和时间	打开过的无菌溶液瓶只能保存 24 h

3. 注意事项

（1）操作前，核对药液的名称、浓度及有效时间。

（2）检查容器是否密封完好。

（3）检查溶液是否有沉淀、浑浊、絮状物及变色。

（4）不可将无菌物品或非无菌物品伸入无菌溶液内蘸取或直接接触瓶口倒液。

（5）已倒出的液体不得再倒回瓶内，以免污染剩余的溶液。

（6）已打开的无菌溶液瓶如未被污染，最多保存 24 h。

（四）无菌包的使用

1. 无菌包的包扎法

（1）无菌包应该选用质厚、致密、未脱脂的面布制成双层包布。

（2）物品置于包布中间，用包布一角完全盖住物品，并将角反折，然后盖好左右两角，最后一角包好、扎紧。

2. 无菌包的打开法

（1）检查无菌包的名称、灭菌时间，是否完好，是否潮湿。

（2）在清洁、干燥、平坦宽畅的操作处依次打开无菌包。

（3）用无菌持物钳夹取无菌物品，如未用完，按原折痕包好。

3. 注意事项

（1）无菌包包扎或未用完，按原折痕包好，均需注明时间及第 1 次打开的时间。

（2）打开无菌包时，注意不要污染内部。

（五）铺无菌盘法

1. 单巾铺盘（半铺半盖）

（1）将无菌巾双折平铺于盘上，双手捏住无菌巾上层两角，呈扇形折到对面无菌盘上，开口边缘向外露出无菌区。

（2）放入无菌物品后，边缘对齐盖好，将开口处向上翻折两次，两侧边缘向下反折一次，以保持无菌。

2. 双巾铺盘（一垫一盖）　夹取无菌巾一块，双手持巾近身一面的二角，由对侧向近侧平铺于盘上，无菌面向上，夹放好无菌物品。依上法夹取另一块无菌巾，由近侧向对侧方向覆盖于无菌盘上，边缘多余部分反折，不应暴露无菌区。

3. 注意事项

（1）铺无菌盘的区域必须清洁干燥，无菌巾避免潮湿。

（2）查对无菌物品灭菌日期，查看指示胶带是否变色，是否合乎要求。

（3）用物排放有序，符合无菌操作要求。

(4) 无菌面不可触及衣袖和其他有菌物品。

(5) 覆盖无菌巾时注意使边缘对齐。无菌盘不宜放置过久，有效期不超过 4 h。

第二节 一次性无菌物品的管理

一、一次性使用无菌医疗用品的采购

(1) 医院所用一次性使用无菌医疗卫生用品必须统一采购，临床科室不得自行购入。

(2) 医院购入的一次性使用医疗卫生用品必须取得省级以上药品监督部门颁发的《医疗器械生产企业许可证》《医疗器械产品注册证》或取得《医疗器械经营许可证》的经营企业购进合格产品。

(3) 医院采购的国产或进口的一次性使用无菌医疗用品应具有国家药监局颁发的《医疗器械产品注册证》。

(4) 负责购置、采购部门必须每次进行质量验收：①订货合同、发货地点及货款汇寄账号应与生产企业和经营企业相一致，查验每箱（包）产品的检验合格证。②产品的内外包装应完好无损。③包装标识应符合国家标准。④进口产品应有中文标识。

(5) 采购部门应建立一次性使用无菌医疗卫生用品的采购登记制度，专人负责登记账册，记录产品名称、型号、规格、数量、单价、产品批号、消毒灭菌日期、失效期、出厂日期、卫生许可证号、每次订货与到货的时间、供需双方经办人签名等。

(6) 医院应设置一次性使用无菌医疗用品库房，建立一次性使用无菌医疗用品库房管理制度和出入库登记制度。

(7) 医院感染管理科必须履行对一次性使用无菌医疗卫生用品的采购管理、临床使用和回收处理的监督检查职责。

(8) 一次性使用无菌医疗用品应一次性使用，使用后的一次性医疗卫生用品须按卫生部《医疗废物管理条例》的规定暂存、转运和最终处置，禁止回流市场。

二、一次性无菌医疗用品的存放使用

(1) 医务人员领用一次性使用无菌医疗用品要有领用登记记录。

(2) 使用前要检查小包装有无破损、失效，产品有无不洁净等，做到一针一管一人用。

(3) 使用时若发生热原反应、感染或其他异常情况时，必须及时留取样本送检，按规定详细记录，报告医院感染管理科、药剂科和设备科。

(4) 一次性无菌医疗用品应存放于阴凉干燥、通风良好的物架上，距地面 20～25 cm，距天花板 50 cm，距墙壁 5 cm，按失效期的先后顺序置放，禁止与其他物品混放，不得将标识不清、包装破损、失效、霉变的产品发放到临床使用。

(5) 临床使用一次性无菌医疗用品前，应认真检查包装标识是否符合标准、小包装有无破损、失效，产品有无不洁等产品质量和安全性方面的问题，发现问题应及时向医院感染管理科和采购部门报告。

(6) 一次性使用无菌医疗用品使用后，由供应室或专人负责回收，统一处理，禁止重复使

用和回流市场。

三、一次性使用医疗用品的回收处理

（1）所有一次性使用的无菌医疗用品，必须由供应室统一回收，各科不得自行处理。

（2）供应室每日到门诊及临床科室回收 1～2 次，根据科室不同情况做好记录签字。

（3）回收物品时，应将物品分类放置，及时运送，防止移失和污染环境。

（4）供应室回收一次性使用医疗用品即医疗废物，由供应室统一交给有资质的医疗废物处理公司处理，并做好登记签字，严防一次性使用医疗用品的重复使用和回流市场。

（杜娟娟　吕克梅）

第七章

合理应用抗菌药物

由细菌、病毒、支原体、衣原体等多种病原微生物所致的感染性疾病遍布临床各科,其中细菌性感染最为常见,因此抗菌药物也就成为临床最广泛应用的药物之一。在应用抗菌药物挽救患者生命的同时,也出现了由于使用抗菌药物不合理而导致的不良后果,因此应了解药物的动力作用,掌握用药指征,加强对抗菌药物的监管,合理使用抗生素,才能减少或消除抗菌药物引起的耐药性、药物不良反应等事件的发生。

第一节 抗菌药物的应用原则

一、抗菌药物治疗性应用的基本原则

(一)诊断为细菌性感染者,方有指征应用抗菌药物

根据患者的症状、体征及血、尿常规等实验室检查结果初步诊断为细菌性感染者,以及经病原检查确诊为细菌性感染者方有指征应用抗菌药物;由真菌、结核分枝杆菌、非结核分枝杆菌、支原体、衣原体、螺旋体、立克次体及部分原虫等病原微生物所致的感染亦有指征应用抗菌药物。缺乏细菌及上述病原微生物感染的证据、诊断不能成立者,以及病毒性感染者,均无指征应用抗菌药物。

(二)尽早查明感染病原体,根据病原体种类及细菌药物敏感试验结果选用抗菌药物

抗菌药物品种的选用原则上应根据病原菌种类及病原菌对抗菌药物敏感或耐药,即细菌药物敏感试验(以下简称药敏)的结果而定。因此,有条件的医疗机构,住院患者必须在开始抗菌治疗前,先留取相应标本,立即送细菌培养,以尽早明确病原菌和药敏结果。门诊患者可以根据病情需要开展药敏工作。

危重患者在未获知病原菌及药敏结果前,可根据患者的发病情况、发病场所、原发病灶、基础疾病等推断最可能的病原菌,并结合当地细菌耐药状况先给予抗菌药物经验治疗,获知细菌培养及药敏结果后,对疗效不佳的患者调整给药方案。

(三)按照药物的抗菌作用特点及其体内过程特点选用抗菌药物

各种抗菌药物的药效学和人体药代动力学特点不同,因此各有不同的临床适应证。临床医师应根据各种抗菌药物的上述特点,按临床适应证正确选用抗菌药物。

(四)根据患者病情、病原菌种类及抗菌药物特点制定抗菌药物治疗方案

根据病原菌、感染部位、感染严重程度和患者的生理、病理情况制定抗菌药物治疗方案,包括抗菌药物的选用品种、剂量、给药次数、给药途径、疗程及联合用药等。在制定治疗方案时应遵循下列原则。

1. 药物选择　根据病原菌种类及药敏结果选用抗菌药物。

2. 给药剂量　按各种抗菌药物的治疗剂量范围给药。治疗重症感染(如败血症、感染性心内膜炎等)和抗菌药物不易达到的部位的感染(如中枢神经系统感染等),抗菌药物剂量宜较大;而治疗单纯性下尿路感染时,由于多数药物尿药浓度远高于血药浓度,则可应用较小剂量。

3. 给药途径

(1) 轻症感染可接受口服给药者,应选用口服吸收完全的抗菌药物,不必采用静脉或肌内注射给药。重症感染、全身性感染患者初始治疗应予静脉给药,以确保药效,病情好转能口服时应及早转为口服给药。

(2) 抗菌药物的局部应用宜尽量避免,皮肤黏膜局部应用抗菌药物后很少被吸收,在感染部位不能达到有效浓度,反易引起过敏反应或导致耐药菌产生,因此治疗全身性感染或脏器感染时应避免局部应用抗菌药物。抗菌药物的局部应用只限于少数情况,例如全身给药后在感染部位难以达到治疗浓度时可加用局部给药作为辅助治疗。此情况见于治疗中枢神经系统感染时某些药物可同时鞘内给药,包裹性厚壁脓肿脓腔内注入抗菌药物以及眼科感染的局部用药等。某些皮肤表层及口腔、阴道等黏膜表面的感染可采用抗菌药物局部应用或外用,但应避免将主要供全身应用的品种作局部用药。局部用药宜采用刺激性小、不易吸收、不易导致耐药性和不易致过敏反应的杀菌剂,青霉素类、头孢菌素类等易产生过敏反应的药物不可局部应用。

4. 给药次数　为保证药物在体内能最大限度地发挥药效,杀灭感染灶病原菌,应根据药代动力学和药效学相结合的原则给药。青霉素类、头孢菌素类和其他 β 内酰胺类、红霉素、克林霉素等消除半衰期短者,应 1 日多次给药。氟喹诺酮类、氨基糖苷类等可 1 日给药 1 次(重症感染者例外)。

5. 用药疗程　抗菌药物疗程因感染不同而异,一般宜用至体温正常、症状消退后 72～96 h,特殊情况应妥善处理。但是,败血症、感染性心内膜炎、化脓性脑膜炎、伤寒、布鲁菌病、骨髓炎、溶血性链球菌咽炎和扁桃体炎、深部真菌病、结核病等需较长的疗程方能彻底治愈,并防止复发。

6. 联合应用　抗菌药物的联合应用要有明确的指征,单一药物可有效治疗的感染,不需联合用药,仅在下列情况时有指征联合用药。

(1) 原菌尚未查明的严重感染,包括免疫缺陷者的严重感染。

(2) 单一抗菌药物不能控制的需氧菌及厌氧菌混合感染,2 种或 2 种以上病原菌感染。

(3) 单一抗菌药物不能有效控制的感染性心内膜炎或败血症等重症感染。

(4) 需长程治疗,但病原菌易对某些抗菌药物产生耐药性的感染,如结核病、深部真菌病。

(5) 由于药物协同抗菌作用,联合用药时应将毒性大的抗菌药物剂量减少,联合用药时宜选用具有协同或相加抗菌作用的药物联合,如青霉素类、头孢菌素类等其他 β 内酰胺类与氨基糖苷类联合,两性霉素 B 与氟胞嘧啶联合。联合用药通常采用两种药物联合,3 种及 3 种以上药物联合仅适用于个别情况,如结核病的治疗。此外,必须注意联合用药后药物不良反应将增多。

二、抗菌药物预防性应用的基本原则

(一) 抗菌药物的选择

选用抗菌药物,首先应明确患者的临床指征。确定引起感染的病原体(最好能进行细菌学诊断和体外药敏试验),选择疗效高、毒性低的抗菌药物治疗。如果尚未确定,常采用联合用药或使用广谱抗菌药物。另外,还应考虑抗菌药物的抗菌活性、药动学特点、不良反应及经济性等。

在应用抗菌药物时,应考虑患者的情况,如年龄、体重、遗传、机体的抵抗能力、哺乳、妊娠、肝、肾功能等,对妊娠妇女及哺乳期妇女应严格控制使用致畸药物和影响婴儿生长的药物,如四环素类、氯霉素、琥乙红霉素、依托红霉素、氨基糖苷类、氟喹诺酮类、磺胺类、甲硝唑、替卡西林等。对婴儿和老年人用药,要考虑肝、肾功能尚未发育成熟或已衰退,常造成血药浓度过高,半衰期延长,应避免使用对肝、肾有损害的药物。选择剂量和疗程要适当,剂量过小达不到治疗效果,又易引起细菌耐药;剂量过大,造成浪费,而且可能还会出现严重的不良反应。

抗菌药物的预防性用药也应严格掌握适应证,防止药物滥用。预防性用药仅限于少数情况,如烧伤者、预防败血症、预防新生儿眼炎、流行性疾病流行期预防传播等。抗菌药物主要用于细菌感染引起的疾病,而对各种病毒性感染疗效不佳,如流感没必要使用常规抗菌药物。

(二) 抗菌药物的联合应用

抗菌药物合用的目的是提高疗效,减少个别药物的剂量,从而减少不良反应,延缓耐药性的产生。对混合感染或不能作细菌学诊断的病例,联合用药可扩大抗菌范围,但使用不当也可产生严重的不良后果,如不良反应发生率增加、耐药菌株更多,故不宜盲目联合用药。

1. 联合用药的适应证

(1)病因未明的严重感染,可先依临床经验联合用药治疗,使药物的抗菌谱扩大,待确诊后再调整。

(2)单一抗菌药物不能有效控制的严重感染或混合感染,如肠穿孔所致的腹膜炎、细菌性心内膜炎、败血症、中性粒细胞减少者合并铜绿假单胞菌感染等。

(3)产期用药,细菌可能产生耐药性者,如结核病、慢性骨髓炎、慢性尿路感染等。

(4)联合用药使毒性较大的抗菌药物用量减少,如两性霉素 B 与氟胞嘧啶合用时可减少前者的应用量,降低毒性。

(5)感染部位药物不易渗入者,如结核性脑膜炎。

2. 联合用药的原则

(1)用一种抗感染药可控制的感染,无须联合用药。

(2)有明确联合用药指征者,一般限于两药联用,必要时才三药联用。

(3)联合用药中至少有一种对致病菌有明显的抗菌活性,其余的不应有明显的耐药性。

除极少数情况外(如抗结核病时),不宜长期采用固定组分的联合用药,而且尽量缩短联合用药的时间。

3. 抗菌药物的应用涉及临床各科　正确合理应用抗菌药物是提高疗效、降低不良反应发生率以及减少或减缓细菌耐药性发生的关键。抗菌药物临床应用是否正确、合理,基于以下两方面:一是有无指征应用抗菌药物;二是选用的品种及给药方案是否正确、合理。

(1)用于预防一种或两种特定病原菌入侵体内引起的感染,可能有效。如果目的在于防止任何细菌入侵,则往往无效。

(2)预防在一段时间内发生的感染可能有效。长期预防用药,常不能达到目的。

(3)患者原发疾病可以治愈或缓解者,预防用药可能有效。原发疾病不能治愈或缓解者(如免疫缺陷者),预防用药应尽量不用或少用。对免疫缺陷患者,宜严密观察其病情,一旦出现感染征兆时,在送检有关标本作培养同时,首先给予经验治疗。

(4) 通常不宜常规预防性应用抗菌药物的情况:普通感冒、麻疹、水痘等病毒性疾病,昏迷、休克、中毒、心力衰竭、肿瘤、应用肾上腺皮质激素等患者。

三、外科手术预防用药

(一) 外科手术预防用药目的

预防手术后切口感染,以及清洁—污染或污染手术后手术部位感染及术后可能发生的全身性感染。

(二) 外科手术预防用药基本原则

根据手术野有否污染或污染可能,决定是否预防用抗菌药物。

1. 清洁手术　手术野为人体无菌部位,局部无炎症、无损伤,也不涉及呼吸道、消化道、泌尿生殖道等人体与外界相通的器官。手术野无污染,通常不需预防用抗菌药物,仅在下列情况时可考虑预防用药。

(1) 手术范围大、时间长、污染机会增加。

(2) 手术涉及重要脏器,一旦发生感染将造成严重后果者,如头颅手术、心脏手术、眼内手术等。

(3) 异物植入手术,如人工心瓣膜植入、永久性心脏起搏器放置、人工关节置换等。

(4) 高龄或免疫缺陷者等高危人群。

2. 清洁—污染手术　上、下呼吸道和上、下消化道以及泌尿生殖道手术,或经以上器官的手术,如经口咽部大手术、经阴道子宫切除术、经直肠前列腺手术,以及开放性骨折或创伤手术。由于手术部位存在大量人体寄殖菌群,手术时可能污染手术野导致感染,故此类手术需预防用抗菌药物。

3. 污染手术　由于胃肠道、尿路、胆道体液大量溢出或开放性创伤未经扩创等已造成手术野严重污染的手术。此类手术需预防用抗菌药物。

术前已存在细菌性感染的手术,如腹腔脏器穿孔腹膜炎、脓肿切除术、气性坏疽截肢术等,属抗菌药物治疗性应用,不属预防应用范畴。

4. 外科预防用抗菌药物的选择及给药方法

(1) 药物选择:抗菌药物的选择视预防目的而定。为预防术后切口感染,应针对金黄色葡萄球菌选用药物。预防手术部位感染或全身性感染,则需依据手术野污染或可能的污染菌种类选用,如结肠或直肠手术前应选用对大肠埃希菌和脆弱拟杆菌有效的抗菌药物。选用的抗菌药物必须是疗效肯定、安全、使用方便及价格相对较低的品种。

(2) 给药方法:接受清洁手术者,在术前 $0.5\sim2\,h$ 内给药,或麻醉开始时给药,使手术切口暴露时局部组织中已达到足以杀灭手术过程中入侵切口细菌的药物浓度。如果手术时间超过 $3\,h$,或失血量大($>1\,500\,ml$),在手术中可第 2 次给药。抗菌药物的有效覆盖时间应包括整个手术过程和手术结束后 $4\,h$,总的预防用药时间不超过 $24\,h$,个别情况可延长至 $48\,h$。手术时间较短($<2\,h$)的清洁手术,术前用药一次即可。接受清洁—污染手术者的手术时预防用药时间亦为 $24\,h$,必要时延长至 $48\,h$。污染手术可依据患者情况酌量延长。对手术前已形成感染者,抗菌药物使用时间应按治疗性应用而定。

第二节 抗菌药物临床应用的管理

一、抗菌药物分类

1. **青霉素类** 青霉素(钠、钾盐),阿莫西林(羟氨苄青霉素),氨苄西林(氨苄青霉素),苯唑西林(苯唑青霉素),氯唑青霉素钠(邻氯青霉素),普鲁卡因青霉素,苄星青霉素,哌拉西林(氧哌嗪青霉素),美洛西林,替卡西林(羟噻吩青霉素),阿洛西林,美西林(氮卓脒青霉素),羧苄西林,磺苄西林钠,布呋西林钠,奈夫西林,氯西林,匹安西林,阿帕西林,阿扑西林,匹美西林,甲氧西林,仑氨西林,福米西林,氟氯西林;青霉素类复方制剂:阿莫西林/氟氯西林,阿莫西林/双氯西林,氨苄西林/氯唑西林。

2. **第一代头孢菌素类** 头孢氨苄(先锋霉素Ⅳ),头孢唑啉钠(先锋霉素Ⅴ),头孢羟氨苄,头孢拉定(先锋霉素Ⅵ),头孢噻吩,头孢噻啶,头孢硫咪,头孢乙氰(头孢乙氢),头孢替唑,头孢匹林(头孢吡硫)。

3. **第二代头孢菌素类** 头孢呋辛钠(头孢呋肟),头孢呋辛酯(新菌灵),头孢克洛(头孢氯氨苄),头孢孟多(头孢羟唑),头孢替安,头孢丙烯,头孢雷特,头孢尼西。

4. **第三代头孢菌素类** 头孢噻肟(头孢氨噻肟),头孢曲松(头孢三嗪),头孢哌酮(头孢氧哌唑、先锋必),头孢他啶(头孢噻甲羧肟,复达欣),头孢克肟(世伏素),头孢泊肟,头孢甲肟,头孢地嗪,头孢磺啶(头孢磺吡苄),头孢唑喃,头孢唑肟,头孢咪唑,头孢他美磺胺酯,头孢特伦酯,头孢布坦,头孢地尼,头孢匹胺。

5. **第四代头孢菌素类** 头孢吡肟(马斯平),头孢克定(头孢立定),头孢匹罗(派新)。

6. **头孢菌素类+酶抑制剂** 头孢哌酮/舒巴坦,头孢噻肟/舒巴坦,头孢曲松/舒巴坦。

7. **碳氢霉烯类** 硫霉素,亚胺培南/西拉司丁钠(亚胺硫霉素/西拉司丁娜),美罗培南,帕尼培南。

8. **其他β-内酰胺类** 拉氧头孢,氟氧头孢,头孢咪诺,头孢西丁(噻吩甲氧头孢菌素,甲氧头霉噻吩),头孢美唑(先锋美他醇),头孢拉宗,头孢替坦,氨曲南。

9. **β-内酰胺酶抑制剂** 舒巴坦(舒巴克坦,青霉烷砜钠),舒他西林克拉维酸钾(棒酸钾),三唑巴坦,他唑巴坦。

10. **氨基糖苷类** 链霉素,卡那霉素,阿米卡星(丁胺卡那霉素),核糖霉素(威他霉素),妥布霉素,庆大霉素,西索米星(西索霉素,西梭霉素,西索霉素),奈替米星(已基西梭霉素,奈替霉素),小诺米星(小诺霉素,沙加霉素,相模霉素),异帕米星,阿司米星(阿司霉素,福提霉素,武夷霉素,强壮霉素),依替米星,大观霉素(壮观霉素,淋心治),地贝卡星,巴龙霉素,新霉素。

11. **四环素类** 四环素,土霉素,多西环素,米诺环素,金霉素,胍甲环素(胍哌四环素),地美环素(去甲金霉素),美他环素。

12. **大环内酯类** 红霉素,琥乙红霉素,罗红霉素,克拉霉素(甲红霉素),阿奇霉素,泰利霉素,地红霉素,吉他霉素(柱晶白霉素),乙酰吉他霉素,麦迪霉素,乙酰麦迪霉素(美欧卡霉素,醋酸麦迪霉素),交沙霉素,麦白霉素,罗他霉素,螺旋霉素,乙酰螺旋霉素,竹桃霉素,依托红霉素,氟红霉素。

13. 糖肽类 万古霉素,去甲万古霉素,替考拉宁。

14. 磺胺类 磺胺嘧啶,复方磺胺甲噁唑(复方新诺明),磺胺甲噁唑(磺胺甲基异噁唑,新诺明,SMZ),柳氮磺吡啶(水杨酸偶氮磺胺吡啶),磺胺米隆(甲磺灭脓),磺胺嘧啶银,磺胺二甲嘧啶,磺胺二甲异嘧啶,磺胺异噁唑,磺胺苯吡唑(制菌磺 SMM、DS-36,)磺胺对甲氧嘧啶(消炎磺,SMD),磺胺多辛(磺胺邻二甲氧嘧啶,周效磺胺,SDM),磺胺脒,酞磺醋胺(息拉米,PSA),琥磺胺噻唑,磺胺醋酰(磺胺乙酰,SA,SC/NA),磺胺嘧啶锌,磺胺林(磺胺甲氧吡嗪),甲氧苄啶(甲氧苄氨嘧啶)。

15. 喹诺酮类 吡哌酸,诺氟沙星(氟哌酸),氧氟沙星(氟嗪酸),左氧氟沙星(可乐必妥,利复星),环丙沙星,依诺沙星(氟啶酸),洛美沙星,培氟沙星,芦氟沙星,司氟沙星,萘啶酸,氟罗沙星,莫西沙星,格帕沙星,曲伐沙星,淋沙星,吉米沙星,加替沙星,妥舒沙星,帕珠沙星,司帕沙星。

16. 硝咪唑类 甲硝唑,替硝唑,奥硝唑。

17. 林可霉素类 林可霉素,克林霉素。

18. 磷霉素类 磷霉素。

19. 酰胺醇类 氯霉素,甲砜霉素。

20. 其他类 利奈唑胺,多黏霉素 B,黏菌素(多黏菌素 E),新生霉素,杆菌肽,夫西地酸钠。

二、抗菌药物分级管理

各医疗机构应结合本机构实际,根据抗菌药物特点、临床疗效、细菌耐药、不良反应以及当地的社会经济状况、药品价格等因素,将抗菌药物分为非限制使用、限制使用与特殊使用 3 类进行分级管理。

(一) 分级原则

1. 非限制使用 经临床长期应用证明安全、有效,对细菌耐药性影响较小,价格相对较低的抗菌药物。

2. 限制使用 与非限制使用抗菌药物相比较,这类药物在疗效、安全性、对细菌耐药性影响、药品价格等某方面存在局限性,不宜作为非限制药物使用。

3. 特殊使用 不良反应明显,不宜随意使用或临床需要备加保护以免细菌过快产生耐药而导致严重后果的抗菌药物。

(二) 分级管理办法

(1)临床选用抗菌药物应遵循《用药指导原则》 根据感染部位、严重程度、致病菌种类以及细菌耐药情况、患者病理生理特点、药物价格等因素加以综合分析考虑,一般对轻度与局部感染患者应首先选用非限制使用抗菌药物进行治疗;严重感染、免疫功能低下者合并感染或病原菌只对限制使用抗菌药物敏感时,可选用限制使用抗菌药物治疗;特殊使用抗菌药物的选用应从严控制。

(2)临床医师可根据诊断和患者病情开具非限制使用抗菌药物处方 患者需要应用限制使用抗菌药物治疗时,应经具有主治医师以上专业技术职务任职资格的医师同意,并签名;患者病情需要应用特殊使用抗菌药物,应具有严格临床用药指征或确凿依据,经抗感染或有关专家会诊同意,处方需经具有高级专业技术职务任职资格医师签名。

紧急情况下临床医师可以越级使用高于权限的抗菌药物,但仅限于 1 d 用量。

三、病原微生物检测

各级医院应重视病原微生物检测工作,切实提高病原学诊断水平,逐步建立正确的病原微生物培养、分离、鉴定技术和规范的细菌药物敏感试验条件与方法,并及时报告细菌药敏试验结果,作为临床医师正确选用抗菌药物的依据。

三级医院必须建立符合标准的临床微生物实验室,配备相应设备及专业技术人员,开展病原微生物培养、分离、鉴定及细菌药敏试验工作;并建立室内质量控制标准,接受室间质量评价检查。

二级医院应创造和逐步完善条件,在具备相应的专业技术人员及设备后,也应建立临床微生物实验室,正确开展病原微生物的培养、分离、鉴定和规范的细菌药物敏感试验。目前不具备条件的,可委托邻近医院的微生物实验室开展临床病原检测工作,交付一定的费用。

四、管理与督查

1. 各级医疗机构必须加强抗菌药物临床应用的管理　根据《药物应用指导原则》结合本单位实际情况制定“抗菌药物临床应用实施细则”。建立、健全本机构促进、指导、监督抗菌药物临床合理应用的管理制度,并将抗菌药物合理使用纳入医疗质量和综合目标管理考核体系。

2. 各地医疗机构应按照《医疗机构药事管理暂行规定》　建立和完善药事管理专业委员会,并履行其职责,开展合理用药培训与教育,督导本机构临床合理用药工作,定期与不定期进行监督检查,内容包括抗菌药物使用情况调查分析,医师、药师与护理人员抗菌药物知识调查以及本机构细菌耐药趋势分析等,对不合理用药情况提出纠正与改进意见。

3. 加强合理用药管理,杜绝不适当的经济激励　医疗机构不准以任何形式将处方者开出的药品处方与个人或科室经济利益挂钩。

(刘　倩　张晓培)

第三节　抗菌药物的合理应用

抗菌药物具用杀菌或抑菌活性的药物,目前应用于临床的已有 200 余种,治愈并挽救了无数患者生命,但抗菌药物存在耐药性、药物毒副反应等不良反应,不良反应的增多、细菌耐药性的增长给患者健康乃至生命造成重大影响。抗菌药物的不合理应用表现在诸多方面:无指征的预防用药,无指征的治疗用药,抗菌药物品种、剂量的选择错误,给药途径、给药次数及疗程不合理等。

抗菌药物的应用涉及临床各科,正确合理应用抗菌药物是提高疗效、降低不良反应发生率以及减少或减缓细菌耐药性发生的关键。抗菌药物临床应用是否正确、合理,基于以下两方面:一是有无指征应用抗菌药物;二是选用的品种及给药方案是否正确、合理。因此,对抗菌药物的应用应考虑以下情况。

一、制定抗菌药物治疗方案

根据微生物病原菌、感染部位、感染严重程度和患者的生理、病理情况制定抗菌药物治疗方案,包括抗菌药物的选用品种、给药剂量、给药次数、给药途径、用药疗程及联合用药等。在制定治疗方案时应注意以下问题。

1. **品种选择**　根据病原菌种类及药敏试验结果选用合适的抗菌药物为患者进行治疗。

2. **给药剂量**　按各种抗菌药物的治疗剂量范围给药。治疗重症感染(如败血症、感染性心内膜炎等)和抗菌药物不易达到的部位的感染(如中枢神经系统感染等),抗菌药物剂量宜较大(治疗剂量范围高限);而治疗单纯性下尿路感染时,由于多数药物尿药浓度远高于血药浓度,则可应用较小剂量(治疗剂量范围低限),亦能取得较好的治疗效果。

3. **给药途径**　轻症感染可接受口服给药者,应选用口服吸收完全的抗菌药物,不必采用静脉或肌内注射给药。重症感染、全身性感染患者初始治疗应予静脉给药,以确保药效;病情好转能口服时应及早转为口服给药,继续巩固治疗。

4. **给药次数**　为保证药物在体内能最大地发挥药效,杀灭感染灶病原菌,应根据药代动力学和药效学相结合的原则给药。青霉素类、头孢菌素类和其他 β 内酰胺类、红霉素、克林霉素等消除半衰期短者,应 1 日多次给药。氟喹诺酮类、氨基糖苷类等可 1 日给药 1 次(重症感染者例外)。

5. **用药疗程**　抗菌药物疗程因感染不同而异,一般宜用至体温正常、症状消退后 72～96 h,特殊情况应妥善处理。但是,败血症、感染性心内膜炎、化脓性脑膜炎、伤寒、布鲁菌病、骨髓炎、溶血性链球菌咽炎和扁桃体炎、深部真菌病、结核病等需较长的疗程方能彻底治愈,并防止复发。

6. **抗菌药物联合用药指征**

(1) 原菌尚未查明的严重感染,包括免疫缺陷者的严重感染。

(2) 单一抗菌药物不能控制的需氧菌及厌氧菌混合感染,两种或两种以上病原菌感染。

(3) 单一抗菌药物不能有效控制的感染性心内膜炎或败血症等重症感染。

(4) 需长程治疗,但病原菌易对某些抗菌药物产生耐药性的感染,应予注意。

(5) 联合用药使毒性较大药物的剂量灼情减少。

(6) 重型感染所致疾病,单一使用抗菌药物效果不好,可考虑合并用药。

二、抗菌药物在患者特殊状况中的应用

(一) 肾功能减退患者抗菌药物的应用

1. **基本原则**　许多抗菌药物在人体内主要经肾排出,而某些抗菌药物具有肾毒性,肾功能减退的感染患者应用抗菌药物的原则如下。

(1) 尽量避免使用肾毒性抗菌药物,确有应用指征时,必须调整给药方案。

(2) 根据感染的严重程度、病原菌种类及药敏试验结果等选用无肾毒性或肾毒性低的抗菌药物。

(3) 根据患者肾功能减退程度以及抗菌药物在人体内排出途径调整给药剂量及方法。

2. **抗菌药物的选用及给药方案调整**　根据抗菌药物体内过程特点及其肾毒性,肾功能减退时抗菌药物的选用有以下几种情况。

（1）主要由肝胆系统排泄或由肝脏代谢，或经肾脏和肝胆系统同时排出的抗菌药物用于肾功能减退者，维持原治疗量或剂量略减。

（2）主要经肾排泄，药物本身并无肾毒性，或仅有轻度肾毒性的抗菌药物，肾功能减退者可应用，但剂量需适当调整。

（3）肾毒性抗菌药物避免用于肾功能减退者，如确有指征使用该类药物时，需进行血药浓度监测，据以调整给药方案，达到个体化给药；也可按照肾功能减退程度（以内生肌酐清除率为准）减量给药，疗程中需严密监测患者肾功能。

（二）肝功能减退患者抗菌药物的应用

肝功能减退时抗菌药物的选用及剂量调整，需要考虑肝功能减退对该类药物体内过程的影响程度，以及肝功能减退时该类药物及其代谢物发生毒性反应的可能性。由于药物在肝脏的代谢过程复杂，不少药物的体内代谢过程尚未完全阐明，根据现有资料，肝功能减退时抗菌药物的应用有以下几种情况。

（1）主要由肝脏清除的药物，肝功能减退时清除明显减少，但并无明显毒性反应发生，肝病时仍可正常应用，但需谨慎，必要时减量给药，治疗过程中需严密监测肝功能。红霉素等大环内酯类（不包括酯化物）、林可霉素、克林霉素属此类。

（2）药物主要经肝脏或有相当量经肝脏清除或代谢，肝功能减退时清除减少，并可导致毒性反应的发生，肝功能减退患者应避免使用此类药物，氯霉素、利福平、红霉素酯化物等属此类。

（3）药物经肝、肾两途径清除，肝功能减退者药物清除减少，血药浓度升高，同时有肾功能减退的患者血药浓度升高尤为明显，但药物本身的毒性不大。严重肝病患者，尤其是肝、肾功能同时减退的患者在使用此类药物时需减量应用。经肾、肝两途径排出的青霉素类、头孢菌素类均属此种情况。

（4）药物主要由肾排泄，肝功能减退者不需调整剂量。氨基糖苷类抗生素属此类。

（三）老年患者抗菌药物的应用

由于老年人组织器官呈生理性退行性变，免疫功能也有所下降，一旦罹患感染，在应用抗菌药物时需注意以下事项。

（1）老年人肾功能呈生理性减退，按一般常用量接受主要经肾排出的抗菌药物时，由于药物自肾排出减少，导致在体内积蓄，血药浓度增高，容易有药物不良反应的发生。因此，老年患者，尤其是高龄患者接受主要自肾排出的抗菌药物时，应按轻度肾功能减退情况减量给药，可用正常治疗量的 $2/3\sim1/2$。青霉素类、头孢菌素类和其他 β 内酰胺类的大多数品种即属此类情况。

（2）老年患者宜选用毒性低并具杀菌作用的抗菌药物，青霉素类、头孢菌素类等 β 内酰胺类为常用药物，毒性大的氨基糖苷类、万古霉素、去甲万古霉素等药物应尽可能避免应用，有明确应用指征时在严密观察下慎用，同时应进行血药浓度监测，据此调整剂量，使给药方案个体化，以达到用药安全、有效的目的。

（四）新生儿患者抗菌药物的应用

新生儿期一些重要器官尚未完全发育成熟，在此期间其生长发育随日龄增加而迅速变化，因此新生儿感染使用抗菌药物时需注意以下事项。

（1）新生儿期肝、肾均未发育成熟，肝酶的分泌不足或缺乏，肾清除功能较差，因此新生儿感染时应避免应用毒性大的抗菌药物,包括主要经肾排泄的氨基糖苷类、万古霉素、去甲万古霉素等,以及主要经肝代谢的氯霉素。确有应用指征时,必须进行血药浓度监测,据此调整给药方案,个体化给药,以确保治疗安全有效。不能进行血药浓度监测者,不可选用上述药物。

(2) 新生儿期避免应用或禁用可能发生严重不良反应的抗菌药物。可影响新生儿生长发育的四环素类、喹诺酮类禁用,可导致脑性胆红素脑病及溶血性贫血的磺胺类药和呋喃类药避免应用。

(3) 新生儿期由于肾功能尚不完善,主要经肾排出的青霉素类、头孢菌素类等 β 内酰胺类药物需减量应用,以防止药物在体内蓄积导致严重中枢神经系统毒性反应的发生。

(4) 新生儿的体重和组织器官日益成熟,抗菌药物在新生儿的药代动力学亦随日龄增长而变化,因此使用抗菌药物时应按日龄调整给药方案。

(五) 小儿患者抗菌药物的应用

小儿患者在应用抗菌药物时应注意以下几点:

(1) 氨基糖苷类抗生素　该类药物有明显耳、肾毒性,小儿患者应尽量避免应用。临床有明确应用指征且又无其他毒性低的抗菌药物可供选用时,方可选用该类药物,并在治疗过程中严密观察不良反应。有条件者应进行血药浓度监测,根据其结果个体化给药。

(2) 万古霉素和去甲万古霉素　该类药也有一定肾、耳毒性,小儿患者仅在有明确指征时方可选用。在治疗过程中应严密观察不良反应,并应进行血药浓度监测,个体化给药。

(3) 四环素类抗生素　可导致牙齿黄染及牙釉质发育不良,不可用于 8 岁以下小儿。

(4) 喹诺酮类抗菌药　由于对骨骼发育可能产生的不良影响,该类药物避免用于 18 岁以下未成年人。

(六) 妊娠期和哺乳期患者抗菌药物的应用

1. 妊娠期患者抗菌药物的应用　妊娠期抗菌药物的应用需考虑药物对母体和胎儿两方面的影响。

(1) 对胎儿有致畸或明显毒性作用者,如四环素类、喹诺酮类等,妊娠期避免应用。

(2) 对母体和胎儿均有毒性作用者,如氨基糖苷类、万古霉素、去甲万古霉素等,妊娠期避免应用;确有应用指征时,须在血药浓度监测下使用,以保证用药安全有效。

(3) 药物毒性低,对胎儿及母体均无明显影响,也无致畸作用者,妊娠期感染时可选用。青霉素类、头孢菌素类等 β 内酰胺类和磷霉素等均属此种情况。

2. 哺乳期患者抗菌药物的应用　哺乳期患者接受抗菌药物后,药物可自乳汁分泌,通常母乳中药物含量不高,不超过哺乳期患者每日用药量的 1‰;少数药物乳汁中分泌量较高,如氟喹诺酮类、四环素类、大环内酯类、氯霉素、磺胺甲噁唑、甲氧苄啶、甲硝唑等。青霉素类、头孢菌素类等 β 内酰胺类和氨基糖苷类等在乳汁中含量低。然而,无论乳汁中药物浓度如何,均存在对乳儿潜在的影响,并可能出现不良反应,如氨基糖苷类抗生素可导致乳儿听力减退,氯霉素可致乳儿骨髓抑制,磺胺甲噁唑等可致胆红素脑病、溶血性贫血,四环素类可致乳齿黄染,青霉素类可致过敏反应等。因此治疗哺乳期患者时应避免选用氨基糖苷类、喹诺酮类、四环素类、氯霉素、磺胺药等。哺乳期患者应用任何抗菌药物时,均宜暂停哺乳。

总之,抗菌药物合理应用应注意:根据病原菌的种类、特点、部位、药效与动态变化;根据感染部位、年龄和基础疾患;根据抗菌药物抗菌活性和药代动力学特:吸收、分布、排泄,血药浓度半衰期长短,血浆蛋白结合率及不良反应;根据抗菌药物的适应证,根据病原菌培养及药敏结果而作相应调整。只有合理使用抗生素才能充分发挥抗生素对人体疾病的治疗作用,减少不良反应,确保患者的健康和不必要的经济损失。

三、抗菌药物的不良反应预防

抗菌药物是防治感染性疾病不可缺少的药物,自 19 世纪 30 年代磺胺类药物应用于临床以来,抗菌药物的使用日新月异,为人类健康做出了巨大贡献。但与此同时,抗菌药物的广泛使用,也给我们带来了困惑甚至灾难,尤其是不合理使用和不良反应危害的严重性,已引起医药卫生界及社会的极大关注,必须加强抗菌药物监管,大力开展促进合理用药的宣传活动。

(一)抗菌药物不合理使用的主要表现

1. **无指征用药和预防性用药**　使用者对抗菌药物的认识存在偏差,错误地认为所有的感染都需要抗菌药物治疗,非细菌感染性疾病如病毒性感冒等也使用抗菌药物。甚至有人将抗菌药物当退热药使用,凡发热患者,不论病因,一概使用。有的则习惯于把使用抗菌药物作为预防并发症和术后感染的保险措施,盲目扩大预防用药范围。

2. **无原则联合用药、滥用广谱抗菌药物**　由于微生物诊断及病原学监控薄弱,为避免偏漏及考虑混合感染而联合使用抗生素、激素及维生素等,甚至两种以上抗菌谱不同的药物搞"药海战术",或随意使用广谱抗菌药物,致使其使用范围过宽、过滥。

3. **不规范用药**　主要表现为剂量过大、疗程过长、频繁换药和局部用药等。由于用药者对药物的抗菌谱、药代动力学特点不熟悉,存在凭经验使用、用药方法不当等问题,以致患者服药后达不到有效血药浓度,为确保疗效而加大剂量、延长疗程,当感染得不到控制时即盲目、频繁地更换药物。另外,局部不合理使用非外用抗菌药物的现象依然存在,尤其在基层、个体医疗机构。

4. **选药不坚持医疗准则**　有些医疗机构片面强调利润,造成医生在处置病情时以患者的经济承受能力为用药准则,诱导医生多开方,多方面的因素造成了抗菌药物使用泛滥。有时,医生处方还需参考"报销范围"来决定用药方案和方式,如住院、输液等,而无法全面实施一切为患者的医疗准则。

5. **重复用药**　以商品名命名的含有抗菌药物的复方制剂,因说明书标注不清或医生对其处方组成不了解可能产生重复用药。

(二)抗菌药物不良反应的危害

有调查显示,由抗菌药物引起的死亡占全部药源性死亡病例的 43.1%。在我国,2 000 多万中毒性耳聋患者仍在以每年 2~4 万人的惊人速度递增。而且还有很多患者由于不合理使用抗菌药物,而造成心、肝、肾等器官功能损伤、衰竭,甚至死亡。非处方应用抗菌药物过程中所产生的不良反应,除过敏反应外,其余的比较隐蔽,大多具有渐进性、累积性,如肝肾损害,患者自己很难察觉,这是十分危险的。抗菌药物的不合理使用,增加了药品不良反应和药源性疾病的发生,严重威胁着广大人民群众的身体健康和生命安全。

抗菌药物品种繁多,应用面广,因此由其引起的不良反应几乎涉及所有已知的不良反应类型。主要不良反应包括过敏反应、毒性反应、细菌耐药性和二重感染等。

(1) 过敏反应:过敏反应是抗菌药物最常见的不良反应,常见症状有过敏性休克、血清病型反应、药物热、皮疹、血管神经性水肿和变态反应性心肌损害等。

(2) 毒性反应:抗菌药物的毒性反应临床较多见,通常与给药剂量及持续时间相关,如及时停药可缓解和恢复,但亦可造成严重后果。抗菌药物可能引起的严重毒性反应有视、听神经损害、神经精神症状、肝肾损害、造血系统和免疫系统损害等。

(3) 细菌耐药性:抗菌药物不合理使用造成了细菌耐药性的增长,是一个影响人类健康的重大问题,并日益成为全球关注的焦点。细菌耐药性可以代代相传,成为细菌固有的耐药性。微生物在接触抗菌药物后还可以通过产生灭活酶、改变靶位蛋白或改变外膜通透性等 3 种机制产生获得耐药性。细菌的获得耐药性可以通过结合、转移、转导等方式,将耐药质粒 DNA 从耐药菌转移到敏感菌,使耐药性播散。

(4) 二重感染:抗菌药物尤其是广谱抗菌药物的不合理使用,使寄生在人体内的各种细菌之间失去了正常的调节和平衡,造成细菌种类、数量和定植部位的紊乱。严重的菌群失调对人体产生一系列的病理生理改变,可能导致难治的二重感染,常见有耐药性金黄色葡萄球菌感染、革兰阴性杆菌感染、真菌感染等。

(5) 其他不良反应:包括副作用、后遗效应、特异性反应、致畸、致癌、致突变作用等等。

(三) 抗菌药物不合理使用的根源

抗菌药物不合理使用的根源大致包括:

(1) 治疗从经验出发。

(2) 缺乏有效的宣传教育。

(3) 对抗菌药物不切实际的期望。

(4) 经济因素。

加强抗菌药物的不良反应监测,及早发现不良反应信号,可以有效指导临床医生安全合理地使用抗菌药物,而合理使用抗菌药物是防止或减少不良反应发生的关键。合理使用抗菌药物系指在明确指征下,遵循抗菌药物临床应用的基本原则,选用适当的抗菌药物,采用适宜的剂量和疗程,以求达到杀灭致病菌及(或)控制感染;同时采取相应措施以增加患者的免疫力和防止各种不良反应的产生。

(四) 预防不良反应的对策应包括

(1) 大力开展宣传抗菌药物不良反应危害、促进合理用药、咨询活动,增强全社会合理使用抗菌药物的意识。

(2) 医药院校加强临床微生物学与临床药理学等结合临床的专业教育。加强继续教育和培训,使临床医生全面掌握合理使用抗菌药物的基本知识,严格按药物的适应证、药代动力学、体外药敏试验等合理选择、正确使用抗菌药物。

(3) 加强临床药学指导和病原学监控。药师参加临床药物治疗小组,协助医护人员合理使用抗菌药物,及时总结临床用药经验和教训,把握临床抗菌药物使用的规律和发展趋势,发现不良处方和医嘱行为,及时采取有力措施。同时,努力提高病原学监控水平,建立主要病原菌谱和耐药菌株定期公布制度,正确指导临床合理使用。

(4) 加强抗菌药物监管和不良反应监测,制定抗菌药物合理使用的政策和管理制度,充分注意医疗需要与商品需求的区别。对不合理用药及时处置并持之以恒,发现新的、严重不良反应及时提请注意,并采取有效防范控制措施。开展医药人员职业道德教育,树立良好的行业作风,一切从患者的利益出发。

抗菌药物合理使用既是医学问题,更是社会问题。它涉及医疗卫生大环境的综合治理,依赖于国家有关方针政策的制定和调整。除了提高医务人员的合理用药意识外,加强临床用药管理显得尤为重要。只有提高全员的科技水平和自身素质,才能尽力做到合理使用有限的卫生资源,减轻患者和社会的经济负担,加强抗菌药监管,确实达到抗菌药物使用的"合理、有效、经济"的良性发展。

(韩守雷　李兴慧)

第八章

医疗废物的管理

医疗废物是指医疗卫生机构在医疗、预防、保健以及其他相关活动中产生的具有直接或者间接感染性、毒性以及其他危害性的废物。

第一节 医疗废物分类

一、医疗废物的分类

《医疗废物分类目录》将医疗废物分为五大类,即感染性废物、病理性废物、损伤性废物、药物性废物和化学性废物。

（一）感染性废物

感染性废物是指携带病原微生物具有引发感染性疾病传播危险的医疗废物。包括:

(1) 被患者血液、体液、排泄物污染的物品:棉球、棉签、引流条、纱布及其他各种敷料,一次性使用卫生用品,一次性使用医疗用品及一次性医疗器械,废弃的被服,其他被病人血液、体液、排泄物的物品。

(2) 医疗机构收治的隔离传染病病人或疑似传染病病人产生的生活垃圾。

(3) 病原体的培养基、标本和菌种、毒种保存液。

(4) 各种废弃的医学标本。

(5) 废弃的血液、血清。

(6) 使用后的一次性使用医疗用品及一次性医疗器械视为感染性废物。

（二）损伤性废物

损伤性废物是指能够刺伤或割伤人体的废弃的医用锐器。其特征为能够刺伤或割伤人体的废弃的医用锐器,常见分组或废物名称:

(1) 医用针头、缝合针。

(2) 各类医用锐器,包括解剖刀,手术刀,备皮刀、手术锯等。

(3) 载玻片、玻璃试管、玻璃安瓿等。

（三）药物性废物

药物性废物是指过期、淘汰、变质或被污染的废弃药品,常见分组或名称:

(1) 废弃的一般性药品,如抗生素、非处方类药品等。

(2) 废弃的细胞毒性药物和遗传毒性药物,包括致癌性药物,如硫唑嘌呤、环磷酰胺等;可疑致癌性药物,如顺铂、丝裂霉素等免疫抑制剂。

(3) 废弃的疫苗、血液制品等。

(四) 化学性废物

化学性废物是指具有毒性、腐蚀性、易燃易爆性的废弃化学物品,其特征具有毒性、腐蚀性、易燃易爆性,常见分组或名称:

(1) 医学影像室、实验室废弃的化学试剂。

(2) 废弃的过氧乙酸、戊二醛等化学消毒剂。

(3) 废弃的汞血压计、汞温度计。

(五) 病理性废物

病理性废物是指在诊疗过程中产生的人体废弃物和医学试验动物尸体,常见分组或废物名称:①手术及其他诊疗过程中产生的废弃的人体组织、器官;②医学实验动物的组织、尸体;③病理切片后废弃的人体组织、病理腊块。

二、医疗废物标识

盛装容器与标识

第二节 | 医疗废物管理

一、医疗废物分类管理

1. 医疗废物分类收集

(1) 根据医疗废物的类别,将医疗废物分置于符合要求的容器或包装物内。

(2) 在盛装医疗废物前,应当对医疗废物包装或容器进行认真检查,确保无破损,渗漏和其他缺陷。

(3) 感染性废物、病理性废物、损伤性废物、药物性废物及化学性废物,依照有关法律、行政法规和国家有关标准执行。

(4) 废弃的麻醉、精神、放射性、毒性等药物及其相关的废物管理,依照有关法律、行政法规标准执行。

(5) 隔离的传染病患者或者疑似患者产生的医疗废物使用双层包装物,盛装的医疗废物达到包装物的3/4时紧密、严实封口。

(6) 放入包装物或容器内的感染性废物、病理性废物、损伤性废物不得取出。

(7) 包装物的外表面被感染性废物污染时,对被污染处进行消毒处理或增加一层包装。

(8) 医疗废物的每个包装物或容器应有废物专用警示标识中文标签,标签上要注明废物产生单位、产生日期、类别及需要特别说明等。

2. 医疗废物运送

(1) 运送人员在运送前检查包装物或容器的标识、标签及封口是否符合要求,不符合要求者不得运送至暂存点。

(2) 运送人员在运送时,防止造成包装物的破损和医疗废物的流失、泄漏和扩散,防止医疗废物直接接触身体。

(3) 运送医疗废物使用防渗漏、防遗撒、无锐利边角、易于装卸和清洁的专用工具。

(4) 每次运送工作结束后,对运送工具及暂存点设施及时进行清洁和消毒。

3. 医疗废物暂存

(1) 各医疗废物产生点及暂存点建立医疗废物登记本,内容包括医疗废物的来源、种类、重量或者数量、交接时间、最终去向以及经办人签名等项目,登记资料至少保存3年。

(2) 院各医疗废物产生点交由院医疗废物暂存点进行登记,实行双签字。

(3) 医疗废物暂存点交由医疗废物处置单位时做好交接、登记工作。

(4) 各医疗废物生产点分类收集、标识清楚专人收集,运送到院暂存点,暂存点管理人员做好交接登记,做好运送工具及暂存点清洁消毒。

4. 医疗废物处置

(1) 卫生行政部门负责对医疗废物收集、运送、储存、处置活动过程中疾病防治工作,实施统一的监督管理。环境保护行政主管部门对医疗废物收集、运送、储存、处置活动过程中的环境污染防治工作,实施统一的监督管理。

(2) 建立健全医疗废物管理责任制和责任追究制,医疗卫生机构的主要领导为第一责任人,各单位要配备专(兼)职人员。如管理措施不力,违反《医疗废物管理条例》有关规定,要追究当事人及主要领导责任。

(3) 医疗卫生机构要切实加强医疗废物的管理,建立回收、运送、储存、处置各环节的工作台账,并认真做好登记。登记内容包括医疗废物的来源、种类、数量(重量)、交接时间、处置方法、最终去向以及经办人签名等项目。登记资料至少保存3年。

(4) 医疗卫生机构必须根据《医疗废物管理条例》的规定,设置医疗废物专用包装物和容器,并有明显的警示标识和警示说明。对医疗废物要实行分类包装处置,同时必须与生活垃圾严格区分处置。

(5) 医疗卫生机构在医疗废物的处置过程中,应当严格执行消毒制度,包括对储存场地、专用容器、运输工具的消毒清洁。

5. 医疗废物管理

《医疗废物管理条例》实施过渡期间,即在医疗废物集中处置设施尚未建成期间,医疗卫生机构应当按照卫生和环保行政主管部门的要求,就地自行处置其产生的医疗废物。要符合以下要求:

(1) 容量达3/4时必须及时扎紧或密封,暂存于专用周转箱内。

(2) 包装袋污染或破损时,必须再加一层清洁的包装袋。

(3) 容器必须及时清洗消毒。

(4) 利器盒置于方便医护人员随时丢弃损伤性医疗废物。

(5) 使用后的一次性医疗器具和容易致人损伤的医疗废物,应当先毁形处理,并经消毒后回收、焚烧。

（6）能够焚烧的，应当先消毒后焚烧。

（7）不能焚烧的，应当先消毒后填埋。

（8）医疗废物的盛装应密闭，生活垃圾（黑色）、医疗废物袋（黄色）、放射性废物袋（红色）。

6. 医疗废物流失、泄漏、扩散和意外事故时应急处理措施

（1）确定流失、泄漏、扩散的医疗废物的类别、数量、发生时间、影响范围及严重程度。

（2）院医疗废物管理领导小组尽快组织有关人员按照应急方案，对发生医疗废物泄漏、扩散的现场进行处理。

（3）对被医疗废物污染的区域进行处理时，应当尽可能减少对患者、医务人员、其他现场人员及环境的影响。

（4）采取适当的安全处置措施，对泄漏物受污染的区域、物品进行消毒或者其他无害化处置，必要时封锁污染区域，以防止扩大污染。

（5）对感染性废物污染区进行消毒时，消毒工作从污染最轻区域向污染最严重区域进行，对所有使用过的可能污染的工具也适当进行消毒。

（6）工作人员做好卫生安全防护后进行工作。

（7）处理工作结束后，对事件的起因进行调查，并采取有效防范措施预防类似事件的发生。

7. 人员培训

定期对全院职工进行培训，提高全体员工对医疗废物管理工作的认识，对从事医疗废物分类收集、运送、暂时储存、处置等工作的人员和管理人员，进行相关法律和专业技术、安全防护以及紧急处理等知识的培训，具体内容如下：

（1）学习并掌握国家相关法律、法规、规章和有关规范性文件的规定，熟悉本机构制定的医疗废物管理办法。

（2）学习并掌握医疗废物分类收集、运送、暂时储存的正确方法和操作程序。

（3）学习并掌握医疗废物分类中的安全知识、专业技术、职业卫生安全防护知识。

（4）学习并掌握医疗废物分类收集、运送、暂时储存及处置过程中预防被医疗废物刺伤、擦伤等伤害的措施及发生后的处理措施。

（5）学习并掌握发生医疗废物流失、泄漏、扩散和意外事故情况时的紧急处理措施。

8. 职业安全防护

根据接触医疗废物种类及风险大小的不同，采取适宜有效的职业卫生防护措施，为机构内从事医疗废物分类收集、运送、暂时储存和处置的工作人员配备必要的防护用品（如口帽、鞋套、手套、隔离衣等）定期进行健康检查，必要时对有关人员进行免疫接种，防止其受到健康损害。

9. 手卫生的重要性

洗手是控制医院感染最简单、最有效、最方便、最经济的方法。

二、医疗废物管理工作流程

1. 医疗废物分类放置程序

（1）感染性废物是指被患者血液、体液、排泄物污染的物品：棉球、棉签、引流棉条、纱布、各种敷料、一次性使用卫生用品和医疗器械、废弃的被服等程序等，使用后→置内罩黄色塑袋

带盖的筒内→日产日清→封扎→医疗废物暂存地。感染性废物包括①隔离传染病患者或疑似传染病患者的生活垃圾应分室收集→运送→医疗废物暂存地。②病原体的培养基、标本和菌种、毒种保存液、废弃的医学标本产生科室→压力蒸汽灭菌→清洗或深埋。③废弃的血液、血清等产生科室→封扎于黄色塑袋内→医疗废物暂存地→专柜放置。④使用后的一次性输液器、注射器使用科室→毁形→置内罩黄色塑袋带盖的筒内→医疗废物暂存地。

（2）病理性废物是指手术及其他诊疗过程中产生的废弃的人体组织、器官,病理切片后废弃的人体组织、病理蜡块等,产生科室→置内罩黄色塑料袋的筒内→医疗废物暂存地。

（3）损伤性废物是指能够刺伤或割伤人体的废弃的医用锐器。包括医用针头、缝针、手术刀、备皮刀、手术锯、载玻片、玻璃试管、玻璃安瓿等,使用后→置内罩黄色袋的小筒内→日产量集中→内罩黄色塑袋的大筒内安全运送至医疗废物暂存地。

（4）药物性废物是指过期、淘汰、变质或被污染的废弃药品。科室或药剂科收集→药剂科登记→返还给供应商或有资质的集中处理公司处置。

（5）化学性废物是指影像室和实验室废弃的化学试剂、消毒剂、汞血压计和汞体温计等。少量→产生科室→医疗废物暂存地→有资质的集中处理公司处。大量→产生科室→购买科室→返还给供应商处理。

2. 运送流程路线

（1）综合病房楼的废物→每日下午3:00～5:00→污物电梯→医疗废物暂存间。

（2）传染科楼的废物→下午3:00～5:00→门诊前通道→医疗废物暂存间。

（3）门诊楼的废物→下午3:00～5:00→门诊前通道→医疗废物暂存间。

3. 医疗废物处理工作程序　按分类入收集箱内→登记→暂存处加锁→市医疗废物集中处理机构每2 d专车运送→登记开具联单→医疗废物集中处理机构处理,暂存处对场所及工具进行消毒。

4. 医疗废物规范管理

（1）严格按医疗废物管理分类,避免生活垃圾混入,以增加不必要的支出。

（2）使用专用垃圾箱,医疗废物用黄色带标识的专用箱,包装袋标识清楚,材质耐用,利器盒达标,送暂存处前检查标签项目是否齐全。

（3）运送过程中防止污染、渗漏、破损,日产日清,暂存处存放<2 d。

（4）认真交接签字,档案留存备查。

（5）做好防护,如发生刺伤,按针刺伤应急程序处理。

三、医疗废物管理

（一）医疗废物管理职责

1. 法定代表人职责　法定代表人为医院医疗废物管理工作第一责任人,对全院医疗废物管理工作负总责。

2. 医院感染管理科职责

（1）医院感染管理科负责协助制定各项医疗废物管理制度及处理办法。

（2）指导、督查各项制度的落实和对相关人员进行培训。

（3）对检查发现医疗废物管理中存在的问题及时进行反馈、分析、协调解决,做好发生医疗废物流失、泄漏、扩散事件的消毒和院内感染控制工作。

3. 医院感染管理小组职责

(1) 负责指导、检查医疗废物分类收集、运送、暂时储存及机构内处置过程中各项工作的落实情况。

(2) 负责指导、检查医疗废物分类收集、运送、暂时储存及机构内处置过程中的职业卫生安全防护工作。

(3) 负责组织医疗废物流失、泄漏、扩散和意外事故发生时的处理工作。

(4) 负责组织本科室有关医疗废物管理的培训工作。

(5) 负责有关医疗废物登记和档案资料的管理。

(6) 负责及时分析和处理医疗废物管理中的其他问题。

4. 管理科室根据职能作用具体分工

(1) 医务部、护理部负责检查、指导病区,相关科室医务人员对使用后一次性医疗废物的分类收集处理等制度规定的制定、落实、执行。内部转运送处理部门是否做好交接登记记录,做好发生医疗废物流失、泄漏、扩散事件的医疗救治工作。

(2) 总务科或后勤服务中心落实专人负责医疗废物的收集、登记、运送、储存、消毒工作,每天按时将医疗废物移交给市医疗废物回收处置单位,做好移交登记和有关资料的存档,负责发生医疗废物流失、泄漏、扩散事件的报告、物资供应和相关处置工作。

(二) 医疗废物管理与责任追究

(1) 医疗废物是指医疗卫生机构在医疗、预防、保健以及其他相关活动中产生的具有直接感染性、毒性以及其他危害性的废物。

(2) 各临床科室、门诊部主任、辅助科室负责人、社区服务中心负责人为本科室或部门医疗废物管理责任人,要经常性组织本科室人员认真学习《医疗废物管理条例》,增强管理意识,落实部门医疗废物管理职责。

(3) 各科室对该科产生的医疗废物按《医疗废物分类目录》分类收集,感染性废物、病理性废物、损伤性废物、药物性废物、化学性废物不能混合收集。医疗废物要置于符合《医疗废物专用包装、容器的标准和警示标识的规定》的包装物或容器内。

(4) 医疗废物运送人员每天将分包装的医疗废物按规定时间、路线运送到医院暂存地点并加锁防盗,医疗废物在院暂存时间不应超过 2 d。收集运送专职人员要按要求做好自身保护,避免与医疗废物直接接触,同时防止包装物或容器的流失或破损而造成医疗废物的泄漏。

(5) 管理与责任相对应,无论哪个环节出问题,均要进行责任追究。

(徐　莉　张晓培)

第九章

医院感染监测

医院感染监测(nosocomial infection surveillance)是指长期、系统、连续地收集和分析医院感染在一定人群中的发生、分布及其影响因素,并将监测结果报送和反馈给有关部门和科室,为医院感染的预防、控制和管理提供科学依据。

第一节 医院感染病例监测

医院感染病例监测包括综合性检测和目标性监测。

一、综合性监测

综合性监测是指对全院住院患者进行综合性医院感染及其相关因素的监测。通过综合性监测能得到有关医院感染较全面的资料,为开展目标性监测提供依据,并能及早发现医院感染聚集性发生或暴发流行的趋势。

(一)监测对象

监测对象包括住院患者和医务人员。

(二)监测内容

1. **基本情况** 监测月份、住院号、科室、床号、姓名、性别、年龄、入院日期、出院日期、住院天数、住院费用、疾病诊断、疾病转归(治愈、好转、未愈、死亡、其他)、切口类型(清洁切口、清洁—污染切口、污染切口)。

2. **医院感染情况** 感染日期、感染诊断、感染与原发疾病的关系(加重病情、直接影响、间接影响)、医院感染危险因素(中心静脉插管、泌尿道插管、使用呼吸机、气管插管、气管切开、使用肾上腺糖皮质激素、放射治疗、抗肿瘤化学治疗、免疫抑制剂治疗等)及相关性、医院感染培养标本名称、送检日期、病原体名称、药物敏感试验结果。

3. **患者出院情况** 按科室记录出院人数,按疾病分类记录出院人数,按高危疾病记录出院人数,按科室和手术切口类型记录出院人数等。

4. **开放床位** 100～500 张床、500 张床以上的医院,医院感染发病率应分别<8%、10%,一级切口手术部位感染率应<1%。

5. **感染流行趋势** 出现医院感染流行时,医院感染管理科应于 12 h 内报告分管院长及院长,并通报相关部门,经调查证实医院感染暴发时按要求逐级上报。

6. **感染质量控制** 医院感染管理科应依据医院感染监测标准将医院感染病例监测纳入医院质量考核控制体系。

(三)监测方法

监测方法宜采用主动监测,感染控制专职人员主动、持续地对调查对象的医院感染发生情况进行跟踪观察、监测与记录。

(1) 各医院应建立医院感染报告制度,临床科室医师应及时报告医院感染病例,填写医院感染病例调查表。

(2) 各医院应制定符合本院实际的、切实可行的医院感染监测计划并付诸实施。

(3) 专职人员应以查阅病历和临床调查患者相结合的方式调查医院感染病例。

(4) 医院感染资料的来源,包括以患者为基础和以实验室检查结果为基础的信息。

(5) 医院监控组织每月检查或抽查住院病历以及时发现医院感染病例。

(四) 资料分析

1. 医院感染发病率

$$医院感染发病率 = \frac{同期新发医院感染病例数}{观察期危险人群数} \times 100\%$$

观察期间危险人群人数以同期出院人数替代。

2. 日医院感染发病率

$$日医院感染发病率 = \frac{观察期内新发医院感染病例数}{同期住院患者住院日总数} \times 1\,000\%$$

(五) 总结和反馈

结合历史同期和上月医院感染发病率资料,对资料进行总结分析,提出监测中发现的问题,报告医院感染管理委员会并向临床科室反馈监测结果和分析建议。

二、目标性监测

目标性监测是指根据医院感染管理的重点,对选定目标开展的医院感染监测。包括以重点科室为目标监测、以感染部位为目标的监测、以合理使用抗菌药物为目标的监测、以优先项目为目标监测。

(一) 重症监护病房(ICU)医院感染监测

1. 工作人员管理

(1) 工作服:可穿着普通工作服进入 ICU,应保持服装的清洁。常规穿隔离衣,特别在接触特殊病人如耐甲氧西林金黄色葡萄球菌(MRSA)感染或携带者,或处置患者可能有血液、体液、分泌物、排泄物喷溅时,应穿隔离衣或防护围裙。

(2) 口罩:接触有或可能有传染性的呼吸道感染患者时,或有体液喷溅可能时,应戴一次性外科口罩;接触疑似为高传染性的感染如禽流感、严重急性呼吸综合征(SARS)等患者,应戴 N95 口罩。当口罩潮湿或有污染时应立即更换。

(3) 鞋套:进入病室可以不换鞋。但如果所穿鞋子较脏,或 ICU 室外尘埃明显时,应穿鞋套或更换不裸露脚背的 ICU 内专用鞋。

(4) 工作帽:一般性接触患者时,应戴隔离帽。无菌操作时帽子应遮住头发。

(5) 手套:接触黏膜和非完整皮肤,或进行无菌操作时,须戴无菌手套;接触血液、体液、分泌物、排泄物,或处理被它们污染的物品时,应戴清洁手套。护理患者后要摘手套,护理不同患者或操作在同一患者的污染部位移位到清洁部位时要更换手套。特殊情况下如手部有伤口为患者进行高危操作时,应戴双层手套。

(6) 手卫生:应严格执行手卫生标准。接触患者前、接触患者后、进行清洁或侵入性操作前、接触患者体液或分泌物后、接触患者使用过的物品后。应洗手或用乙醇擦手消毒。当手上有血迹或分泌物等明显污染时，必须洗手。

（7）人员数量：必须保证有足够的医护人员。医师和护士人数与 ICU 床位数之比必须为 0.8~1∶1 和 2.5~3∶1 以上。

（8）患有感冒、腹泻等可能会传播的感染性疾病时，应尽量避免接触患者。

（9）预防接种：岗前应注射乙肝疫苗（乙肝指标阴性者），每年注射流感疫苗。

2. 患者管理

（1）应将感染与非感染患者分室安置。

（2）对于疑似有传染性的特殊感染或重症感染，应隔离于单独房间，对于空气传播的感染，如开放性肺结核，应隔离于负压病房。

（3）对于耐药菌感染或携带者，尽量隔离于单独房间，并有醒目的标识。也可以将同类如 MRSA 耐药菌感染或携带者安置于同一病室。

（4）接受器官移植等免疫功能明显受损患者，应安置于正压病房。

（5）医务人员不可同时照顾正、负压隔离室内的患者。

（6）如无禁忌证，应将床头抬高 30°。

（7）重视患者的口腔护理。

3. 探视者管理

（1）尽量减少不必要的探视。

（2）若被探视者为隔离患者，探视者应穿专用的清洁隔离衣。探视者着鞋较脏，或 ICU 外尘埃明显时，应穿鞋套或更换 ICU 内专用鞋。

（3）探视呼吸道感染患者，应戴一次性口罩，对于疑似有高传染性的感染如禽流感、SARS 等，应避免探视。

（4）进入病室探视患者前，和结束探视离开病室时，应洗手或用乙醇擦手液消毒双手。

（5）探视期间，尽量避免触摸患者周围物体表面。

（6）探视有疑似或呼吸道感染症状时，或婴、幼儿童，应避免进入 ICU 探视。

4. 建筑布局和相关设施的管理

（1）放置病床的医疗区域、医疗辅助用房区域、污物处理区域和医务人员生活辅助用房区域等，应相对独立。

（2）每个 ICU 管理单元，至少配置 2 个单人房间，用于隔离患者。设正压病室和负压病室各 1 个。设置病床数量不宜过多，以 8~12 张床位为宜，尽量多设为单间或分隔式病房。

（3）ICU 每病床使用面积不得少于 9.5 m²，床间距应在 1 m 以上；单人房间的每床使用面积建议为 18~25 m²。

（4）配备足够的手卫生设施。医疗区域包括单人房间，必须设置洗手池。采用脚踏式或感应式等非手接触式水龙开关，并配备干手纸或干手器。

5. 医疗操作流程管理

（1）留置深静脉导管：置管时遵守最大限度的无菌操作要求，包括戴口罩、帽子、铺设大无菌单、无菌手术衣、戴无菌手套前洗手或用乙醇擦手。选择合适的穿刺点，尽可能选择锁骨下静脉。更换穿刺点敷料的间隔时间为 2 d，专用贴膜可达 7 d，但敷料出现潮湿、松动、沾污时应及时更换。

（2）留置导尿管：尽量避免不必要的留置导尿管，插管时应严格无菌操作，动作轻柔，减少黏膜损伤。确实需要时留置导尿管对留置导尿管患者，采用密闭式引流系统，悬垂集尿袋，不可高于膀胱水平。保持尿道口清洁，日常用肥皂和水保持清洁即可，但大便失禁的患者清洁后还需消毒。

（3）气管插管/机械通气：严格掌握气管插管或切开适应证。使用呼吸机辅助呼吸的患者应优先考虑无创通气。对气管插管者，吸痰时应严格执行无菌操作。呼吸机螺纹管每周更换2次，有明显分泌物污染时应及时更换。湿化器添加水须使用无菌水，每日更换。螺纹管冷凝水应及时清除，不可直接倾倒在室内地面，放置引流管应严格执行无菌操作，保持整个引流系统的密闭性，减少因频繁更换而导致的污染机会，每天评估是否可以撤机和拔管。

（4）对于胸腔引流管留置时间较长的患者，水封瓶可以每周更换1次，更换时应严格执行无菌操作。必须保持水封瓶在引流部位以下、直立，并告知患者协助及时报告发生的问题。

（5）除非紧急状况或生命体征不稳定，气管切开、大伤口的清创术等，应尽量在手术室中进行。更换伤口敷料时遵守外科无菌技术。

6. 物品管理

（1）呼吸机：500 mg/L "84" 消毒剂擦拭外壳，每天1次。耐高热的物品如金属接头、湿化瓶等，首选压力蒸汽灭菌。亦可选择2％戊二醛或500 mg/L含氯消毒剂浸泡消毒，无菌水冲洗晾干密闭保存备用。

（2）其他医疗仪器：诊疗、护理病人过程中所使用的非一次性物品，如监护仪、输液泵、微量注射泵、听诊器、血压计、氧气流量表、心电图机等，尤其是频繁接触的物体表面，如仪器的按钮、操作面板，应每天仔细消毒擦拭，一般用75％乙醇消毒。对于感染或携带MRSA乙醇，医疗器械、设备应该专用，或一人一用一消毒。

（3）护士站桌面、患者的床、床栏、床旁桌、床头柜、治疗车、药品柜、门把手等，每天用500 mg/L含氯消毒剂擦拭。电话按键、电脑键盘、鼠标等，应定期用75％乙醇擦拭消毒。

（4）勤换床单、被服，如有血迹、体液或排泄物等污染，应及时更换。枕芯、被褥等使用时应防止体液浸湿污染。

（5）便盆及尿壶应专人专用，每天消毒，对腹泻患者应一用一消毒，方法：1 000 mg/L含氯消毒剂浸泡30 min。

7. 环境管理

（1）空气：开窗通风、机械通风是保持ICU室内空气流通、降低空气微生物密度的最好方法。ICU病房开窗换气每日2～3次，每次20～30 min。每天紫外线照射两次，每次30 min。

（2）墙面和门窗：应保持无尘和清洁，更不允许出现蜘蛛网和霉斑。通常用清水擦洗即可，但有血迹或体液污染时，应立即用1 000 mg/L "84" 消毒剂擦拭消毒。各室抹布应分开使用，使用后清洗消毒，晾干分类放置。

（3）地面：所有地面，包括患者房间、走道、污物间、洗手间、储藏室、器材室，每天可用清水或清洁剂湿式拖擦。对于多重耐药菌流行或有医院感染暴发的ICU，必须采用消毒剂消毒地面，每日至少1次，可用1 000 mg/L "84" 消毒剂擦拭。

8. 废物与排泄物管理

（1）处理废物与排泄物时医务人员应做好自我防护，防止锐器伤。

（2）应有完善的污水处理系统，患者的感染性液体可直接倾倒入下水道。否则在倾倒之前和之后应向下水道加倒含氯消毒剂。

（3）医疗废物按照《医疗废物管理条例》进行分类收集、密闭运送至医疗废物暂存地,暂存时间不得超过 2 d,由指定机构集中无害化处理。

（4）患者的尿液、粪便、分泌物和排泄物应倒入患者的厕所或专门的洗涤池内。

9. 监测与监督

（1）应常规监测 ICU 医院感染发病率、感染类型、常见病原体和耐药状况等,特别是 3 种导管(中心静脉导管、气管插管和导尿管)相关感染。

（2）加强医院感染耐药菌监测,对于疑似感染患者,应采集相应微生物标本做细菌、真菌等微生物检验和药敏试验。

（3）应进行 ICU 抗菌药物应用监测,发现异常情况,及时采取干预措施。常规进行 ICU 病室空气、物体表面、医务人员手部皮肤微生物监测。

（4）医院感染管理人员应经常对 ICU 病房进行监督各项感染控制措施的落实,发现问题及时纠正解决。

（5）早期识别医院感染暴发和实施有效的干预措施:短期内同种病原体医院感染连续出现 3 例以上时,应怀疑感染暴发。通过收集病例资料、流行病学调查、微生物检验,分析判断确定可能的传播途径,并据此制定相应的感染控制措施并实施,按规定时间上报,隔离和积极治疗患者,必要时暂停接收新患者。

（二）新生儿病房医院感染监测

1. 新生儿病房　（包括新生儿重症监护室）发生在新生儿病房或新生儿重症监护室的医院感染。

2. 监测对象　新生儿病房或新生儿重症监护室进行观察、诊断和治疗的新生儿。

3. 监测内容

（1）基本资料:住院号、姓名、性别、天数、出生体重。

（2）医院感染情况:感染日期、感染诊断、感染与侵入性操作相关性(脐或中心静脉插管、使用呼吸机)、医院感染培养标本名称、送检日期、检出病原体名称、药物敏感结果。

（3）新生儿日志:按新生儿体重每日记录新住进新生儿数、住院新生儿脐或中心静脉插管及使用呼吸机新生儿数。

4. 监测方法

（1）采用主动监测,也可专职人员监测与临床医务人员报告相结合。

（2）新生儿发生感染时填写医院感染病例登记表。

（3）填写新生儿病房日志和月报表。

5. 资料分析

（1）日感染发病率

$$新生儿日感染发病率 = \frac{不同出生体重组感染新生儿数}{不同出生体重总住院日数} \times 1\,000‰$$

（2）器械使用相关感染发病率

$$新生儿血管导管相关血流感染发病率 = \frac{不同出生体重组中心静脉插管血流感染新生儿数}{不同出生体重组新生儿中心静脉插管日数}$$

$$\times 1\,000‰$$

$$呼吸机相关肺炎发病率 = \frac{不同出生体重组使用呼吸机新生儿肺炎人数}{不同出生体重组新生儿使用呼吸机日数} \times 1\,000\text{‰}$$

6. **总结和反馈** 结合历史同期资料进行总结分析,提出监测中发现的问题,报告医院感染管理委员会,并向临床科室反馈监测结果和建议。

(三) 手术部位医院感染监测

1. **监测对象** 被选定监测手术的所有择期和急诊手术患者。

2. **监测内容**

(1) 基本资料:监测月份、住院号、科室、床号、姓名、性别、年龄、调查日期、疾病诊断、切口类型(清洁切口、清洁—污染切口、污染切口)。

(2) 手术资料:手术日期、手术名称、手术腔镜使用情况、手术持续时间、手术切口清洁度、围手术期抗菌药物使用情况、手术医师。

(3) 手术部位感染资料:感染日期与诊断、病原体。

3. **监测方法**

(1) 采用主动的监测方法,也可专职人员监测与临床医务人员报告相结合,住院监测与出院监测相结合。

(2) 每例监测对象应填写手术部位感染监测登记表。

4. **资料分析**

(1) $手术部位感染发病率 = \dfrac{指定时间内某种手术患者手术部位感染数}{指定时间内某种手术患者数} 100\%$

(2) $某危险指数手术感染发病率 = \dfrac{指定手术该危险指数患者手术部位感染数}{指定手术某危险指数患者手术数} \times 100\%$

5. **总结和反馈** 结合历史同期资料进行总结分析,提出监测中发现的问题,报告医院感染管理委员会,并向临床科室反馈监测结果和建议。

(四) 医院感染患病率调查

1. **调查对象** 指定时间段内所有住院患者。

2. **调查内容**

(1) 基本资料:监测月份、住院号、科室、床号、姓名、性别、年龄、调查日期、疾病诊断、切口类型(清洁切口、清洁—污染切口、污染切口)。

(2) 医院感染情况:感染日期、感染诊断、医院感染危险因素(动静脉插管、泌尿道插管、使用呼吸机、气管插管、气管切开、使用肾上腺糖皮质激素、放射治疗、抗肿瘤化学治疗、免疫抑制剂)及相关性、医院感染培养标本名称、送检日期、检出病原体名称。

(3) 按科室记录应调查人数与实际调查人数。

3. **调查方法**

(1) 应制定符合本院实际的医院感染患病率调查计划,培训调查人员。

(2) 应以查阅运行病历和床旁调查患者相结合的方式调查。

(3) 填写医院感染患病率调查表。

(4) 病区填写床旁调查表。

4. **资料分析**

(1) $医院感染患病率 = \dfrac{同期存在新旧医院感染例数}{观察期间实际调查住院患者人数} \times 100\%$

（2）实查率＝$\dfrac{实际调查住院患者数}{应调查住院患者数}×100\%$

5. 总结和反馈　结合历史同期资料进行总结分析，提出调查中发现的问题，报告医院感染管理委员会，并向临床科室反馈调查结果和建议。

（五）临床抗菌药物使用调查

1. 目的　调查抗菌药物使用情况，促进抗菌药物的临床合理应用，预防耐药菌的产生。

2. 调查对象　患者的住院（出院）病历和门诊处方。

3. 调查内容

（1）基本资料：调查日期、住院号、科室、床号、患者姓名、性别、年龄、疾病诊断、切口类型（清洁切口、清洁—污染切口、污染切口）。

（2）使用抗菌药物资料：感染诊断（全身感染、局部感染、无感染），用药方式（全身、局部），用药目的（治疗用药、预防用药、预防加治疗用药），联合用药（二联、三联、四联及以上），细菌培养结果，使用抗菌药物名称，使用日剂量，用药天数，给药途径（口服、肌内注射、静脉注射或静脉滴注等）。

4. 调查方法

（1）可采用普查和抽样调查方法，调查某日或某时间段住院（出院）抗菌药物使用情况。

（2）采用专职人员与临床医师和临床药师共同调查出院病历、运行病历或门诊处方。

5. 资料分析

（1）出院患者抗菌药物使用率＝$\dfrac{使用抗菌药物患者数}{调查患者数}×100\%$

（2）住院患者抗菌药物使用率＝$\dfrac{使用抗菌药物患者数}{调查患者数}×100\%$

（3）治疗使用抗菌药物构成比＝$\dfrac{治疗使用抗菌药物患者数}{总使用抗菌药物患者数}×100\%$

（4）预防使用抗菌药物构成比＝$\dfrac{预防性使用抗菌药物患者数}{总使用抗菌药物患者数}×100\%$

（5）门诊处方抗菌药物使用率＝$\dfrac{使用抗菌药物处方数}{调查处方数}×100\%$

6. 总结和反馈　抗菌药物调查资料应及时进行总结和反馈，对抗菌药物临床应用中存在的问题，提出解决办法，实施后再进行评价。

（六）细菌耐药性监测

1. 细菌耐药性监测　监测临床分离细菌耐药性发生情况，包括临床上一些重要的耐药细菌的分离率，如 MRSA、耐万古霉素肠球菌（VRE）和泛耐药的铜绿假单胞菌（PDR-PA），广谱β-内酰胺酶（ESBLS）的革兰阴性细菌等。

2. 监测调查对象　临床标本分离的病原菌。

3. 监测内容　细菌、抗菌药物、药物敏感结果。

4. 监测方法　统计、分析微生物室分离的细菌和药物敏感结果。

5. 资料分析

（1）不同病原体的构成比。

（2）主要革兰阳性细菌的构成比及对抗菌药物的耐药率。

（3）主要革兰阴性细菌的构成比及对抗菌药物的耐药率。

（4）MRSA 占金黄色葡萄球菌的构成比及分离绝对数，对抗菌药物的耐药率。

（5）PDR－PA 的构成比及绝对分离数。

（6）VRE 占肠球菌属细菌的构成比及分离绝对数，对抗菌药物的耐药率。

（7）革兰阴性细菌 ESBLs 的构成比及分离绝对数，对抗菌药物的耐药率。

6. 总结和反馈　结合以往资料总结并公布监测结果，向临床医师和医院药事管理机构反馈。

（金秀侠　徐　莉）

第二节　医院环境卫生学监测

医院应按国家相关规定对手术室、化验室、供应室、治疗室、换药室等重点部门进行环境卫生学的监测。当有医院感染流行，怀疑与医院环境卫生学因素有关时，应及时进行监测。

一、空气监测

1. 监测方法　平板暴露法。

2. 培养基　普通营养琼脂平板配制方法：称取普通营养琼脂粉 41 g 加于适当三角烧瓶中，加入 1 000 ml 冷蒸馏水中，混合放置 20 min，隔石棉铁丝网用微火煮沸，使完全溶解，封口；于高压锅内 121℃灭菌 15 min；待冷却至 46℃左右，以无菌手续倾注平板（直径 9 cm）使其厚度 4 mm 左右；待凝固，冷却至室温放 4℃冰箱备用。

3. 采样时间　在消毒处理后，操作前进行采样。

4. 采样方法

（1）布点方法：室内面积≤30 m^2，设内、中、外对角线 3 点内、外点布点部位距墙壁 1 m 处。室内面积＞30 m^2，设四角及中央 5 点，4 角的布点部位距墙壁 1 m 处。

（2）采样：穿隔离衣、戴工作帽和口罩进入被检房间；将普通营养琼脂平板放在室内各采样点处，采样高度为距地面 1.5 m，采样时将平板盖打开，扣于平板旁，暴露 5 min，盖好立即送检。

5. 检测方法　将采样后的平板置 37℃温箱培养 48 h，计数菌落数，并分离致病菌。

6. 结果计算　空气细菌总数（cfu/m^3）＝157×N（N 为各平板内平均菌落数）。

7. 结果判定

（1）洁净手术部（室）和其他洁净场所，空气中的细菌菌落总数要求应遵循 GB50333。

（2）非洁净手术部（室）、非洁净骨髓移植病房、产房、导管室、新生儿室、器官移植病房、烧伤病房、重症监护病房、血液病病区空气中的细菌菌落总数≤4 cfu/（15 min·直径 9 cm 平皿）。

（3）儿科病房、母婴同室、妇产科检查室、人流室、治疗室、注射室、换药室、输血科、消毒供应中心、血液透析中心（室）、急诊室、化验室、各类普通病室、感染疾病科门诊及其病房空气中的细菌菌落总数≤4 cfu/（5 min·直径 9 cm 平皿）。

8. 结果报告　以实际测得的细菌数报告。检出致病菌的，待做出细菌菌名鉴定及药物敏感试验结果,定期向医院控制感染委员会报告情况。

二、物体表面监测

1. 监测方法　涂抹法。

2. 培养基　普通营养琼脂平板。

3. 其他试剂　6.5%硫代硫酸钠生理盐水溶液:配制方法同上,每管装 10 ml,灭菌棉拭子。

4. 采样时间　在消毒处理后进行采样。

5. 采样方法　采样人穿工作服、戴工作帽和口罩采样点。用 10 cm×10 cm 灭菌规格板,放在被检物体表面,用浸有 6.5%硫代硫酸钠生理盐水灭菌溶液的棉拭子,在规格板内横竖往返均匀涂抹 5 次,并随之转动棉拭子,剪去手接触的部分,将棉拭子投入盛有 6.5%硫代硫酸钠生理盐水灭菌溶液中,做好标记,立即送检。门把手等不规则的物体表面,用棉拭子直接涂抹采样。

6. 监测方法

(1) 超净工作台台面用 1 000 mg/L 有效氯消毒剂擦拭消毒,开紫外线照射 30 min。

(2) 样管于混旋仪上混匀 2 min。

(3) 以无菌操作方法,用无菌吸管吸取上述溶液 0.2 ml,滴于普通贫营养琼脂平板,用接种环均匀涂抹于整个平板,每份样品同时做 2 个平行样,一平板置于 20℃培养 7 d,观察念珠菌生长情况;另一个平板置于 35℃培养 48 h 计数菌落数。

7. 结果计算

细菌数(cfu/cm²)＝平板上菌落数×稀释倍数(10)÷采样面积(cm²)

$$＝平板上菌落数×10÷100(cm²)$$

$$＝平板上菌落数×0.1$$

小型物体表面的结果计算用(cfu/件)表示:

＝平板上菌落数×稀释倍数(10)

＝平板上菌落数×10

8. 结果判断

(1) 洁净手术部、其他洁净场所,非洁净手术部(室)、非洁净骨髓移植病房、产房、导管室、新生儿室、器官移植病房、烧伤病房、重症监护病房、血液病病区等;物体表面细菌菌落总数≤5 cfu/cm²。

(2) 儿科病房、母婴同室、妇产科检查室、人流室、治疗室、注射室、换药室、输血科、消毒供应中心、血液透析中心(室)、急诊室、化验室、各类普通病室、感染疾病科门诊及其病房等;物体表面细菌菌落总数≤10 cfu/cm²。

9. 结果报告　以实际测得的细菌数报告。检出致病菌的,待做出细菌菌名鉴定及药物敏感试验结果,定期(至少每季)向医院控制感染委员会报告情况。

三、医护人员手监测

1. 监测方法　涂抹法。

2. 培养基　普通营养琼脂平板:配制方法同上。

3. 其他试剂　6.5%硫代硫酸钠生理盐水溶液:配制方法同上,每管装 10 ml。灭菌棉拭子。

4. 采样时间　在消毒后立即采样。

5. 采样方法　采样人穿工作服、戴工作帽和口罩进入采样点。被检人手 5 指并拢,用 5 cm×5 cm灭菌规格板放在并拢手指靠指端,用浸有 6.5%硫代硫酸钠生理盐水灭菌溶液的棉拭子,在规格板内沿手指方向往返均匀涂抹 2 次,并随之转动棉拭子,剪去手接触的部分,将棉拭子投入盛有 6.5%硫代硫酸钠生理盐水灭菌溶液中,做好标记,立即送检。

6. 监测方法

(1) 超净工作台台面用 1 000 mg/L 有效氯消毒剂擦拭消毒;开紫外线照射 30 min。

(2) 采样管于混旋仪上混匀 2 min。

(3) 以无菌手续,用无菌吸管吸取上述溶液 0.2 ml,滴于普通贫营养琼脂平板,用接种环均匀涂抹于整个平板,每份样品同时做 2 个平行样,一平板置于 20℃培养 7 d,观察念珠菌生长情况;另一个平板置于 35℃培养 48 h 计数菌落数。

7. 结果计算

$$细菌数(cfu/cm^2)=平板上菌落数×稀释倍数(10)÷采样面积(cm^2)$$
$$=平板上菌落数×10÷25(cm^2)=平板上菌落数×0.4$$

8. 结果判断

(1) 卫生手消毒,监测的细菌菌落总数应≤4 cfu/cm²。

(2) 外科手消毒,监测的细菌菌落总数应≤4 cfu/cm²。

9. 结果报告　以实际测得的细菌数报告。检出致病菌的,待做出细菌菌名鉴定及药物敏感试验结果,定期(至少每季)向医院控制感染委员会报告情况。

第三节　消毒灭菌效果监测

一、压力蒸汽灭菌效果监测

压力蒸汽灭菌是湿热灭菌,即为饱和蒸汽在规定压力温度下,对被灭菌物品作用规定时间,使之达到无菌状态。

(一)满足压力蒸汽灭菌效果的条件

1. 压力蒸汽灭菌器　器件良好,运行正常。

2. 蒸汽　有良好的饱和蒸汽(含水量<5%)。

3. 包装要求

(1) 正确包装:灭菌时能排除空气使蒸汽穿透,灭菌后能防止微生物进入,防止污染,包装大小符合规定。

(2) 包装材料:透气性好但不能透过微生物,常用脱脂棉布、专用包装纸、带通气孔的器具,不可用无通气孔的铝饭盒和搪瓷桶等。外科器械包和敷料包体积不得超过 30 cm×30 cm×25 cm,预真空灭菌器内物品包体积可以是 30 cm×30 cm×50 cm,物品包捆扎不能过紧,包内放指示卡,包外贴指示胶带。

4. 合理的摆放　物品包摆放原则:小包放下层、大包放上层,金属盘、盆、碗等处于竖立位置,玻璃瓶和管状物应开口向下或侧放,所有物品包都应该竖放、包与包之间留有空隙,最好将物品包放于铁丝筐内,物品包不能贴靠灭菌柜壁。

5. 灭菌物品的装量　不得超过柜内容积的80%,预真空灭菌器亦不得超过90%。

6. 满足灭菌剂量(温度和时间)　压力蒸汽灭菌器的灭菌剂量是:T(温度℃)×h(时间分钟)。下排式压力蒸汽灭菌器:温度为121℃,灭菌时间>20 min(根据灭菌材料种类不同而不同,如包裹为40 min)预真空和脉动真空压力蒸汽灭菌温度为132℃,灭菌时间4～5 min。

(二) 各种压力蒸汽灭菌器灭菌效果监测

压力蒸汽灭菌器灭菌效果监测方法:

1. 工艺监测

(1) 冷空气测试纸:(B-D试纸),用于监测预真空和脉动真空压力蒸汽灭菌器内是否残留冷空气,冷空气是否排除。在灭菌之前测试,不指示灭菌合格与否。

监测时机:一是用于新灭菌柜安装调试之后或灭菌器维修之后;二是用于每天灭菌器使用之前。

(2) 操作方法:①准备标准试验包,由脱脂棉布叠成25 cm×25 cm×30 cm,重量4～5 kg;②将1张B-D试纸放于包的中层,包好放于灭菌器底部靠前端;③按照正常灭菌程序运行,在134℃维持3.5～4 min;测试结束,取出B-D试纸观察色条颜色变化。结果判定:若为均匀一致变色,即说明排除冷空气性能良好;反之若变色不均匀,有浅颜色区说明灭菌器内存在冷空气团。

2. 化学监测

(1) 监测原理:①化学指示剂系将某些热敏物质与辅料配制成印墨印制在特殊纸上制作而成,印墨的印记在饱和压力蒸汽下规定的温度、作用至规定的时间,印记(色块)颜色变至达到标准色(国内制作的标准色块多为黑色或灰黑色),间接指示压力蒸汽灭菌基本条件得到满足,表示灭菌合格。②化学指示剂色块变色标准的设计是根据生物指示剂芽孢的耐热参数制定而成,即下排气压力蒸汽灭菌化学指示卡在121℃饱和蒸汽下作用20 min,色块变至标准色;预真空压力蒸汽灭菌化学指示卡在132℃饱和蒸汽下作用3 min,色块变至标准色;时间不足即已变成标准色或超过时间仍达不到标准色均不符合标准。

(2) 适用范围:①121℃压力蒸汽灭菌化学指示卡:专用于下排气式压力蒸汽灭菌效果监测。②132℃压力蒸汽灭菌化学指示卡:专用于预真空或脉动真空压力蒸汽灭菌效果监测。③压力蒸汽灭菌指示胶带:用于贴封灭菌包,指示该物品包是否经过灭菌处理,作为灭菌标识物而不表示灭菌是否合格。

(3) 使用方法和结果判断:①化学指示卡和指示胶带作为日常监测使用,方便快速。②化学指示卡作为灭菌指示剂放于灭菌包中心,勿将指示卡色块与金属物品和玻璃直接接触,以免被冷凝水浸湿,影响变色。③化学指示卡胶带贴于包外,可作为封包捆扎和灭菌处理标志,每包贴3～5条,每条10 cm左右。④领取灭菌包时首先查验指示胶带是否变色,变成黑色即表示此包经过灭菌处理。⑤在使用灭菌包时,打开包首先观察化学指示卡色块变色情况,变色达到标准色块表示可以使用,否则更换并查找原因。

(4) 注意事项:①选用合格指示剂,灭菌监测用指示器材是关键性器材,必须选用国家级批准的有效期内的卫消准字号卫生许可证产品,指示卡应印有标准色块作为参照物,以避免人为判断误差。②合理使用指示器材,指示器材不能混用,不可相互代替,严格按照指示的用途使用。③正确分析检测结果,当发现指示器材变色不合格时,要认真分析原因,切不可随便下结论;灭菌处理后指示色块出现花白点并有水浸湿痕,可能是被冷凝水或蒸汽含水量过高浸湿,若色块均匀变浅未达到标准色则可能为其他因素致灭菌失败。④每次用过的指示卡应标明日期,保存备查。

3. 生物监测　生物监测是指用国际标准抗力的细菌芽孢制成的干燥菌片或由菌片和培养基组成的管,即生物指示剂(biological Indicator,BL)进行的监测。通过生物指示剂是否全部被杀灭来判断灭菌物品包内各种微生物是否完全被杀灭,所以生物监测是判断灭菌效果的直接指标,因而属于裁定性监测。

(1) 生物指示剂标准如下。

① 标准菌株:国际标准菌株为嗜热脂肪杆菌芽孢(ATCC 7953& SSIK31)。

② 制作标准:用标准方法培养制备的芽孢悬液,均匀定量沾染在 0.5 cm×2.0 cm 的专用滤纸片上,芽孢含量为 $5×10^5～5×10^6$ cfu/片。

③ 抗力标准:在 121℃饱和压力蒸汽条件下,存活时间(ST)≥3.9 min、杀灭时间(KT)≤19 min、D 值为 1.3～1.9 min。

(2) 生物指示剂使用方法如下。

① 生物指示剂在灭菌器内布放:用标准检测包(25 cm×25 cm×30 cm)或使用中的敷料包,将生物指示剂菌片或菌管放于包的中心包好,手提式灭菌器可在下部放 1 个包、<0.5 m³ 卧式或立式灭菌器内需在上、中、下、中央各放 1 个包、>0.5 m³ 灭菌器内需将 5 个包分别放于上层和中层的中央部位及下层前中后部位。

② 标本取样:各包在灭菌处理之后,应将灭菌包送回无菌室内在无菌操作条件下取出菌片接种于溴甲酚紫恢复培养管内,于56℃条件下培养 24 h 观察初步结果,连续培养 1 周观察最终结果;生物指示剂菌管可以在现场或实验室内取出挤碎管内安瓿让培养液浸透菌片,置于56℃条件下培养 48 h 观察结果。

③ 结果判定:溴甲酚紫培养液可因细菌生长繁殖而使其 pH 值发生改变从而使溴甲酚紫指示剂颜色发黄。所以,当培养液颜色变黄时即表示有菌生长为阳性,判定为灭菌不合格;若培养后培养液仍为紫色者表示无菌生长为阴性,判定为灭菌合格;但阳性对照必须有菌生长。

④ 监测频率:依据医院消毒供应中心清洗消毒及灭菌效果监测标准(WS 310.3—2009),生物监测应每周监测 1 次。

(3) 注意事项如下。

① 注意无菌操作:使用菌片进行监测首先要注意无菌操作,以免发生二次污染而出现假阳性;其次是自制培养基注意配方标准、pH 值适当、灭菌合格。

② 培养温度:培养温度必须满足,嗜热脂肪肝菌最适合生长温度为55℃～65℃范围,容易出现的问题经常是培养温度不够,生长不好,甚至阳性对照亦不变颜色。判断结果注意仔细观察,有时培养管刚从培养箱内取出呈灰色,不易观察,可以待其冷却时再观察。

二、灭菌物品监测

1. 监测方法　常规检测方法。

2. 培养基　增菌肉汤:按常规方法配制,分装 50 ml 三角烧瓶内每瓶 40～50 ml,高压灭菌,待恢复室温后,放 4℃冰箱备用(可用血液增菌肉汤代替)。

3. 采样时间　在灭菌处理后,存放有效期内。

4. 采样方法　穿工作服、戴工作帽和口罩进入采样点。

(1) 缝合针、注射针头、手术刀片等小件医疗器械,用无菌方法各取 5 只盛入灭菌的培养皿中,待检。

(2) 菌方法从储槽的不同部位如左上边、中间、右下边取 2～3 个盛入灭菌的培养皿中,待检。

(3) 敷料等较大块的物品随机用无菌方法采取 2～3 块盛入较大灭菌的培养皿中,待检。

(4) 注射器随机抽取 2～3 个连同包装一起采集,待检。

(5) 各种包如:产包、胸穿包、骨穿包、导尿包等随机抽取 2～3 个,待检。

5. 检测方法

(1) 超净工作台台面用 1 000 mg/L 有效氯消毒剂擦拭消毒;开紫外线照射 30 min。

(2) 以无菌菌方法,将小件医疗器械、小棉球等直接投入上述增菌肉汤中;敷料等较大块的物品,用灭菌剪、镊,剪取 1 cm×2 cm 的条块 2～3 块投入上述增菌肉汤中;注射器直接抽吸上述增菌肉汤 3～5 次;各种包则各取包内小件物品或棉球敷料按上述方法进行接种。进行各种物品接种的同时分别作好标记。

(3) 将上述各接种好的物品,放入 37℃培养箱培养 48 h,观察结果。

6. 结果判断　各培养瓶中无变色、变混浊为无菌生长,表示合格。变无色或变混浊者为有菌生长,表示不合格。

7. 结果报告　合格者报告:无细菌生长;不合格者报告:有细菌生长。

三、消毒液监测

1. 监测方法　涂抹法。

2. 培养基　普通营养琼脂平板。配制方法同上。

3. 中和试剂　6.5%硫代硫酸钠生理盐水溶液:

配制方法:称取分析纯硫代硫酸钠 32.5g,加入生理盐水 500 ml 中,混匀溶解,分装于 20 mm×150 mm 试管,每管 9 ml;各管加塞,每 10 管捆成一捆;放入高压锅,勿使倾倒,121℃灭菌15 min;待压力自然回降大气压,开锅取出,待自然回降至室温放 4℃冰箱备用。

4. 监测消毒剂范围　含氯、碘的使用中消毒剂染菌量测定。

5. 采样时间　使用中消毒液在有效期内。

6. 采样方法　采样人采样前穿工作服、戴工作帽和口罩进入采样点;用无菌吸管吸取消毒液 1 ml,以无菌手续加入到 9 ml 6.5%硫代硫酸钠生理盐水灭菌溶液中。

7. 监测方法

(1) 超净工作台台面用 1 000 mg/L"84"消毒剂擦拭消毒;开紫外线照射 30 min。

(2) 将采样管于混旋仪上混匀 2 min。

(3) 以无菌手续,用无菌吸管吸取上述溶液 0.2 ml,滴于普通贫营养琼脂平板,用接种环均匀涂抹于整个平板,每份样品同时做 2 个平行样,一平板置于 20℃培养 7 d,观察念珠菌生长情况;另一个平板置于 35℃培养 72 h 计数菌落数。

8. 结果计算　消毒液染菌量(cfu/ml)＝平板上的菌落平均数×50。

9. **结果判断** 使用中灭菌用消毒液：无菌生长；使用中皮肤黏膜消毒液染菌量：≤10 cfu/ml，其他使用中消毒液染菌量≤100 cfu/ml。

10. **结果报告** 以实际测得的细菌数报告。

检出致病菌的，待做出细菌菌名鉴定及药物敏感试验结果，定期（至少每季）向医院控制感染委员会报告情况。

11. **注意事项** 采样后4 h内检测。

四、紫外线消毒效果监测

1. **适用范围** 紫外线消毒灯和紫外线消毒器用于室内空气、物体表面和水及其他液体的消毒。

（1）消毒使用紫外线应选用波长范围200～275 nm之间，杀菌作用最强的波段是250～270 nm，消毒用的紫外线光源必须能够产生辐照值达到国家标准的杀菌紫外线灯。

（2）制备紫外线消毒灯，应采用等级品的石英玻璃管，以期得到满意的紫外线辐照强度。

（3）紫外线消毒灯可以配用对紫外线反射系数高的材料制成反射罩。

（4）要求用于消毒的紫外线灯在电压为220 V、环境相对湿度为60%、温度为20℃时，辐射的253.7 nm紫外线强度（使用中的强度）不得低于70 μW/cm^2（普通30 W直管紫外线灯在距灯管1 m处测定，特殊紫外线灯在使用距离处测定，使用的紫外线测强仪必须经过标定，且在有效期内，使用的紫外线强度监测指示卡应取得卫生许可批件，并在有效期内使用。

（5）紫外线灯使用过程中其辐照强度逐渐降低，故应定期测定消毒紫外线的强度，一旦降到要求的强度以下时，应及时更换。

（6）紫外线消毒灯的使用寿命，即由新灯的强度降低到70 μW/cm^{2}的时间（功率≥30 W），或降低到原来新灯强度的70%（功率＜30 W）的时间，应不低于1 000 h。紫外灯生产单位应提供实际使用寿命。

2. **紫外线消毒器消毒形式**

（1）紫外线空气消毒器：采用低臭氧紫外线杀菌灯制造，可用于有人条件下的室内空气消毒。

（2）紫外线表面消毒器：采用低臭氧高强度紫外线杀菌灯制造，以使其能快速达到满意的消毒效果。

（3）紫外线消毒箱：采用高臭氧高强度紫外线杀菌灯或直管高臭氧紫外线灯制造，一方面利用紫外线和臭氧的协同杀菌作用，另一方面利用臭氧对紫外线照射不到的部位进行消毒。

3. **适用范围及条件**

（1）紫外线可以杀灭各种微生物，包括细菌繁殖体、芽孢、分枝杆菌、病毒、真菌、立克次体和支原体等，凡被上述微生物污染的表面，水和空气均可采用紫外线消毒。

（2）紫外线辐照能量低，穿透力弱，仅能杀灭直接照射到的微生物，因此消毒时必须使消毒部位充分暴露于紫外线。

（3）用紫外线消毒纸张、织物等粗糙表面时，要适当延长照射时间，且两面均应受到照射。

（4）紫外线消毒的适宜温度范围是20～40℃，温度过高过低均会影响消毒效果，可适当延长消毒时间，用于空气消毒时，消毒环境的相对湿度＜80%为好，否则应适当延长照射时间。

（5）用紫外线杀灭被有机物保护的微生物时，应加大照射剂量。空气和水中的悬浮粒子也可影响消毒效果。

4. 使用方法

（1）对物品表面的消毒。

① 照射方式：最好使用便携式紫外线消毒器近距离移动照射，也可采取紫外灯悬吊式照射。对小件物品可放紫外线消毒箱内照射。

② 照射剂量和时间：不同种类的微生物对紫外线的敏感性不同，用紫外线消毒时必须使用照射剂量达到杀灭目标微生物所需的照射剂量。

（2）对室内空气的消毒。

① 间接照射法：首选高强度紫外线空气消毒器，不仅消毒效果可靠，而且可在室内有人活动时使用，一般开机消毒 30 min 即可达到消毒合格。

② 直接照射法：在室内无人条件下，可采取紫外线灯悬吊式或移动式直接照射。采用室内悬吊式紫外线消毒时，室内安装紫外线消毒灯（30 W 紫外灯，在 1.0 m 处的强度＞70 μW/cm²）的数量为平均每立方米不少于 1.5 W，照射时间不少于 30 min。

（3）对水和其他液体的消毒，可采用水内照射或水外照射，采用水内照射法时，紫外光源应装有石英玻璃保护罩，无论采取何种方法，水层厚度均应＜2 cm，根据紫外光源的强度确定水流速度。消毒后水必须达到国家规定标准。

5. 注意事项

（1）在使用过程中，应保持紫外线灯表面的清洁，一般每两周用乙醇棉球擦拭一次，发现灯管表面有灰尘、油污时，应随时擦拭。

（2）用紫外线灯消毒室内空气时，房间内应保持清洁干燥，减少尘埃和水雾，温度＜20℃或＞40℃，相对湿度＞60％时应适当延长照射时间。

（3）用紫外线消毒物品表面时，应使照射表面受到紫外线的直接照射，且应达到足够的照射剂量。

（4）不得使紫外线光源照射到人，以免引起损伤。

（5）紫外线强度计至少 1 年标定 1 次。

6. 紫外线灯管辐照度值的测定

（1）检测方法

① 紫外线辐照计测定法：开启紫外线灯 5 min 后，将测定波长为 253.7 nm 的紫外线辐照计探头置于被检紫外线灯下垂直距离 1 m 的中央处，待仪表稳定后，所示数据即为该紫外线灯管的辐照度值。

② 紫外线强度照射指示卡监测法：开启紫外线灯 5 min 后，将指示卡置紫外灯下垂直距离 1m 处，有图案一面朝上，照射 1 min（紫外线照射后，图案正中光敏色块由乳白色变成不同程度的淡紫色），观察指示卡色块的颜色，将其与标准色块比较，读出照射强度。

（2）结果判定：普通 30 W 直管型紫外线灯，新灯辐照强度≥90 μW/cm² 为合格；使用中紫外线灯辐照强度≥70 μW/cm² 为合格；30 W 高强度紫外线新灯的辐照强度≥180 μW/cm² 为合格。

（3）注意事项：测定时电压（220±5）V，温度 20～25℃，相对湿度＜60％，紫外线辐照计必须在计量部门检定的有效期内使用；指示卡应获得卫生许可批件，并在有效期内使用。

五、干热灭菌效果监测

1. 指示菌株 枯草杆菌黑色变种芽孢（ATCC 9372），菌片含菌量为 5.0×10^5 cfu/片～5.0×10^6 cfu/片。其抗力应符合以下条件：在温度（160 ± 2）℃时，其 D 值为 $1.3 \sim 1.9$ min，存活时间≥3.9 min，死亡时间≤19 min。

2. 检测方法 将枯草杆菌芽孢菌片分别装入灭菌中试管内（1 片/管）。灭菌器与每层门把手对角线内、外角处放置 2 个含菌片的试管，试管帽置于试管旁，关好柜门，经一个灭菌周期后，待温度降至 80℃时，加盖试管帽后取出试管。在无菌条件下，加入普通营养肉汤培养基（5 ml/管），以（36 ± 1）℃培养 48 h，观察初步结果，无菌生长管继续培养至第 7 天。

3. 结果判定 若每个指示菌片接种的肉汤管均澄清，判为灭菌合格；若指示菌片之一接种的肉汤管混浊，判为不合格；对难以判定的肉汤管，取 0.1 ml 接种于营养琼脂平板，用灭菌 L 棒涂匀，放（36 ± 1）℃培养 48 h，观察菌落形态，并做涂片染色镜检，判断是否有指示菌生长，若有指示菌生长，判为灭菌不合格；若无指示菌生长，判为灭菌合格。

六、内镜消毒灭菌效果监测

1. 常规监测

（1）消毒剂浓度必须每日定时监测并做好记录，保证消毒效果。使用的消毒剂在有效期内。

（2）消毒后的内镜每季度进行生物学监测并做好记录。灭菌后的内镜每月进行生物学监测并做好记录。

2. 微生物监测

（1）采样时间：消毒、灭菌后，使用前。

（2）采样方法：监测采样部位为内镜的内腔面，用无菌注射器抽取 10 ml 含相应中和剂的缓冲液，从待检内镜活检口注入，用 15 ml 无菌试管从活检出口收集，及时送检，2 h 内检测。

（3）检测方法：将送检液用漩涡器充分震荡，取 0.5 ml，加入 2 只直径 90 mm 无菌平皿，每个平皿分别加入已经熔化的 450～480℃营养琼脂 15～18 ml，边倾注边摇匀，待琼脂凝固，于 350℃培养 48 h 后计数。

$$细菌菌落数/镜＝2 个平皿菌落数平均值 \times 20$$

（4）致病菌检测：将送检液用漩涡器充分震荡，取 0.2 ml 分别接种于 90 mm 血平皿、中国蓝平皿和 SS 平皿，均匀涂布，350℃培养 48 h，观察有无致病菌生长。

（5）结果判断：消毒后的内镜细菌总数＜20CFU/件，不能检出致病菌为合格，灭菌后内镜无菌检测为合格。

七、血液透析液以及透析用水监测

（一）透析用水微生物监测

1. 检测方法 用无菌注射器吸取透析用水 2～3 ml，放入无菌试管，检测时视透析用水污染程度分别取原液或 10 倍稀释 0.5 ml 放入 2 个灭菌平皿内，450～480℃的营养琼脂 15～18 ml，边倾注边摇匀，待琼脂凝固，将平板置于 37℃培养 24 h，计数并鉴定细菌。

透析用水细菌总数(cfu/ml)＝2 个平板上的菌落总数×稀释倍数

2. 评价标准 透析用水细菌菌落总数≤200 cfu/mL 为合格,每月监测 1 次,监测结果超过参考标准时,必须复查。怀疑或确定患者在透析中有热原反应和菌血症,应随时监测。

(二) 透析用水内毒素监测

1. 检测方法 半定量测定—凝胶法、定量测定。

2. 评价标准 内毒素含量≤2 cfu/mL,每 3 个月检测 1 次。

(三) 透析液监测

(1) 酸液(A 液)夏季配置 1 次使用不超过 3～5 d,碱液(B 液)现用现配。

(2) 透析液的采集可采进入透析器的透析液,也可采集离开透析器的透析液。

(3) 检测方法与透析用水相同,透析液细菌总数≤2 000 cfu/mL,每月监测 1 次。

(4) 疑有透析液污染或发生严重感染病例时,应增加采样点,如原水口、反渗水出口、储水箱出口、透析液配比机、浓缩透析液等。

(金士萍 吕克梅)

第十章

医院感染预防与控制

预防和控制医院感染是保障患者安全,提高医疗质量以及维护医务人员职业健康的一项重要工作,依照《医院感染管理办法》和有关国家的法律法规,医院必须加强重点部门及重点部位感染管理,不断提高医务人员对预防和控制医院感染的认识和职业暴露的防护意识,从而减少医院感染的发生。

第一节 常见的医院感染

一、常见的医院感染

1. **肺部感染** 肺部感染常发生在一些慢性严重影响患者防御机制的疾病,如癌、白血病、慢性阻塞性肺炎,或行气管切开术、安置气管导管等患者中。判断肺部感染主要依据临床表现和 X 线透视或照片,其发生率在医院感染中占 23.3%～42%。肺部感染对危重患者、免疫抑制状态患者及免疫力衰弱等患者的威胁性大,病死率可达 30%～50%。

2. **尿路感染** 患者在入院时没有尿路感染的症状,而在其住院期间 24 h 后出现症状(发热、排尿困难等),尿培养有细菌生长,或虽无症状,但尿标本中的白细胞计数在 10 个/ml 以上,细菌数 $> 10^5$/ml,都可判为尿路感染。据统计,我国尿路感染的发生率在医院感染中占 20.8%～31.7%,66%～86% 尿路感染的发生与导尿管的使用有关。

3. **伤口感染** 伤口感染包括外科手术及外伤性事件中的伤口感染,判断伤口感染主要看伤口及附近组织有无炎症反应或出现脓液,更确切是细菌培养。据统计,伤口感染发生率在医院感染中约占 25%。

4. **病毒性肝炎** 病毒性肝炎不仅在健康人中可以传染,在患者中更易传染。病毒性肝炎可分为甲型、乙型、丙型、丁型、戊型 5 种。

甲型肝炎和戊型肝炎的传染源是患者和无症状感染者,经消化道传染。患者排出带有病毒的粪便,未经消毒处理,污染了水源或食物,人们误食了未煮沸的水或未煮熟的食物而被传染,即粪—口传染。

乙型肝炎、丙型肝炎、丁型肝炎的传染源是患者和病毒携带者,病毒存在于血液及各种体液中,传染性血液可透过皮肤、黏膜的微小损害而感染,还可通过母婴垂直传播,或通过输注血液制品,密切性接触而传染。

5. **皮肤及其他部位感染** 患者在住院期间发生皮肤或皮下组织化脓、各种皮炎、压疮感染、菌血症、静脉导管及针头穿刺部位感染、子宫内膜感染、腹内感染等。

住院患者中凡有气管插管、多次手术或延长手术时间、留置导尿、应用化疗、放疗、免疫抑制剂者,以及老年病人,均应视为预防医院感染的重点对象。

二、医院感染的促发因素

1. **主观因素**　医务人员对医院感染及其危害性认识不足;不能严格地执行无菌技术和消毒隔离制度;医院规章制度不全,无健全的门急诊预检、分诊制度,住院部没有入院卫生处置制度,致使感染源传播。此外,缺乏对消毒灭菌效果的监测,不能有效地控制医院感染的发生。

2. **客观因素**

(1) 侵入性诊治手段增多:据统计,美国每年因使用医疗器械而发生感染者占医院感染的45%。如内镜、泌尿系导管、动静脉导管、气管切开、气管插管、吸入装置、脏器移植、牙钻、采血针、吸血管、监控仪器探头等侵入性诊治手段,不仅可把外界的微生物导入体内,而且损伤了机体的防御屏障,使病原体容易侵入机体。

(2) 使用可抑制免疫的治疗方法:因为治疗需要,使用激素或免疫抑制剂,接受化疗、放疗后,致使患者自身免疫功能下降而成为易感者。

(3) 大量抗生素的开发和普及:治疗过程中应用多种抗生素或集中使用大量抗生素,使患者体内正常菌群失调,耐药菌株增加,致使病程延长,感染机会增多。

(4) 易感患者增加:随着医疗技术的进步,过去某些不治之症可治愈或延长生存时间,故住院患者中慢性疾病、恶性疾病、老年病人所占比例增加,而这些患者对感染的抵抗力是相当低的。

(5) 环境污染严重:医院中由于传染源多,所以环境的污染也严重。其中,污染最严重的是感染患者的病房,厕所的污染也很严重,抽水马桶每抽一次水都可能激起大量微生物气溶胶。病区中的公共用品,如水池、浴盆、便器、手推车、拖布、抹布等,也常有污染。

(6) 对探视者未进行必要的限制:对探视者放松合理和必要的限制时,以致由探视者或陪住人员把病原菌带入医院的可能性增加。

第二节　医院感染的预防和控制

发生医院感染的原因虽然多种多样,但只要加强管理,采取行之有效的措施,将近 2/3 的医院感染是可预防的。

一、标准预防

(一) 标准预防概念

标准预防是将普遍预防和体内物质隔离的许多特点进行综合,认定患者血液,体液,分泌物,排泄物均具有传染性,需进行隔离,不论是否有明显的血迹污染或是否接触非完整的皮肤与黏膜。接触上述物质者必须采取防护措施。根据传播途径采取空气、飞沫、空气隔离,是预防医院感染成功而有效的措施,实施防护,防止疾病传播。

(二) 标准预防措施

1. **改进医院建筑与布局**　医院建筑布局合理与否对医院感染的预防至关重要。对传染病房、超净病房、手术室、监护室、观察室、探视接待室、供应室、洗衣房、厨房等,从预防感染角度来看,为防止细菌的扩散和疾病的蔓延,在设备与布局上都应有特殊的要求。

2. 严格执行规章制度　制度是人们长期工作实践中的经验总结和处理、检查各项工作的依据,包括消毒隔离制度、无菌技术操作规程及探视制度等。隔离旨在将污染局限在最小范围内,是预防医院感染最重要的措施之一。无菌操作规程是医护人员必须遵守的医疗法规,贯穿在各项诊疗护理过程中。每一个医护人员都应从医院感染、保护病人健康出发严格执行制度、常规及实施细则,并劝告患者与探视者共同遵守。

3. 做好安全防护

(1) 洗手:接触血液、体液、排泄物、分泌物后可能污染时,脱手套后,要洗手或使用快速手消毒剂洗手。

(2) 戴手套:当接触血液、体液、排泄物、分泌物及破损的皮肤黏膜时应戴手套;手套可以防止医务人员把自身手上的菌群转移给患者的可能性;手套可以预防医务人员变成传染微生物时的媒介,即防止医务人员将从患者或环境中污染的病原在人群中传播。在两个患者之间一定要更换手套,手套不能代替洗手。

(3) 面罩、护目镜和口罩:戴口罩及护目镜也可以减少患者的体液、血液、分泌物等液体的传染性物质飞溅到医护人员的眼睛、口腔及鼻腔黏膜。

(4) 隔离衣:穿隔离衣为防止被传染性的血液、分泌物、渗出物、飞溅的水和大量的传染性材料污染时才使用。脱去隔离衣后应立即洗手,以避免污染其他患者和环境。

(5) 处理被血液、体液、分泌物、排泄物污染的仪器设备时,要防止工作人员皮肤和黏膜暴露,工作服的污染,以致将病原微生物传播给患者和污染环境;需重复使用的利器,应放在防刺的容器内,以便运输、处理和防止刺伤;一次性使用的利器,如针头等放置在防刺、防渗漏的容器内进行无害化处理。

4. 消毒或灭菌处理　①对医院普通病房的环境、物体表面包括床栏、床边、床头桌、椅、门把手等经常接触的物体表面定期清洁,遇污染时随时消毒。②在处理和运输被血液、体液、分泌物、排泄物污染的被服、衣物时,要防止医务人员皮肤暴露、污染工作服和环境。③可重复使用的餐饮具应清洗、消毒后再使用,对隔离患者尽可能使用一次性餐饮具。④复用的衣服置于专用袋中,运输至指定地点进行清洗、消毒,并防止运输过程中的污染。

5. 医疗废物处理　应按照国家颁布的《医疗废物管理条例》及其相关法律法规进行无害化处理。

6. 隔离预防　对确诊或可疑感染了接触传播病原微生物如肠道感染、多重耐药菌感染、皮肤感染等的患者,在进行标准预防的基础上,还应采用接触传播隔离预防。

(1) 患者安置在单人隔离房间,无条件时可将同种病原体感染的患者安置于一室,限制患者的活动范围,减少转运,如必须转运时,应尽量减少对其他患者和环境表面的污染。

(2) 进入隔离病室接触患者包括接触患者的血液、体液、分泌物、排泄物等物质时,应戴手套,离开隔离病室前,接触污染物品后摘除手套,洗手或手消毒。

(3) 进入病室,从事可能污染工作服的操作时,应穿隔离衣;离开病室前,脱下隔离衣,按要求悬挂,或使用一次性隔离衣,用后按医疗废物管理要求进行处置。

(4) 隔离室应有隔离标志,并限制人员的出入,做好空气消毒,防止空气传播。

7. 加强清洁卫生工作　清洁卫生工作包括灰尘、污垢的擦拭和清除,也包括对蚊虫、苍蝇、蟑螂、鼠类等的防制。进行清洁卫生工作时,必须注意不要扬起灰尘,避免播散污染。医院内不应使用扫帚与掸子,拖布的头最好能卸下以便消毒。病房的清洁卫生工作,宜在污染后立即进行。其顺序应由污染较轻的病房开始,逐步进入污染较严重的区域,最后处理患者公共活动场所。医护人员工作地点亦应进行清洁卫生打扫。

8. 采取合理的诊断治疗方法　使用抗菌药要有的放矢,应用抑制免疫疗法要采取相应的保护措施,如先治疗慢性病灶防止自身感染,定期检查白细胞动态与其他监测,提供药物预防等。对易于将微生物引入体内的诊断治疗要切实做好消毒、灭菌工作,严格无菌技术操作。

9. 及时控制感染的流行　控制感染流行主要包括寻找传染来源与途径,采取相应的隔离与消毒措施。

10. 开展医院感染的监测工作　医院感染监测的目的是通过监测取得第一手资料,分析医院感染的原因,发现薄弱环节,为采取有效措施提供依据并通过监测来评价各种措施的效果。监测的主要内容包括环境污染监测、灭菌效果监测、消毒污染监测、特殊病房监测(如烧伤、泌尿科病房、手术室、监护室等)、菌株抗药性监测、清洁卫生工作监测、传染源监测、规章制度执行监测等。监测工作应作为常规,定期、定点、定项目地进行。对感染的记录要求详细具体,并以病房为单位定期统计分析。

11. 改善工作人员的卫生与健康条件　所有医院工作人员均应定期进行健康检查,若有不适或疑为传染性疾病,应立即报告,以便采取相应措施,并根据需要注射有关疫苗,必要时还可进行被动免疫或药物预防。

医护人员还应做好个人防护,一是防止将病菌传给自身或带出病房;二是防止将病菌传给病房内的易感者。个人防护中主要是穿戴个人防护装备(衣、帽、鞋、手套、口罩)以及洗手消毒。

二、其他预防

基于传播方式的隔离,对于确诊或可疑的传染患者在标准预防的基础上,采取的附加隔离预防,包括以下3种类型:

(一) 经空气传播疾病的预防

通过此种方式传播的疾病包括开放性/活动性肺结核、麻疹、风疹、水痘、肺鼠疫、肺性出血热等,在标准预防的基础上,还需采取以下隔离预防措施:

(1) 确诊或可疑感染患者应单间安置,无条件时相同病原微生物感染患者可同住一室。

(2) 尽可能避免转移患者,限制患者活动范围。必须运送时注意医务人员的防护;当患者病情允许时应戴医用防护口罩,尽可能减少病原微生物的传播。

(3) 加强通风设施和做好空气消毒。

(4) 使用深蓝色隔离标记。

(二) 经飞沫传播疾病的预防

通过这种方式传播的疾病包括 SARS、百日咳、白喉、病毒性腮腺炎和脑膜炎等,在标准预防的基础上,还需采取以下隔离预防措施:

(1) 患者之间、患者与探视者之间相隔空间在1 m以上。

(2) 自然通风,空气不需特殊的处理。

(3) 可疑或确诊传染患者安置在单人隔离病房;无条件时相同病原体感染的患者可同住一室。

(4) 当患者的血液、体液、分泌物、排泄物等体内物质有可能喷溅到面部时,医务人员应佩戴相应的防护用品,病情允许时患者也应佩戴医用防护口罩。

(5) 使用浅蓝色隔离标记。

(三) 经接触传播疾病的预防

经接触传播疾病是医院感染中医、患之间交叉感染的最重要的传播途径,分为直接接触传播和间接接触传播。对确诊或可疑感染了经接触传播的病原微生物如胃肠道感染、多重耐药菌感染、皮肤、伤口感染等疾病,在标准预防的基础上,还需要采取以下隔离预防措施:

(1) 确诊或可疑患者安置在单人隔离病房;无条件时可将同种病原体感染的患者安置于一室。

(2) 限制患者的活动范围。减少不必要的转运,如必须转运时,应尽量减少对其他患者和环境的污染。

(3) 使用橙色隔离标记。

(四) 针对感染性疾病传播的"三个环节",采取隔离传染源、切断传播途径和保护易感宿主的措施

1. 隔离感染源

(1) 传染患者和普通患者严格分开安置。

(2) 感染患者与非感染患者分区/室安置。

(3) 感染患者与高度易感患者分别安置。

(4) 同种病原体感染患者可同住一室。

(5) 可疑特殊感染患者(包括可疑传染患者)应单间隔离。

(6) 根据疾病种类、患者病情、传染病病期分别安置患者。

(7) 成人与婴幼儿感染患者分别安置。

2. 阻断传播途径 病原微生物可经多种途径传播,不同微生物传播方式不同,需采取不同的隔离措施。传播途径包括空气、飞沫、接触、媒介、生物媒介(虫媒)5 种,具体隔离预防措施同上(见"标准预防"和"额外预防")。

3. 保护易感宿主

(1) 对易感宿主实施特殊保护性隔离措施,必要时实施预防性免疫注射。

(2) 免疫功能低下和危重患者与感染患者分开安置。

(3) 独立空调设备,保护性隔离室可采用正压通风,呼吸道隔离室要采用负压通风。

(4) 必要时应根据不同的感染患者进行分组护理。

(任海岗 杨玉荣)

第三节 | 重点部门医院感染的预防与控制

对重点部门医院感染预防和控制,应进行长期、系统、连续地观察收集和分析医院在一定人群中的发生、分布及其影响因素,并将监测结果报送和反馈给有关部门或科室,为医院感染的预防与控制与管理提供科学依据。

一、感染性疾病科医院感染预防与控制

（一）感染性疾病科布局

按照卫生部关于《二级以上综合医院感染性疾病科建设的通知》要求,可将发热门诊、肠道门诊、呼吸道门诊和传染病科统一整合为感染性疾病科,并纳入医疗救治体系。设立感染性疾病科的传染病分诊点,其设置应相对独立,建筑布局合理,标识清楚,工作流程明确,适用标准预防。感染性疾病科布局流程,做到有效分区(三区、两道),三区为:污染区、半污染区、清洁区;两道:医务人员通道、病人通道。

（二）感染性疾病科管理要求

（1）制定工作人员的岗位职责;并根据《传染病防治法》《突发公共卫生事件应急处理条例》《医疗废物管理条例》、《医院感染管理规范》和《消毒技术规范》等法律、法规和技术规范制定完善各项规章制度和工作流程,严格遵循隔离预防基本原则和技术规范,在实施标准预防的基础上,建立并落实感染性病科各项规章制度、人员职责、工作流程,要注重对规章制度和工作流程落实情况的监督检查,保证感染性疾病科的医疗质量和医疗安全。

（2）要加强对工作人员的培训,既要培训有关传染病防治的法律、法规、部门规章、工作制度,又要培训感染性疾病的流行病学、预防、诊断、治疗、职业暴露处理和防护等内容,并定期进行考核和传染病处置的演练,切实提高感染性疾病的诊疗能力和救治水平。

（3）感染性疾病病房的设置应相对独立,与普通病房之间设隔离带,患者在指定区域内活动,不得互串病房或随意外出。内部严格"三区""两通道",不同区域之间必设"缓冲间",且应标识明确,每间病房只能收治同一病种的传染病患者,如确有困难,可安排在病房一角,用屏风隔开,并实行床边隔离。

（4）患者的用物、信件、票证等均须严格消毒,方准拿出病区。

（5）感染病区一切使用后物品均按照感染性废物处理。

（6）严格陪客、探视制度管理,一般情况下不设陪客、探视。必须留陪时,应由床位医师签署书面"同意"意见。陪客、探视者应穿一次性鞋套,必要时穿隔离衣等;传染病患者一般禁止探视及陪伴,特殊情况者,须经医生或护士允许,严格遵守医院规定和隔离要求,并且医务人员要向其进行卫生宣教。

（7）严格执行隔离技术规范,不同传染病患者应分开安置,同类患者每间病室不超过4人,床间距不少于1.1 m,疑似患者、具有高度传染性或毒力强的菌株所致的感染患者单独安置。工作人员进入病区进行护理技术操作及生活护理,遵循标准预防原则。须戴口罩、换鞋、穿隔离衣裤,隔离病室门口挂隔离标志,入口应设缓冲间,病室内应有流动水洗手设施,设独立卫生间。并根据病原体传播途径不同,采取相应的隔离措施。

（8）不易消毒的物品放入塑料袋内严防污染,接触不同病种患者要换隔离衣,消毒双手。

（9）穿隔离衣者不得进入半污染区和清洁区,隔离衣应按规定挂放并保持衣领清洁,每天更换,如有潮湿或污染应立即更换。

（10）戴口罩。如接触严密隔离的传染病患者后立即更换,一般情况下纱布口罩使用4~8 h应更换,一次性口罩不超过4 h。

（11）隔离病区的工作人员要相对固定,每个医务人员(包括实习、进修护士)应熟悉隔离种类、各种传染病的抢救和护理、传染途径、流行病学、传染病报告制度和各项消毒制度及方

法,并定期检查落实。

(12) 保持室内整洁,打扫卫生用的清洁用具按病种分室专用,并有明显标志,用毕消毒。

(13) 接触患者的一切用物应相对固定,彻底消毒后,才供第2人使用,患者出院或死亡后用物须作终末消毒。尸体按传染病患者尸体处理。

(14) 听诊器、血压计、手电筒、叩诊锤等诊疗用具,用后放在消毒柜内。消毒治疗用具尽量采用一次性用品。

(15) 患者餐具用后消毒,剩饭菜渣按感染性废物处理。患者的排泄物、分泌物及病房污水必须经消毒处理后方可排放;病区产生的生活垃圾均视为医疗垃圾,置双层黄色塑料袋中,进行有效封口后由专人密闭运送。严格做好医疗废物的分类收集、密闭转运、无害化处理和交接、登记等工作。

(16) 对患者进行健康宣教,保持病室清洁卫生,加强通风。常规每天2次对空气、医用物品、物体表面等进行清洁和消毒,遇污染时及时消毒。呼吸道隔离患者应戴口罩,痰液吐在盛有消毒液的容器内。禁止串门,不互借用物。手纸应放在污物袋内。

(17) 有各种消毒隔离制度及出入隔离病区流程图,各功能室有管理制度。

(18) 对呼吸道/特殊传染病患者或者疑似患者,医疗机构应当依法采取隔离或者控制传播措施,并按照规定对患者的陪同人同和其他密切接触人员采取医学观察和其他必要的预防措施。

(19) 不具备传染病救治能力时,应当及时将患者转诊到具备救治能力的上级医院诊治,并将病历资料复印件转至相应的上级医院。转诊传染病患者或疑似传染病患者时,应当使用专用车辆,用后及时消毒。

(三) 门诊接诊患者预防控制措施

(1) 设置独立的挂号收费室、呼吸道(发热)、肝病和肠道疾病患者的各自候诊区和诊室、治疗室、隔离观察室。

(2) 提高对传染病的筛查、预警、防控能力和诊疗水平。按照《医疗机构传染病预检分诊管理办法》,制定预检处和感染性疾病科门诊、临床各科门诊、病房接诊医师的工作职责,明确规定对来诊的患者必须进行传染病预检程序。

(3) 按照卫生部和省、市人民政府发布特定传染病预警信息或者按照当地卫生行政部门的要求,及时加强特定传染病的预检、分诊工作。必要时,设立相对独立的针对特定传染病的预检处,引导就诊患者首先到预检处检诊,初步排除特定传染病后,再到相应的普通科室就诊。

(4) 经预检为传染病患者或者疑似传染病患者的,应当将患者分诊至感染性疾病科或者分诊点就诊,同时对接诊处采取必要的消毒措施。

(5) 检验室、放射检查室、药房(或药柜)、专用卫生间,各区应配备必要的医疗、防护设备和手卫生设施,安装非手触式水龙头。医护人员每诊疗、护理一个患者和接触污染物品后,应严格执行手卫生管理,必要时戴手套;

(6) 安排专人负责做好门诊日志、住院登记和传染病疫情登记管理工作,及时、准确报告传染病,并规范记录内容;

(7) 根据病原体传播途径,采取相应的消毒隔离措施,为就诊的呼吸道发热患者提供口罩。

(8) 保持室内清洁卫生,加强诊室通风,常规每天2次对空气、医用物品、物体表面等进行清洁和消毒,遇污染时及时消毒。按照《医疗废物管理条例》规范处置医疗废物。

(9) 从事传染病预检分诊的医务人员应当严格遵守卫生管理法律法规和有关规定,认真执行临床技术操作规范、常规以及有关工作制度。

(10) 按标准预防措施执行:①接诊呼吸道疾病患者时应戴防护口罩;②疑似传染病,按下列途径管理:发现甲类传染病患者,在第一时间内通知上级领导及有关部门(医务处、医院感染管理科等);根据传染源的性质,立即采取相应的隔离措施;收住感染性疾病科,按传染病要求住院或转院治疗。

(四) 留院观察患者的预防与控制

(1) 普通患者按标准预防措施执行;

(2) 病人诊断不明确或怀疑有传染性疾病但需要抢救或病情危重,暂无法转传染病院的:

① 患者安置单人房间,就地隔离,除医护检查、处置外,其他人包括医务人员不得进入。

② 避免转科,并且尽可能减少不必要的外出检查,以防在转送过程中造成感染的传播。

③ 病房尽量配备一次性物品,重复使用的医疗器械及其他用品相对固定,各种器械、抢救监护设备、隔离衣等,不得与他人共用。

④ 医疗器械消毒处理:严格按《消毒技术规范》进行操作。

⑤ 病房每日一次紫外线消毒,房间内设施用 1 000~2 000 mg/L 的含氯消毒液每日擦拭 1 次。

⑥ 患者出院、转院、死亡后,患者用过的床单位必须全部更换,经消毒后再清洗;患者污染的环境必须做终末消毒处理。

(五) 医务人员防护

除按照医务人员防护制度执行外应做到:

(1) 医务人员应穿戴相应的个人防护用品(手套、口罩等)。

(2) 医生检查、换药时必须戴手套,离开病房后,严格洗手,并使用消毒剂。

(3) 严格探视制度。探视者应穿一次性鞋套、戴口罩、有条件者根据病种隔离的需要提供隔离服。

(4) 非该病区工作人员需进入时,应经该病区医务人员许可,并接受消毒隔离要求的指导,严格遵守消毒隔离制度。

(六) 医疗废物处理

(1) 患者产生的生活垃圾(如瓜壳、纸张、一次性饭盒等)应作为感染性废物管理;所有感染性废物和病理性废物应当使用双层包装物包装。

(2) 患者房间的台面、门把手、地面、诊疗用品、废弃物、便器等必须由专人负责严格消毒。

(3) 排泄物、呕吐物及分泌物的处理:用 1 000~2 000 mg/L 的有效率消毒液静置 30 min 后,倒入病房卫生间便池冲水。

二、门、急诊、病房医院感染预防与控制

(一) 门、急诊医院感染管理应达到的要求

(1) 急诊科、儿科门诊应与普通门诊分开,自成体系,设单独出入口。

(2) 根据本院实际制定门、急诊医院感染管理制度。

(3) 建立预检分诊制度,发现传染病患者或疑似传染病患者,应指定到隔离诊室就诊,已

被污染的区域应及时进行消毒处理。

（4）保持各室空气清新,定时开窗通风;地面湿式清扫,每天 2 次;诊桌、诊椅、诊查床、平车、轮椅等应每日湿抹 1 次,被血液、体液污染后及时擦洗和消毒;各种急诊监护仪器的表面应每日清洁,遇污染后及时清洁和消毒。

（5）严格遵守无菌技术操作原则,凡侵入性诊疗用物,均做到一人一用一灭菌;与患者皮肤黏膜直接接触的物品应一人一用一消毒,干燥保存。

（6）一次性使用医疗用品必须在消毒灭菌有效期内使用,不得重复使用。

（7）使用中消毒液保持有效浓度,根据其性能定期监测并有记录;根据规定定期对各类无菌物品的消毒灭菌效果进行监测,符合要求。

（8）诊室、治疗室、观察室、厕所等使用的清洁工具(抹布、拖把等)定点放置,拖把标志明显,分别清洗消毒,不得交叉使用。

（9）各诊室应配置适合的流动水洗手设施和手消毒剂,医务人员操作前后均应认真洗手或手消毒。

（10）严格执行《医疗废物管理条例》,认真做好医疗废物的分类收集、密闭转运、无害化处理和交接登记等工作。

（二）病房医院感染管理应达到的要求

（1）根据本科室(病房)医院感染的特点,制定管理制度并组织实施。

（2）在医院感染管理科的指导下开展预防医院感染的各项监测,对住院患者实施监控,监控率达 100%。发现医院感染病例及时上报,医院感染漏报率二级医院≤20%、三级医院≤10%,一类切口手术部位感染率二、三级医院≤0.5%,一级医院≤1%;对监测发现的各种感染因素及时采取有效控制措施。

（3）患者的安置原则是感染患者与非感染患者分开,同类感染患者相对集中,特殊感染患者单独安置。

（4）病室内应定时通风换气,遇污染时进行空气消毒,地面湿式清扫,每日 2 次,遇污染时即刻清扫和消毒。

（5）患者被服应保持清洁,每周更换不少于 1 次,污染后及时更换;被褥、枕芯、床垫定期清洁、消毒,污染后及时更换消毒,禁止在病房、走廊清点污染被服。

（6）病床湿式清扫,每天 1 次,一床一套(巾),床头柜等物体表面每日湿布或巾擦拭 1 次,一桌一布,用后消毒,遇有污染的物体表面及时消毒;患者出院、转科或死亡后,床单元必须进行终末消毒处理。

（7）严格遵守无菌技术操作原则,凡侵入性诊疗用物,均做到一人一用一灭菌;与患者皮肤黏膜直接接触物品应一人一用一消毒,干燥保存;餐具、便器、痰缸等一人一用一消毒,不得交叉使用。

（8）治疗室、配餐间、办公室、病室、厕所等应分别设置专用拖把、抹布,拖把标记明确,分开清洗,悬挂晾干,使用后消毒,不得交叉使用。

（9）配备流动水洗手设施,医护人员每诊疗、护理一个患者、接触污染物品后,应严格按照手卫生规范及时进行手的清洗或消毒。

（10）严格执行《医疗废物管理条例》,认真做好医疗废物的分类收集、密闭转运、无害化处理和交接登记等工作。

（三）治疗室、处置室、换药室、注射室的医院感染管理应达到的要求

（1）室内布局合理，清洁区、污染区分区明确，标志清楚。无菌物品与非无菌物品分开存放，物品定位放置。灭菌物品包外标识清楚、准确，按灭菌日期依次放入专柜，过期重新清洗、灭菌。

（2）医护人员进入室内，应衣帽整洁，严格执行无菌技术操作规程。

（3）一次性使用无菌物品存放时应去除中包装，分类码放在防尘良好的柜内，使用前应检查小包装有无破损、失效，产品有无不洁净等，使用后按规定分类处置，不得重复使用。

（4）使用中消毒液保持有效浓度，根据其性能定期监测并有记录（如过氧乙酸、次氯酸钠等每日监测，戊二醛每周不少于 1 次）；定期对消毒灭菌效果进行监测。

（5）碘酊、乙醇应密闭保存，每周更换 2 次，更换时容器必须同时灭菌。常用无菌敷料罐应每天更换并灭菌；置于无菌储槽中的灭菌物品（棉球、纱布等）应注明开启时间，一经打开，使用时间最长不得超过 24 h，提倡使用小包装；使用无菌干燥持物钳及容器每 4～8 h 更换。

（6）抽出的药液、开启的静脉输入无菌液体超过 2 h 后不得使用，启封抽吸的瓶装各种溶媒超过 24 h 不得使用。提倡使用小包装。

（7）凡侵入性诊疗用物必须一人一用一灭菌；与病人皮肤黏膜直接接触物品必须一人一用一消毒，干燥保存。

（8）治疗车上物品应排放有序，上层为清洁区，下层为污染区，进入病室的治疗车、换药车应配有速干手消毒剂。

（9）各种治疗、护理及换药操作应按清洁伤口、感染伤口、隔离伤口依次进行，操作前操作者必须洗手、戴口罩、帽子；特殊感染患者如炭疽、气性坏疽、破伤风等应按严格隔离类别进行操作，用后污染敷料密闭运送焚烧，所用器械单独高水平消毒后再清洗、灭菌。

（10）配备流动水洗手设施和速干手消毒剂。医务人员每治疗、处置一个患者，接触污染物品后，应及时洗手或手消毒。

（11）严格执行《医疗废物管理条例》，认真做好医疗废物的分类、收集、转运、交接、登记等工作。

（12）坚持每日清洁、消毒制度（含空气、地面、物体表面等），地面湿式清扫，遇污染时及时消毒。

三、产房、母婴室、新生儿病房（室）医院感染预防控制

（一）产房

在病房医院感染管理基础上还应达到的要求。

（1）产房相对独立，周围环境清洁、无污染源，应与母婴同室、新生儿室相邻近，便于管理。

（2）布局合理，严格划分无菌区、清洁区、污染区，标志明确，人流、物流各行其道，避免交叉。无菌区内设置正常分娩、隔离分娩室、无菌物品存放间；清洁区内设置刷手间、待产室、隔离待产室、器械室、办公室；污染区内设置更衣室、产妇接诊区、污物间、卫生间、车辆转换处。

（3）刷手间应临近分娩室，水龙头采用非手触式。配备流动水等手卫生设施，洗手刷、擦手毛巾一人一用一灭菌，助产人员按外科刷手法刷手。

（4）分娩室最多设两张产床，每张产床使用面积不少于 16 m²。室内墙壁、天花板、地面无裂隙，表面光滑，便于清洁和消毒。

（5）配备空气消毒装置，每日2次对空气、地面、物体表面等进行清洁或消毒，地面湿式清扫；产妇分娩后及时清洁地面、台面和仪器表面等，遇有血、体液污染，必须立即消毒。

（6）凡进入产房人员必须先洗手、更衣、换鞋。对患有或疑似传染病的产妇，应隔离待产，分娩按隔离技术要求护理和助产，所有物品严格按照消毒灭菌要求单独处理，尽可能使用一次性物品。

（7）新生儿使用的吸痰管等，应一婴一用一灭菌，吸痰用生理盐水一婴一瓶，不得共用。

（8）严格执行《医疗废物管理条例》，认真做好医疗废物的分类、收集、转运、交接、登记等工作。对患有或疑似传染病的产妇、急诊产妇的胎盘应按医疗废物处置。

（二）母婴同室

在病房医院感染管理基础上应达到的要求。

（1）每张产妇床位的使用面积不应少于 $5.5\sim6.5\ m^2$，每张婴儿床位使用面积 $0.5\sim1\ m^2$；

（2）母婴一方有感染性疾病时，均应及时与其他正常母婴隔离。产妇在传染病急性期，应暂停哺乳。

（3）患有皮肤化脓及其他传染性疾病的工作人员，应暂时停止与婴儿接触；遇有医院感染流行时，应严格执行分组护理的隔离技术。

（4）产妇哺乳前应洗手、清洁乳头；哺乳用具一婴一用一消毒，隔离婴儿用具单独使用，双消毒。

（5）婴儿沐浴室的温度应保持在25℃左右，婴儿所用滴眼药剂水、扑粉、油膏、沐浴液、浴巾、治疗用品等，应一婴一用，避免交叉使用。

（6）感染婴儿使用一次性尿布，用后焚烧，其他物品如衣物等应及时清洗、消毒处理。母婴出院后，其床单元、保温箱等应彻底清洁、消毒。

（7）严格探视陪住制度，控制探视人数，探视者、陪客应穿清洁服装，洗手后方可接触婴儿。在感染性疾病流行期间，禁止探视。

（三）新生儿病房

在病房医院感染管理基础上应达到的要求。

（1）新生儿病房（室）应相对独立，布局合理，内设新生儿病室、新生儿重症监护室（NICU）、隔离室、配奶室、沐浴室、治疗室等，各区域划分明确，严格管理。

（2）每张床位占地面积不少于 $3\ m^2$，床间距不少于 $90\ cm^2$，新生儿重症监护室（NICU）每张床占地面积不少于一般新生儿床位的2倍。

（3）病房（室）入口处应设置洗手设施和更衣室，工作人员入室前应严格洗手、更衣、换鞋、戴口罩帽子。患呼吸道或其他感染性疾病、皮肤有伤口的工作人员暂时停止与新生儿接触。

（4）新生儿每日用流动水洗澡1次，所用扑粉、油膏、沐浴液、浴巾、治疗用品等，应一人一用，避免交叉使用；尿布宜柔软，清洁、消毒，勤换勤洗，保持臀部干燥。

（5）连续使用的氧气湿化瓶、雾化器、早产儿暖箱等器材必须每日清洁或消毒，用毕终末消毒，干燥保存。

（6）配奶器具必须保持清洁，配乳时应实施无菌操作，哺乳用具一婴一用一消毒。

（7）新生儿病房（室）室温应保持在 $22\sim24℃$，相对湿度为 $55\%\sim65\%$；保持室内空气清新，按Ⅱ类环境要求配备空气消毒装置，坚持每日清洁消毒制度，地面湿式清扫。

（8）传染病或疑似患儿应安置在隔离病房，采取相应隔离措施，隔离标记明确，所用物品单独处置,出院后严格进行终末消毒。

四、重症监护病房医院感染预防控制

(一) 工作人员管理

(1) 工作服:可穿着普通工作服进入 ICU,但应保持服装的清洁。不建议常规穿隔离衣,但接触特殊患者如 MRSA 感染或携带者,或处置患者可能有血液、体液、分泌物、排泄物喷溅时,应穿隔离衣或防护围裙。

(2) 口罩:接触有或可能有传染性的呼吸道感染患者时,或有体液喷溅可能时,应戴一次性外科口罩;接触疑似为高传染性的感染如禽流感、SARS 等患者,应戴 N95 口罩。当口罩潮湿或有污染时应立即更换。

(3) 鞋套或更鞋:进入病室可以不换鞋。但如果所穿鞋子较脏,或 ICU 室外尘埃明显时,应穿鞋套或更换不裸露脚背的 ICU 内专用鞋。

(4) 工作帽:一般性接触患者时,不必戴帽子。无菌操作或可能会有体液喷溅时,须戴帽子。

(5) 手套:接触黏膜和非完整皮肤,或进行无菌操作时,须戴无菌手套;接触血液、体液、分泌物、排泄物,或处理被它们污染的物品时,建议戴清洁手套。护理患者后要摘手套,护理不同患者或医护操作在同一患者的污染部位移位到清洁部位时要更换手套。特殊情况下如手部有伤口、给 HIV/AIDS 患者进行高危操作,应戴双层手套。

(6) 手卫生:应严格执行手卫生标准。下列情况应进行手卫生:接触患者前、接触患者后、进行清洁或侵入性操作前、接触患者体液或分泌物后、接触患者使用过的物品后。建议酒精擦手液(ABHR)消毒法作为 ICU 内主要的手卫生方法。当手上有血迹或分泌物等明显污染时,必须洗手。摘掉手套之后、医护操作在同一患者的污染部位移位到清洁部位时,也必须进行手卫生。有耐药菌流行或暴发的 ICU,建议使用抗菌皂液洗手。

(7) 人员数量:必须保证有足够的医护人员。医师和护士人数与 ICU 床位数之比必须为 0.8~1:1 和 2.5~3:1 以上。

(8) 患有感冒、腹泻等可能会传播的感染性疾病时,应避免接触患者。

(9) 预防接种:岗前应注射乙肝疫苗(乙肝指标阴性者),每年注射流感疫苗。

(10) 每年应接受医院感染控制相关知识的培训,尤其要关注卫生保洁人员的消毒隔离知识和技能的培训、监督。

(二) 患者管理

(1) 应将感染与非感染患者分开安置。

(2) 对于疑似有传染性的特殊感染或重症感染,应隔离于单独房间。对于空气传播的感染,如开放性肺结核,应隔离于负压病房。

(3) 对于 MRSA、泛耐药鲍曼不动杆菌等感染或携带者,尽量隔离于单独房间,并有醒目的标识。如房间不足,可以将同类耐药菌感染或携带者集中安置。

(4) 对于重症感染、多重耐药菌感染或携带者和其他特殊感染患者,建议分组护理,固定人员。

(5) 接受器官移植等免疫功能明显受损患者,应安置于正压病房。

(6) 医务人员不可同时照顾正、负压隔离室内的患者。

(7) 如无禁忌证,应将床头抬高 30°。

（8）重视患者的口腔护理。对存在医院内肺炎高危因素的患者,建议氯己定(洗必泰)漱口或口腔冲洗,每2～6 h一次。

（三）访客管理

（1）尽量减少不必要的访客探视。

（2）若被探视者为隔离患者,建议穿访客专用的清洁隔离衣。访客着鞋较脏,或ICU室外尘埃明显时,建议穿鞋套或更换ICU内专用鞋。

（3）探视呼吸道感染患者,建议戴一次性口罩。对于疑似有高传染性的感染如禽流感、SARS等,应避免探视。

（4）进入病室探视患者前以及结束探视离开病室时,应洗手或用乙醇擦手液消毒双手;

（5）探视期间,尽量避免触摸患者周围物体表面。

（6）访客有疑似或证实呼吸道感染症状时,或婴、幼儿童,应避免进入ICU探视。

（7）在ICU入口处,建议以宣传画廊、小册子读物等多种形式,向访客介绍医院感染及其预防的基本知识。

（四）建筑布局和相关设施的管理

（1）放置病床的医疗区域、医疗辅助用房区域、污物处理区域和医务人员生活辅助用房区域等,应相对独立。

（2）每个ICU管理单元,至少配置2个单人房间,用于隔离患者。设正压病室和负压病室各1个。设置病床数量不宜过多,以8～12张床位为宜。尽量多设为单间或分隔式病房。

（3）ICU每病床使用面积不得少于9.5 m²,建议15～18 m²,床间距应在1 m以上;单人房间的每床使用面积建议为18～25 m²。

（4）配备足够的手卫生设施。医疗区域包括单人房间,必须设置洗手池。采用脚踏式、肘式或感应式等非手接触式水龙开关,并配备擦手纸和手套。每张病床旁须放置手部消毒装置(乙醇擦手液)1套。

（5）不主张在入口处设置风淋。

（五）医疗操作流程管理

（1）留置深静脉导管:置管时遵守最大限度的无菌操作要求,包括戴口罩、帽子、铺设大无菌单、无菌手术衣、戴无菌手套前洗手或酒精擦手。权衡利弊后选择合适的穿刺点,成人尽可能选择锁骨下静脉。建议2%氯己定消毒穿刺点皮肤。更换穿刺点敷料的间隔时间,建议无菌纱布为2 d,专用贴膜可达7 d,但敷料出现潮湿、松动、沾污时应更换。对无菌操作不严的紧急置管,应在48 h内更换导管,选择另一穿刺点。怀疑导管相关感染时,应考虑拔除导管,但不要为预防感染而定期更换导管。由经过培训且经验丰富的人员负责留置导管的日常护理。每天评估能否拔除导管。

（2）留置导尿:尽量避免不必要的留置导尿。插管时应严格无菌操作,动作轻柔,减少黏膜损伤。对留置导尿患者,采用密闭式引流系统。不主张使用含消毒剂或抗菌药物的生理盐水进行膀胱冲洗或灌注来预防泌尿道感染。悬垂集尿袋,不可高于膀胱水平。保持尿液引流系统的完整性,不要轻易打开导尿管与集尿袋的接口。保持尿道口清洁,日常用肥皂和水保持清洁即可,但大便失禁的患者清洁以后还需消毒。每天评估能否拔除导尿管。

（3）气管插管/机械通气:严格掌握气管插管或切开适应证。使用呼吸机辅助呼吸的患者应优先考虑无创通气。对气管插管者,吸痰时应严格执行无菌操作。呼吸机螺纹管每周更换

2次,有明显分泌物污染时应及时更换。湿化器添加水须使用无菌水,每日更换。螺纹管冷凝水应及时清除,不可直接倾倒在室内地面,不可使冷凝水流向患者气道。每天评估是否可以撤机和拔管。

(4) 放置引流管应严格执行无菌操作,保持整个引流系统的密闭性,减少因频繁更换而导致的污染机会。对于胸腔引流管留置时间较长的患者,水封瓶可以每周更换1次,更换时应严格执行无菌操作。必须保持水封瓶在引流部位以下、直立,并告知患者协助及时报告发生的问题。

(5) 除非紧急状况或生命体征不稳定,气管切开、大伤口的清创术等,应尽量在手术室中进行。更换伤口敷料时遵守外科无菌技术。

(六) 物品管理

(1) 呼吸机及附属物品:500 mg/L含氯消毒剂擦拭外壳,按钮、面板则用75%乙醇擦拭,每天1次。耐高热的物品如金属接头、湿化罐等,首选压力蒸汽灭菌。不耐高热的物品如一些种类的呼吸机螺纹管、雾化器,首选洗净消毒装置进行洗净、80~93℃消毒、烘干自动完成,清洁干燥封闭保存备用。亦可选择2%戊二醛、氧化电位水、0.1%过氧乙酸或500 mg/L含氯消毒剂浸泡消毒,无菌水冲洗晾干密闭保存备用。不必对呼吸机的内部进行常规消毒。

(2) 其他医疗仪器:诊疗、护理患者过程中所使用的非一次性物品,如监护仪、输液泵、微量注射泵、听诊器、血压计、氧气流量表、心电图机等,尤其是频繁接触的物体表面,如仪器的按钮、操作面板,应每天仔细消毒擦拭,建议用75%乙醇消毒。对于感染或携带MRSA或泛耐药鲍曼不动杆菌的患者,医疗器械、设备应该专用,或一用一消毒。

(3) 护理站桌面、病人的床、床栏、床旁桌、床头柜、治疗车、药品柜、门把手等,每天用500 mg/L含氯消毒剂擦拭。电话按键、电脑键盘、鼠标等,应定期用75%乙醇擦拭消毒。当这些物品有血迹或体液污染时,应立即使用1 000 mg/L含氯消毒剂擦拭消毒。为避免含氯消毒剂对物品的腐蚀,消毒一定的时间(通常15 min)后,应使用清水擦抹。

(4) 勤换床单、被服,如有血迹、体液或排泄物等污染,应及时更换。枕芯、被褥等使用时应防止体液浸湿污染。

(5) 便盆及尿壶应专人专用,每天消毒,对腹泻患者应一用一消毒,方法:1 000 mg/L含氯消毒剂浸泡30 min。

(七) 环境管理

(1) 空气:开窗通风、机械通风是保持ICU室内空气流通、降低空气微生物密度的最好方法。洁净ICU,气体交换每小时至少12次。普通ICU,建议开窗换气每日2~3次,每次20~30 min。室外尘埃密度较高的ICU,自然通风对精密仪器防护存在隐患。动态空气消毒器,可作为替代方法,但要正确估算仪器的数量和安放位置,并进行效果评价。不建议紫外线照射或消毒剂喷洒消毒空气。负压隔离病室气体交换每小时至少6次。

(2) 墙面和门窗:应保持无尘和清洁,更不允许出现霉斑。通常用清水擦洗即可,但有血迹或体液污染时,应立即用1 000 mg/L含氯消毒剂擦拭消毒。各室抹布应分开使用,使用后清洗消毒,晾干分类放置。

(3) 地面:所有地面,包括病人房间、走道、污物间、洗手间、储藏室、器材室,每日可用清水或清洁剂湿式拖擦。对于多重耐药菌流行或有医院感染暴发的ICU,必须采用消毒剂消毒地面,每日至少一次,推荐的消毒剂包括0.2%过氧乙酸和1 000 mg/L含氯消毒剂,但后者刺激味较大。地面被呕吐物、分泌物或粪便所污染,可用 1 000 mg/L 含氯消毒剂擦拭。不同房间使用的清洁工具,应分开放置,每日至少消毒 1 次,可用巴斯德消毒法(常用 65℃ 10 min)或消毒剂浸泡消毒。

(4) 禁止在室内摆放干花、鲜花或盆栽植物。

(5) 不宜在室内及走廊铺设地毯,不宜在 ICU 入口处放置踏脚垫并喷洒消毒剂,不宜在门把手上缠绕布类并喷洒消毒剂。

(八) 抗菌药物管理

根据卫生部《抗菌药物临床应用指导原则》,要求医疗机构按照非限制使用、限制使用和特殊使用的分级管理原则,对于抗菌药物应用实行分级管理使用。

1. 分级原则

(1) 非限制使用药物(即首选药物、一线用药):疗效好,不良反应小,价格低廉的抗菌药物,临床各级医师可根据需要选用。

(2) 限制使用药物(即次选药物、二线用药):疗效好但价格昂贵或不良反应大的药物,使用需说明理由,并经主治及以上医师同意并签字方可使用。

(3) 特殊使用药物(即三线用药):疗效好,价格昂贵,针对特殊耐药菌或新上市抗菌药其疗效或安全性等临床资料尚少,或临床需要倍加保护以免细菌过快产生耐药性的药物,使用应有严格的指征或确凿依据,需经有关专家会诊或本科主任同意,其处方须由副主任、主任医师签名方可使用。

(4) 抗菌药物分级管理目录,由医院药事管理委员会根据指导原则规定制定,该目录涵盖全部抗菌药物,新药引进时应同时明确其分级管理级别。

药事管理委员会要有计划地对同类或同代抗菌药物轮流使用,具体由药剂科组织实施。

2. 使用方法

(1) 一线抗菌药物所有医师均可以根据病情需要选用。

(2) 二线抗菌药物应根据病情需要,由主治及以上医师签名方可使用。

(3) 三线药物使用必须严格掌握指针,需经过相关专家讨论,由副主任、主任医师签名方可使用。紧急情况下未经会诊同意或需越级使用的,处方量不得超过 1 日用量,并做好相关病历记录。

(4) 下列情况可直接使用二级及以上药物。①重症感染患者:包括重症细菌感染,对一线药物过敏或耐药者,脏器穿孔患者。②免疫功能低下患者伴发感染。

(九) 废物与排泄物管理

(1) 处理废物与排泄物时医务人员应做好自我防护,防止体液接触暴露和锐器伤。

(2) 拥有 ICU 的医院,应有完善的污水处理系统,患者的感染性液体可直接倾倒入下水道。否则在倾倒之前和之后应向下水道加倒含氯消毒剂。

(3) 生活废物弃置于黑色垃圾袋内密闭运送到生活废物集中处置地点。医疗废物按照《医疗废物分类目录》要求分类收集、密闭运送至医疗机构医疗废物暂存地,交由指定机构集中无害化处理。

(4) 患者的尿液、粪便、分泌物和排泄物应倒入患者的厕所或专门的洗涤池内。

(5) ICU 室内盛装废物的容器应保持清洁,但不必加盖。

(十) 监测与监督

(1) 应常规监测 ICU 医院感染发病率、感染类型、常见病原体和耐药状况等,尤其是 3 种导管(中心静脉导管、气管插管和导尿管)相关感染。

(2) 加强医院感染耐药菌监测,对于疑似感染患者,应采集相应微生物标本做细菌、真菌等微生物检验和药敏试验。

(3) 应进行 ICU 抗菌药物应用监测,发现异常情况,及时采取干预措施。

(4) 不主张常规进行 ICU 病室空气、物体表面、医务人员手部皮肤微生物监测,但怀疑医院感染暴发、ICU 新建或改建、病室环境的消毒方法改变,应进行相应的微生物采样和检验。

(5) 医院感染管理人员应经常巡视 ICU,监督各项感染控制措施的落实,发现问题及时纠正解决。

(6) 早期识别医院感染暴发和实施有效的干预措施:短期内同种病原体如 MRSA、鲍曼不动杆菌、艰难梭菌等连续出现 3 例以上时,应怀疑感染暴发。通过收集病例资料、流行病学调查、微生物检验,甚至脉冲凝胶电泳等工具,分析判断确定可能的传播途径,并据此制定相应的感染控制措施。例如鲍曼不动杆菌常为 ICU 环境污染,经医务人员手导致传播和暴发,对其有效的感染控制方法包括严格执行手卫生标准、增加相关医疗物品和 ICU 环境的消毒次数、隔离和积极治疗病人,必要时暂停接收新患者。

(十一) ICU 医院感染管理总体要求

(1) 独立设置,位置适宜,布局流程合理,内设治疗室(区)、监护区、医护人员生活办公区和污物处理区。各区域划分明确,严格管理,必须配备非手触式流动水洗手、速干手消毒剂等设施。

(2) 监护区以设置单间病房为宜,或至少配备 2 个以上单间病房,根据需要配备负压病房;若为大病房每床使用面积不少于 9.5 m²,并以床幔相隔。配备空气净化装置,保持环境整洁,空气新鲜,通风和采光良好。

(3) 感染患者与非感染患者分开安置,特殊感染或高度耐药菌感染者单独安置。诊疗护理活动采取相应的消毒隔离措施,控制交叉感染。

(4) 工作人员进入 ICU 要穿专用工作服、换鞋、戴帽子、口罩、洗手,外出时应更衣,患有感染性疾病者暂不得进入。严格执行无菌技术操作规程和手卫生。有条件的,治疗区可配备净化工作台。

(5) 注意患者各种留置管路的观察、局部护理与消毒,加强医院感染监测。

(6) 加强抗菌药物应用的管理和细菌耐药性监测,防止患者发生菌群失调。

(7) 加强对各种监护仪器设备、卫生材料及病人用物的消毒与管理,特别是呼吸治疗设备装置的清洁、消毒与灭菌。每个床单位所用的血压计、听诊器、床头物品、供氧装置等,不得与其他床单位交叉使用。患者转出或出院,必须进行终末消毒处理。

(8) 不设陪客。严格探视制度,探视仅限制 1 人。特殊情况下,家属和非工作人员进入时要更衣、换鞋、戴帽子、口罩,与病人接触前后要洗手。

五、手术室医院感染预防与控制

(一) 制度与培训

制定并落实各项规章制度,建立消毒管理责任制并纳入医院质量管理;参与手术及器械消毒的工作人员应掌握器械消毒及个人防护知识；每年组织或接受相关感染管理知识培训至少1次。

（二）布局与环境

布局合理，建筑符合功能流程和洁污分开的要求，分污染区、清洁区、无菌区，区域间有实际屏障，标志明确。天花板、墙壁、地面无裂隙，表面光滑、无积灰，墙角等交界处宜处理成弧形；手术室设无菌、一般、隔离手术间；每间限置一张手术床；感染手术用品单独处理，用后进行双消毒；严格执行消毒隔离制度和卫生制度，坚持湿式清扫，每周有固定卫生日；有空气消毒设施并每日消毒。

（三）个人防护

医务人员进入手术室时，严格更衣、换鞋、戴帽子和口罩；离开手术室必须更换外出衣；进行清洗、消毒或者灭菌的工作人员，在操作过程中应当做好个人防护工作；严格洗手与手的消毒。

（四）手术麻醉器具的消毒灭菌及管理

手术器械清洗程序、清洗质量、追踪系统符合规范要求，手术器械、植入物等全部用压力蒸汽灭菌；麻醉用器具应定期清洁、消毒，接触患者的器具应"一用一消毒"；洗手刷"一用一灭菌"；采用快速灭菌器裸露灭菌的器械，存放于无菌容器中，一经打开使用，有效期不得超过4 h。棉球、纱布采用小包装。

（五）消毒隔离管理

严格限制手术室内人员，尽量避免非手术人员进入，有皮肤感染者不得参加手术室工作；隔离患者手术通知单上应注明感染情况，严格隔离管理；术后器械物品双消毒，标本隔离处理，手术间严格终末消毒；拖鞋应每日清洗消毒，接送患者的平车定期消毒。车上物品保持清洁。接送隔离患者的平车用后严格消毒。

（六）消毒与灭菌效果监测

手术器械清洗有清洗质量追踪系统，护士长为总责任人，定期检查清洗质量，并进行生物学监测；对使用中的化学消毒剂、灭菌剂按规定进行浓度监测；每月进行环境卫生学、工作人员手指、物表等微生物污染的监测。

（七）医疗废弃物管理

手术废弃物品须装入标有明显医疗废物警示标识的黄色塑料袋内，封闭挂标运送，无害化处理。

（八）手术室医院感染管理应达到的要求

（1）手术室的管理人员、工作人员和实施手术的医师，应当具备手术室医院感染预防与控制及环境卫生学管理方面的知识，严格执行有关规章制度、工作流程、操作规范，认真履行岗位职责。

（2）建筑布局应当符合功能流程合理和洁污区域分开的原则，周围环境清洁，无污染源。功能分区应当包括工作人员生活办公区；无菌物品储存区；医护人员刷手、患者手术区域；污物处理区域。各区标志明确，设专用通道，区域之间有实际屏障，避免交叉污染。

（3）手术室内应设无菌手术间、一般手术间、隔离手术间，每一手术间限置一张手术台；隔离手术间应靠近手术室入口处。

（4）手术室环境的卫生学管理应当达到以下基本要求：

① 配备流动水等洗手设施,严格手卫生管理。洗手刷/海绵块、擦手毛巾一人一用一灭菌,戴手套前后应洗手及手消毒。

② 手术室的墙壁和地面光滑、无裂隙,排水系统良好。

③ 手术室用房的墙体表面、地面和各种设施、仪器设备的表面,应当在每日开始手术前和手术结束后采用湿式擦拭方法清洁、消毒,墙体表面的擦拭高度为 2～2.5 m。未经清洁、消毒的手术间不得连续使用。

④ 不同区域及不同手术用房的清洁、消毒物品应当分开使用。用于清洁、消毒的拖布、抹布应当是不易掉纤维的织物材料。

⑤ 手术室应当选用环保型中、高效化学消毒剂,根据消毒灭菌效果监测资料选择有效的消毒剂,周期性更换,避免长期使用一种消毒剂导致微生物的耐药性。

⑥ 接送手术患者平车应用交换车,并保持清洁,平车上的铺单一人一换。

(5) 医务人员在手术操作过程中应当遵循以下基本要求:

① 进入手术室的人员应当严格按照规定更换手术室专用的工作衣、鞋、帽、口罩;穿好无菌手术衣的医务人员限制在无菌区域活动,手术结束后脱下的手术衣、手套、口罩等物品,应当放入指定位置后方可离开手术室。

② 实施手术刷手的人员,刷手后只能触及无菌物品和无菌区域。

③ 在手术室的工作人员和实施手术的医务人员应当严格遵守无菌技术操作规程,在无菌区内只允许使用无菌物品,若对物品的无菌性有怀疑,应当视其为污染;不得在手术者背后传递器械、用物,坠落在手术床边缘以下或者手术器械台平面以下的器械、物品应当视为污染。

④ 严格限制进入手术间的人员数,手术室的门在手术过程中应当关闭,尽量减少人员的出入。

⑤ 患有上呼吸道感染或者其他传染病的工作人员应暂时限制进入手术室工作。

(6) 手术使用的无菌医疗器械和敷料等用品应当达到以下基本要求:

① 手术使用的医疗器械、器具以及各种敷料必须达到无菌,无菌物品应当存放于无菌物品储存区域。

② 一次性使用的无菌医疗器械、器具不得重复使用。

③ 医务人员使用无菌物品和器械时,应当检查外包装的完整性和灭菌的有效日期,包装不合格或者超过灭菌有效期限的物品或肉眼可见污垢的器械、敷料和物品不得使用。

④ 获准进入手术部的新设备或者因手术需要外带的仪器、设备,使用前必须对其进行检查,应按手术器械的性能、用途做好清洗、消毒、灭菌工作后方可使用。

⑤ 进入手术部无菌区和清洁区域的物品、药品,应当拆除其外包装后进行存放,设施、设备应当进行表面的清洁处理。

⑥ 病人吸氧装置、雾化吸入器、氧气湿化瓶、麻醉导管及面罩等器具应当一人一用一消毒或者灭菌,干燥或无菌保存。

⑦ 手术室工作人员应掌握器械清洗、消毒相关知识,对可重复使用的医疗器械应按正确的器械清洗、保养以及灭菌的方法进行。耐热、耐湿物品首选压力蒸汽灭菌,备用刀、剪刀等器具可采用小包装进行压力蒸汽灭菌,避免使用化学灭菌剂浸泡灭菌;特殊污染(炭疽、破伤风、气性坏疽等)器械按高水平消毒—清洗—灭菌程序进行。

(7) 手术后的废弃物管理应当严格按照《医疗废物管理条例》及有关规定进行分类、处理。

(8) 患者手术前应做有关传染病筛查,其手术通知单上应注明感染情况。传染病患者或者其他需要隔离患者的手术应当在隔离手术间进行。实施手术时,应当按照《传染病防治法》有关规定,严格按照标准预防原则并根据致病微生物的传播途径采取相应的隔离措施,加强医务人员的防护,手术结束后应当对手术间环境及物品、仪器等进行终末消毒。

六、消毒供应中心(室)医院感染预防与控制

消毒供应中心(室)是医院内各种无菌物品的供应单位,它担负着医疗器材的清洗、包装、消毒和供应工作。现代医院供应品种繁多,涉及科室广,使用周转快,每项工作均关系到医疗、教学、科研的质量。如果消毒不彻底,直接影响到患者安全,会引起全院性的感染,供应物品不完善可影响诊断与治疗,因此做好供应室工作是十分重要的,也是医院工作不可缺少的组成部分。布局合理,符合供应流程,职责分明,制度完善等手段,是确保供应质量的前提。

(一) 消毒供应中心布局

(1) 消毒供应中心应建在相对独立、四周环境清洁、无污染源、接近临床科室、方便供应、相对独立的区域。

(2) 光线充足,通风良好。工作区域温度、相对湿度、机械通风换气次数及照明符合相关要求。

(3) 严格划分辅助区域和工作区域。工作区域包括去污区、检查、包装及灭菌区和无菌物品存放区,并有实际的屏障,标识明确。①工作区物品由污到洁,不交叉、不逆流。空气流向由洁到污;去污区保持相对负压,检查、包装及灭菌区保持相对正压。②去污区与检查包装及灭菌区之间应设洁、污物品传递通道,并分别设人员出入缓冲间。③缓冲间应设洗手设施,采用非手触式水龙头。无菌物品存放区内不应设洗手池。④检查、包装及灭菌区的专用洁具间应采用封闭设计。⑤工作区域的天花板、墙壁应无裂隙,不落尘,便于清洗和消毒;地面与墙面踢脚及所有阴角均应为弧形设计;电源插座应采用防水安全型;地面应防滑、易清洗、耐腐蚀;地漏应采用防返溢式;污水应集中至医院污水处理系统。辅助区域包括工作人员更衣室、值班室、办公室、休息室、卫生间等,其功能满足工作要求。

(4) 应设无菌、清洁、污染物品通道或窗口。

(二) 消毒供应中心人员编制

(1) 设护士长1名,护士长具有实际临床工作经历,具备大专以上学历或主管护师以上职称。护士必须持有注册执业证,所有人员要经过系统培训,消毒员必须持有效的压力容器上岗证。

(2) 消毒供应中心人员要求具有专业技术职称的护士应占1/2以上比例,并以中青年为主,消毒员需培训后方可上岗,并持有上岗证。

(3) 一般80张床位设1名供应室护士。

(4) 工作人员身体健康,定期进行体检,患有活动期传染病的不得从事此工作。

(三) 消毒供应中心基本设施

(1) 有自来水、热水供应装置和净化装置(过滤系统,具有自制新鲜蒸馏水的能力和设备)。

(2) 有电动真空灭菌锅、干烤箱、手套烘干机、各种冲洗工具,包括去污、除热源,洗涤剂、洗涤池、储存、洗涤设备等。

（3）有各种劳保用品，有条件可设热源监测室。

（四）消毒供应中心管理要求

（1）在护士长的领导下进行工作，负责医疗器械、敷料的制备、包装、消毒、保养、登记和分发、回收工作，定时下收下送。

（2）经常检查医疗器械质量，如有损坏及时修理、登记，并向护士长报告。

（3）协助护士长请领各种医疗器械、敷料和药品，经常与临床各科联系，征求意见，改进工作。

（4）认真执行各项规章制度和技术操作规程，并预防差错事故。

（5）做好物品清点工作，定期交换班次。

（6）各班明确分工，互相协作，共同完成本室各项任务，并认真做好统计工作。

（7）物品发放、领取、使用等应有严格的手续，供应室有统一账目，各科室有分户账，每周清点 1 次，每月总记 1 次。

（8）发扬自力更重、艰苦奋斗、勤俭节约的精神，对各种物品做到物尽其用，自己动手制作。

（9）严格执行器械物品破损报销工作制度。

（10）认真做好清洁卫生工作，每日二小扫，每周一大扫，以保持室内清洁、整齐、干燥、无尘。

（五）消毒供应室的医院感染管理应达到的要求

（1）消毒供应室的各类人员必须经相应的岗位培训，掌握各类诊疗器械清洗、消毒及个人防护等医院感染预防与控制方面的知识；应遵循标准预防的原则，严格遵守有关规章制度、工作流程、操作规范，认真履行岗位职责。

（2）消毒供应室布局合理，相对独立，邻近手术室和临床科室，便于收、送；周围环境清洁、无污染源；不得建在地下或半地下室，通风采光良好。

（3）医院应按照集中管理的方式，对所有重复使用并需要清洗、消毒、灭菌的诊疗器械、器具、物品集中由消毒供应室处理和供应。

（4）据本医院规模、任务、消毒供应种类及工作量，合理配备清洗消毒设备及配套设施。

① 清洗消毒设备及设施：配有污物回收车及分类台、机械清洗消毒设备、手工清洗槽及相应清洗用品、压力水枪、压力气枪、超声清洗机、烘干机、车辆清洗装置等。

注：机械清洗消毒设备应符合国家有关规定，医院设备管理部门应指定专人定期进行维护和检修并记录，以保障设备的正常运行。消毒供应室负责日常维护和保养，建立设备档案，完整保存相关资料。

② 检查、包装设备：配有辅助照明设施和照明放大镜的器械检查台、敷料及器械包装台、器械柜、敷料柜，包装材料及切割机、封口机以及清洁物品装载车等。

③ 灭菌设备及设施：配有压力蒸汽灭菌器、无菌物品装载车、篮筐等，根据需要配备干热灭菌和低温灭菌装置。各类灭菌器应符合国家标准，并有配套的辅助设备。

④ 储存、发放设施：灭菌物品存放架及密闭式下送车等。

⑤ 根据工作需要配备相应的个人防护用品，包括护目镜、口罩、面罩、帽子、防护手套、防水衣（围裙）及防护鞋等。

（5）内部布局合理，分办公区域和工作区域。工作区分去污染区、检查包装区、无菌物品存放区,各区划分明确、标志清楚,区域间设有实际屏障和物品通道,严格管理,实行由污到洁的工作流程,不得洁污交叉或物品回流。

(6) 天花板、墙壁应光滑无缝隙,便于清洗和消毒;墙角宜采用弧形设计以减少死角。地面应防滑、易清洗、耐腐蚀。电源插座应采用嵌墙式防水安全型。包装间、无菌物品存放间安装空气消毒装置,每天对空气、物体表面等消毒2次,空气应达Ⅱ类环境标准。

(7) 严格区分灭菌与未灭菌物品,定点放置。对各类无菌包应认真执行检查制度,包括包装规范及包外标注等,发放前必须认真检查,过期重新灭菌。下收下送车辆洁、污分开,每日清洗消毒,分区存放,保持车辆清洁、干燥。

(8) 凡需要消毒、灭菌的诊疗器械、器具和物品必须先清洗,再消毒灭菌。特殊感染性疾病(炭疽、破伤风、气性坏疽等)污染的器械应单独包装,明显标记,先经高水平消毒后再清洗;朊毒体感染患者用后的器械按照《消毒技术规范》有关要求处置。

(9) 器械的清洗消毒/灭菌应遵循回收、分类、清洗、消毒、检查、包装、灭菌、储存与发放等基本工作流程。污染器械的回收应遵循如下原则:

① 消毒供应室工作人员定时到使用科室收集使用后的器械、物品,回收应使用封闭式回收车或收集箱,按照规定的路线封闭运送。

② 收回的污染器械、物品,应及时进行清点、核查和记录,尽快进行去污处理;避免在使用科室清点、核查污染的器械物品,减少交叉污染概率。

③ 使用后的一次性污染物品不得进入消毒供应室进行回收和装运处理。

④ 回收车或收集箱每次用后应清洗或消毒,干燥存放。

(10) 器械、物品的清洗,应根据其不同材质和性质、形状、精密程度与污染状况进行分类,选择正确的清洗方法。耐热、耐湿的器械与物品宜采用机械清洗方法;精密复杂的器械应先手工清洗,再采用机械清洗方法。

(11) 经过清洗、消毒、干燥处理的器械、物品,必须进行清洗质量检查和器械功能检查,符合要求后再包装灭菌。灭菌包必须包装严密、正确,捆扎松紧适度,包外标注物品名称、灭菌日期、失效日期、操作人员代号、灭菌锅号、锅次等,使用化学指示胶带贴封。

(12) 根据器械、物品的用途、性质等选择适宜的灭菌方式,灭菌物品的装载、卸载、存放与发放正确、适合,严格遵守消毒供应技术操作程序,确保供应物品的质量。

(13) 消毒供应室应进行质量控制过程的记录与追踪,建立清洗、消毒设备和操作的过程记录,记录应易于识别和追溯。灭菌质量记录保留期限应不少于3年。对消毒剂的浓度、使用中的消毒液、常水和精洗用水的质量进行监测;对自身工作环境的洁净程度和清洗、组装、灭菌等环节的工作质量有监控措施;对灭菌后成品的包装、外观及内在质量有检测措施。

(14) 消毒供应室所使用的各种材料包括清洁剂、洗涤用水、润滑剂、消毒剂、包装材料(含硬质容器、特殊包装材料)、监测材料等,应符合国家的有关要求。对购进的原材料、消毒洗涤剂、试剂、一次性使用无菌医疗用品等进行质量监督,杜绝不合格产品进入供应室。一次性使用无菌医疗用品,应拆除外包装后,方可移入无菌物品存放间。

(15) 压力蒸汽灭菌器操作人员还必须取得质量监督部门颁发的《中华人民共和国特种设备作业人员证》,持证上岗,遵章守制。

七、检验科的医院感染预防与控制

检验科是医院感染管理的重要部门,医院感染的预防与控制是保证医疗质量和医疗安全的重要内容。预防医院感染的控制措施首先应健全制度,完善措施,规范行为。由于检验科每个实验室每天都要接触大量的临床标本,包括血液、尿液、粪便、痰液、胸腔积液、腹水、穿刺液、胆汁等,这些标本要经过多个工作人员的手,还要通过多个工序进行处理,这大大增加了工作人员感染和环境污染的风险。因此,在工作的每一个环节做好消毒及个人防护,按流程处理标本,是有效预防和控制医院感染的有效措施。

(一) 健全规章制度

预防医院感染首先要健全规章制度,根据《消毒技术规范》和《医院感染管理办法》制定检验科保洁制度、消毒隔离制度、医疗废物处理制度、职业防护制度、生物安全风险评估制度,建立检查评价制度、医院感染考核标准等,保证规章制度落实到位。

(二) 加强医院感染管理知识的培训

科室每月组织业务学习,以《医院感染管理规范(试行)》《消毒技术规范》、医院感染管理知识等为主要内容,制定具体培训计划,对全科人员采取针对性地培训,对进修、实习、新上岗人员进行岗前培训,考试合格后才能上岗,提高检验人员的院感意识和无菌观念,使消毒隔离工作常规化、制度化地开展,最大限度地控制检验科内的医源性感染,保障科室工作人员的安全和身体健康。

(三) 规范检验科区域划分

检验科有其特殊性,合理的区域划分有助于合理的作业流程。区域划分:按工作作业可分为普通实验区、生化试验区、免疫实验区、微生物实验区;按污染情况可分为清洁区、半污染区、污染区。规范合理布局,减少医源性感染的机会。

(四) 加强日常工作的管理

1. 重视手卫生 检验科的工作人员每天与患者以及患者的血液、尿液、粪便、体液、分泌物、排泄物和机体组织直接接触,是交叉感染的重要传播媒介,手卫生是医院感染的高危区域和重点监控的科室。因此,要组织培训工作人员正确洗手法,通过培训使其意识到洗手是预防感染传播的最经济、最有效的措施,有报道显示仅洗手与手消毒这一项措施可使医院感染率下降 50%。洗手的方法:工作前、工作后或检验同类标本后再检验另一类标本前,均需用肥皂水洗手 2~3 min,搓手使泡沫布满手背手掌及指间至少 10 s,再用流动水冲洗。若手上有伤口应戴手套接触标本。

2. 做好实验室消毒隔离工作

(1) 采血人员操作时穿戴整齐,戴口罩和帽子、穿工作裤,采血人员每采一人后就要用快速手消毒剂擦拭 2 min,再给另一人采血,并做到一人一巾一带。

(2) 每天操作前用 500 mg/L 含氯消毒液擦拭操作台、拖地。房间每天紫外线照射 2 次,每周五用无水乙醇擦拭灯管,每半年监测 1 次灯管效果,定期做空气培养,空气中细菌总数≤200 cfu/m² 。达到消毒规范要求。

(3) 一次性采血管、采血针设专人管理,专柜存放,房间应保持通风、干燥、定期紫外线空气消毒。

(4) 检验报告单出科前用紫外线灯双面照射。

（5）生活垃圾和医疗垃圾严格按照《消毒技术管理规范》进行处理。

（五）检验科的医院感染管理应达到的要求

（1）建立健全本科室医院感染管理制度及个人防护和生物安全管理制度，并落实。

（2）布局合理，工作区与生活区分开，设置专门的清洗消毒间并有明显的标志；临床微生物室应设置门禁开关，入口处有生物危险标志，限制与实验无关人员进入。每个工作区设有流动水和非手触式洗手设备、手消毒用品，操作完毕后及时进行手的清洁与消毒。

（3）无菌间必须保持清洁，每天清洁、消毒2次。无菌间应配备空气消毒设备，并按要求记录。

（4）工作人员进入工作区须穿工作服、戴工作帽，必要时穿隔离衣、胶鞋，戴口罩、手套，严格执行检验科操作规程。保持室内清洁卫生，每天对空气、各种物体表面及地面进行保洁处理，湿式清扫，遇有污染时立即消毒、清洗。

（5）必须使用具有国家规定资质的一次性检验用品，并在有效期内使用，且不得重复使用；存放时须拆除外包装后，方可移入无菌物品存放柜，使用后按《医疗废物管理条例》规定进行无害化处置。

（6）使用中消毒液保持有效浓度，根据其性能定期监测（如过氧乙酸、次氯酸钠等每日监测）；定期对消毒灭菌效果进行监测，监测符合《医院感染管理办法》预防与控制有关要求。

（7）严格执行无菌技术操作规程，静脉采血必须一人一针一管一巾一带；微量采血应做到一人一针一管一片（玻片）；报告单应消毒后发放。

（8）无菌物品与非无菌物品分开存放，灭菌物品包外贴指示胶带，并标明灭菌日期、失效日期、操作人员姓名及无菌包名称等。

（9）废弃的病原体培养基，菌种、毒种保存液等，必须就地消毒灭菌，按医疗废物管理的有关规定密闭转运、无害化处置。

八、口腔科医院感染预防与控制

（一）口腔医疗中的消毒灭菌

1. 口腔医疗的医院感染控制目的　口腔医疗交叉感染控制的目的可概括为：

（1）在口腔治疗中，保护患者及口腔医务人员双方防止感染发生。

（2）减少在口腔治疗中致病微生物的数目，使其在环境中达到可能的最低水平。

（3）通过对每位患者采取高标准的控制感染措施，即对所有患者的"普遍性预防隔离（universal precaution，UP）"原则，预防感染的传播。

（4）简化控制感染的措施，尽量减少因控制感染而给口腔医务人员带来的不便。

1987年，美国疾病控制中心（Center of Disease Control，CDC）提出，由于从患者的病史及检查中不能可靠地判断是否感染了艾滋病或其他血源性传播性疾病，因此，对血液及体液无论任何病人均应一致对待，进行"普遍性预防隔离"，采取严格的控制感染措施。或者说，将所有就诊患者均假定为血源性传播的感染性疾病的患者来对待。比如，口腔医务人员应穿工作服、戴手套、口罩及保护性眼镜等保护性屏障，特别是进行高速手机及超声洁刮治操作时更应注意自身防护；有手指皮肤破损时应及时包扎覆盖并戴手套；在治疗前让患者含漱作用持久的漱口水；治疗中使用强吸引器，调整合适的体位及使用橡皮障以减少治疗过程中气雾的污染程度；以及对口腔医疗器械和材料的合理消毒灭菌等。

2. 口腔医疗器械的消毒灭菌原则

(1) 口腔医疗器械的分类:1991 年,美国 CDC 根据医疗器械潜在的传播疾病危险程度将口腔医疗器械分为高危、中危及低危器材。

高危器材(critical items)是指接触骨组织或穿入软组织的器械,如注射器针头、刀片、缝针、拔牙钳、牙周洁刮治器、外科牵引器、外科钻、剪刀及牙挺等。该类器材有较高的潜在传播疾病的危险,必须严格灭菌。

中危器材(semicritical items)是指仅接触黏膜但未接触骨组织,也未穿过黏膜,如口镜、探针、银汞充填器、镊子、印模托盘、吸唾器、牵舌器、牙钻、磨石类及手机。该类器械有中等程度传播疾病的危险,需采用灭菌或高效消毒法。

低危器材(noncritical iterns)是指仅接触完整的皮肤表面,包括环境表面如三用枪手柄、X光球管、橡皮障支架、灯光开关、调和刀、保护性眼镜等,该类器材传播疾病的危险性低或无,可选择中、低效消毒剂或简单清洁消毒即可。

(2) 口腔各种清洗消毒流程

① 清洗、消毒、灭菌:进入患者口腔所有诊疗器械,应一人一用一消毒或灭菌→进入人体无菌组织的各类口腔诊疗器械;机、车针、扩大针、根管器械、拔牙针、钳、手术刀、牙周刮治器、洁牙器等应灭菌接患者黏膜、皮肤口腔诊疗器械;镜、探针、印摸托盘、口杯等应消毒→器械使用后,流动水彻底清洗→多酶液清洗→流动水冲洗干净、擦干→特殊口腔器械注入专用润滑剂→包装[注明消毒日期、有效期→高压蒸汽灭菌(不耐高压 2% 戊二醛浸泡 10 h)]。

② 监测:口腔器械灭菌每锅进行工艺监测、化学监测→每月生物监测一次→并做好记录。

③ 空气:治疗室每日常规消毒两次,病房每周常规消毒 1 次,并记录→消毒每次 1 h→紫外线每周清试 1 次,动态消毒机滤网每月清洗 1 次→周末空气消毒 1 次→细菌培养每月监测 1 次。

④ 地面:拖把分室使用→一般病室、治疗室、换药室等地面有血液、分泌物、排泄物用 1 000 mg/L 含氯消毒剂擦拭、待干,传染病区加倍→500 mg/L 含氯消毒剂擦拭 1 遍,待干。传染病区 1 000 mg/L→清水擦拭 2 遍→再清洗拖把→500 mg/L 含氯消毒剂浸泡 30 min→清洗晾干备用。

⑤ 物体表面:抹布分室使用每日常规擦拭 2 次→500 mg/L 含氯消毒剂擦拭 1 遍,待干用清水擦拭 2 遍,再清洗抹布 250 mg/L 含氯消毒剂浸泡 30 min,清洗晾干备用。

⑥ 感染器械:分类→1 000 mg/L 含氯消毒液浸泡 30 min→复合酶浸泡 3～5 min→自来水清洗→干燥→打包→高压灭菌。

⑦ 非感染器械:分类清洗→复合酶浸泡 3～5 min→自来水清洗→干燥→打包→高压灭菌。

⑧ 体温表:用后清洗擦干→500 mg/L 含氯消毒剂浸泡 30 min→自来水清洗→晾干备用。

⑨ 雾化吸入管道:非感染症患者清洗,感染症患者先浸泡消毒→500 mg/L 含氯消毒液浸泡消毒 30 min(感染症患者使用后 1 000 mg/L)→使用时每日更换蒸馏水,(更换患者时随机更换)→流动水清洗→晾干放置橱内备用→周末消毒。

3. 口腔医疗中常用的消毒灭菌方法　根据器械的类型(高危、中危或低危)、耐热与否(金属或塑料)、耐腐蚀性能综合起来选择不同的消毒及灭菌方法。

无论选择哪种方法,首先应对污染物品分拣;将注射针头等锐器放于耐刺穿的容器内,防止误伤;由于附于器械上的有机污垢干燥后较难去除,应在器械使用后尽快清洗;清洗器械应戴上氰橡胶的厚手套。一般提倡"双消毒",即器械使用后浸泡于消毒液一定时间,用刷子去除残垢,冷水冲洗后自然干燥或擦干,然后再进行灭菌及消毒。除人工清洗外,有条件者可选用清洗效果好的超声清洗,该法可减少人力、器械损伤小。应选择合适的超声冲洗液,一般超声清洗时间 1~10 min,温水冲洗、干燥。

清洗干燥后在灭菌前应合理包装,灭菌后应抗菌保藏。即使是一次性使用的物品也应用消毒液浸泡后再焚烧销毁。

(1) 仪器设备表面的消毒:污染的气雾及污染的手接触过的牙科器械及设备表面也应用中效消毒剂(如含氯消毒剂或聚维酮碘)进行表面消毒或覆盖。有学者根据环境被污染的程度将口腔诊室进行了以下分区。

① 治疗区:主要为治疗工作台及相邻区域,该区被污染的可能性及程度高,须有较高水准的卫生。治疗区的消毒可选用中效消毒剂如含氯消毒剂、聚维酮碘等在每天上班时及两个病人之间进行常规擦拭消毒。有可能被接触的区域最好用一次性保护膜覆盖。

② 治疗边缘区:此区包括手机及三用气枪座、照明灯手柄及开关、吸引器软管、痰盂及诊椅升降开关处。该区应使用中效消毒剂在治疗每个患者后,采用如前所述的常规方法进行消毒或覆盖。

③ 治疗外周区:该区是指不会有患者或大量污染物质,如地板、远离治疗区的储藏柜顶部。此区不需在每个患者之间消毒,但应在每日工作结束后消毒及通风有助于减少污染。

(2) 综合治疗台手机及钻针的消毒   高低速手机是口腔临床最常用的器械,虽然目前有关疾病传播是否与手机有关尚无可靠证据,但手机从理论上讲仍有潜在的传播疾病的危险。手机属中危器材,应在每位患者之间合理灭菌或采取高效消毒。国外提倡使用高压蒸汽灭菌、化学蒸汽压力灭菌处理手机,并注意参照手机的生产年代、厂家使用说明进行清洁、保养及选择恰当的灭菌方法。手机不宜用氧化乙烯灭菌。由于治疗边缘区未使用的手机可能在治疗时被气雾污染。因此,不宜在治疗一个患者时放置多个灭菌手机,即治疗区附近的手机越少越好。

手机供水系统的冲洗处理也应重视。据报道,1985 年以前生产的手机在脚闸放开时,会使水自冷水管口流入手机内部,特别是治疗结束时更为明显。这种回吸(retract)作用的水滴含有患者的口腔菌丛及残垢,可在手机管内贴附,在进一步进行较深的切割如开髓治疗时,有可能将细菌带入血液,对于那些免疫力低下及衰弱的患者有潜在的危险。近年来,虽然有些手机安装有防回吸阀,但也不能忽视对所有水路系统的冲洗。一般要求在治疗每一患者之后冲洗 20~30 s 以上,每天工作开始时要冲洗数分钟。美国牙医学会及美国食品药物管理局提出的手机供水系统的细菌数分别为小于 200 cfu/ml 及 500 cfu/ml。近年来认为对供水线路的密闭性的消毒比较有效。

多数 1985 年以后制造的手机是耐热、耐高温的,可以选择高压蒸汽灭菌。微波灭菌、化学蒸汽压力灭菌也适合于多数手机灭菌。干热灭菌不适合手机的消毒,因为所需时间长,加热温度高对手机损害严重。

对手机进行灭菌时,首先应注意将钻针周围的残垢擦掉,开启水气开关冲洗水气系统,然后再卸下钻针及手机,在流动水下刷洗,并应选择好适当的清洁剂,冲洗及干燥手机。根据生产厂家说明是否能使用润滑剂。注意手机内部应清洁,润滑剂不宜过量,将手机安装上使其运转排出多余的润滑剂,以免高压灭菌后堆积的润滑剂影响转速。当然应注意使用说明,是否手机能无钻针空转。手机的化学纤维部分可用异丙醇擦拭去除过量润滑剂。待手机内部清洁干燥后,将手机密封包装,合理高压灭菌后,干燥冷却。在给患者使用前开启水气冲洗 20～30 s。

如果手机不能耐高温灭菌,可选用化学消毒剂进行消毒,首先也应将手机如前彻底冲洗 20 s,用刷子将手机上的软垢冲掉,用清洁、吸水性好的材料如棉球棉签蘸合适的化学消毒剂擦手机,并保持手机潮湿,根据不同的消毒剂保持一定时间,一般 10 min,然后用水彻底冲掉手机上的化学药品,干燥手机。在给患者使用前同样应冲洗水气系统。

总之,综合治疗台手机的灭菌处理很重要,应考虑最强的灭菌效果及对手机的保护两方面因素,选择灭菌消毒方法。

综合治疗台手机上钻针的种类较多,对其的合理灭菌也很重要。一般来讲,干热灭菌及环氧乙烷灭菌对所有钻针的损害最小,也可采用化学压力蒸汽灭菌,高压蒸汽灭菌对钻针的损害最大。还需参照厂家说明选择灭菌方法。由于金属与金属密切接触的流电作用对钻针有损害。因此,最好使用将钻针独立分割放置的放钻针装置。此外,国际上已有一次性使用的碳钢、不锈钢及钨钢钻针,能够较好地控制感染。

(二) 临床科室感染控制特点

1. 治疗前的病史采集、准备工作及病历记录　在患者每次就诊时,应常规询问其病史,了解患者的目前全身状况,有无近期感染病史,以便采取必要的措施。为减少环境中气雾的污染,应常规让患者在治疗前含漱抗菌漱口液,特别是作用持久的漱口液。

在病历记录中应注意避免污染病历。最好能有助手帮助记录病史及检查结果。如果医生自己记录,则需在治疗每一个患者之后将笔消毒或用屏障(如一次性纸巾)握笔记录。

2. 控制感染的临床操作程序

(1) 开始治疗前穿工作服、戴口罩、防护镜及手套。清洁治疗中可能接触的表面。清洁的方法为"喷、擦、喷"的方法。清洁后摘下手套洗手。将灭菌的器械取来。整理工作台,拿走不需要的物品。

(2) 患者坐在诊椅后调整椅子及头托,给患者穿前身巾,问病史,讨论治疗及写病历;打开器械包及检查器但不接触器械;洗手,方法为摘下首饰清洁指甲,再用抗菌液洗 10 s,冲洗干燥;戴手套;先将手机的水路冲洗 20～30 s,然后再将灭菌的手机接上,同时将三用枪及吸唾器的头接上。

(3) 在对患者的检查治疗中,首先应注意减少微生物的扩散,如使用高速手机及洁治前常规让患者含漱,使用强吸引器等,最好能用橡皮障。

此外还应注意,手指接触的区域越少越好;不能用戴手套的手整理头发、揉眼睛、搔抓皮肤、调整口罩和眼镜;离开诊室时应摘下手套,回来后洗手再戴新手套;不宜在教室、休息室、图书馆及医院外穿工作服;需要给患者拍口内片时,应摘下手套洗手后再拿照相机;掉在地板及非灭菌的器械不能再使用,需更换新的灭菌器械;选择质量好的手套,如果不慎手套破了,洗手后更换新手套;使用注射器时应防止误伤手指,提倡用一手拿注射器来套针帽或使用特别的持针帽器;在取银汞、洞衬剂或垫底材料时,应注意需要多少取多少,不宜将容器放在近旁,否则需套上保护膜;在物品器械送出去制作或检修前应对其消毒处理;不能用污染的手触摸病历;在工作中不慎眼、口腔、其他黏膜、皮肤或锐器误伤,或其他意外接触了患者的血液、唾液,应立即请教有关人员处理。

（4）治疗后摘下手套、口罩丢弃于废物箱内，洗手；填写病历；应保证将一次性使用的锐器包括针头、刀片、一次性钻针、正畸金属丝等放于安全的耐刺穿的容器内；将非锐器的一次性物品放在有塑料衬里的废物容器内。将手机、超声洁治手机及水气枪冲洗30 s，卸下手机放在污染区。

3. 各临床科室感染控制的特点及原则

（1）牙体牙髓科：牙体牙髓治疗中高低速手机使用频繁，应在治疗每一患者之间严格消毒手机及钻针。为减少治疗中气雾的污染及吸入吞咽牙科材料器械的可能，最好使用橡皮障。橡皮障设备的灭菌应根据制造商的建议进行。如无条件使用橡皮障，可在治疗前让患者含漱0.12%的氯己定漱口液或3%过氧化氢液1 min，以减少气雾的污染程度。

绝大多数牙体牙髓治疗的手持器械如挖匙、银汞充填器、调和铲、根管扩大器等为不锈钢制，应在每一患者之间热力灭菌。灭菌前应对手持器械认真清洗，选择对金属无损害的清洁剂，如水门汀去污剂对金属器械有损害。如果使用化学消毒剂，应注意不宜时间过长或浓度过高，否则，即使不锈钢器械也可能变色及生锈。在清洗及消毒碳钢材料的器械时，应将其与不锈钢器械分隔开来。为防生锈，在高压灭菌前可使用1%亚硝酸钠处理不锈钢器械。

银汞及树脂输送器的末端可能有大量的唾液链球菌及变型链球菌存在，应在每一患者之间消毒。多数不锈钢输送器可采用高压灭菌、化学蒸气灭菌或干热灭菌。塑料输送器可用化学消毒剂浸泡。应注意输送器不能装过多的材料或作为充填器使用。如果输送器堵塞不畅，可用异丙醇处理30～60 s。

如果将光敏灯放在治疗椅旁，应将其表面覆盖保护屏障（塑料薄膜）。光敏灯若有可更换的治疗头，则应在治疗患者后更换。否则，可用消毒纱布擦拭。牙髓电活力测定仪中接触患者口腔的部件也应用湿纱布消毒。银汞搅拌器虽属低危器械，但也应戴保护手套防感染。

使用牙科材料时应防止交叉感染。调配各种材料时宜戴手套以减少对修复材料容器的污染。单剂量的银汞合金胶囊为较好的预防交叉感染的方法。

（2）牙周科：牙周治疗中特别应注意的是减少血液及污垢的飞溅，防止锐器误伤皮肤。即使在一般常规的治疗，如教患者刷牙及使用牙线的口腔卫生宣教中也有血液和菌斑飞溅的可能。在用牙齿模型进行宣教时，不能用带有污染手套的手接触模型，应摘掉手套或再戴上一副保护性手套。同时，医生应注意自身防护，除手套、口罩外，应戴保护性眼镜。

牙周治疗的手持器械如牙周探针、洁治器等多数为不锈钢制，可高压蒸汽灭菌。在使用超声洁治器时，注意尽量减少气雾产生。如北京医科大学口腔医学院牙周炎常规在超声洁牙前用1%过氧化氢液鼓漱1 min，经研究显示能显著减少诊椅附近口腔中的细菌。因此，提倡超声洁牙前常规含漱1%过氧化氢液或0.12%氯己定。超声洁治头应在每一患者之间高压灭菌或高效消毒，超声洁治手机应选择恰当的消毒剂在每一患者之间消毒。北京医科大学口腔医学院牙周科研究显示，用2%碘酊消毒手机，再用乙醇脱碘2次，可消除表面的乙型肝炎病毒。因此，提倡超声洁治手机使用后冲洗水路30 s，用2%碘酊消毒，乙醇脱碘2次，或用1%聚维酮碘消毒保持5～15 min，再冲洗表面的聚维酮碘。切记，在超声洁治前，应开水闸冲洗洁治器20～30 s，牙周洁治后应如此重复一次。

牙周洁治及刮治器的磨石可高压灭菌。一般认为，最佳的磨器械时间为治疗前使用灭菌的磨石。如果在治疗中需使用磨石，应注意灭菌处理。

龈下冲洗操作时应避免误伤，最好使用一次性冲洗器。用慢速手机对牙面抛光时应尽量减少唾液及血液的飞溅，调整合适的体位并减少软组织损伤。钛金属种植体表面不能用常规的洁治器，应使用塑料洁治器，并注意高压灭菌。

（3）儿童牙科及预防牙科：儿童牙科多数治疗类似于牙体牙髓科的治疗。但儿童的特点是较容易感染多种疾病，可能会成为许多感染的病源。因此，更应强调上述的控制感染措施。

对小儿治疗时为保证儿童的合作及控制感染对医生的防护问题，可选择使用透明的口罩以利于儿童的配合。

进行窝沟封闭时，最好用一次性、单剂量的封闭剂，否则应提前准备好，需要增加材料时再戴手套触摸封闭剂容器。

（4）黏膜科：口腔黏膜科就诊患者中有相当一部分为口腔黏膜感染性疾病患者，如疱疹病毒感染、细菌感染、真菌感染及一些少见的特殊感染（结核、梅毒、淋球菌口炎及艾滋病）。另一方面，一些非感染性其他口腔黏膜疾患常有糜烂、溃疡等病损，可有出血。因此，黏膜科使用的检查器械如口镜、探针等应严格灭菌，最好使用一次性检查器及指套。进行口腔病损脱落细胞检查的刮片应高压灭菌或一次性使用。

黏膜科医生应注意自身防护，不能用手直接接触病损。在工作中增长经验以便对各种感染早期诊断，怀疑有结核、梅毒、淋病及艾滋病等传染性疾病患者应及时会诊，上报有关卫生防疫部门。

口腔黏膜急性感染期不宜取活检，也不宜进行复杂的牙体牙周治疗。口腔黏膜活检器械均应高压灭菌或一次性使用（刀片及缝针）。

（5）修复科：修复科在对患者的检查及牙体预备操作时，同前所述应注意检查器械、手机的灭菌以及减少气雾污染。

有研究表明，患者的口腔菌丛如细菌和病毒可在印模上生存几小时甚至几天，因此，对印模及修复体的消毒处理早在 20 世纪 80 年代中期已引起重视，成为修复体控制感染的重要环节。

① 口腔用印模及印模托盘的消毒：修复治疗的印模材料表面有患者的唾液甚至有血液的污染显而易见，是最先考虑的控制感染的对象。直至 20 世纪 80 年代初才开始有广泛的研究，主要是针对不同消毒方法对不同印模材料的影响，结果尚有不同意见。印模的消毒方法有多种，如化学消毒剂浸泡、喷雾及短时间浸没等，各有优缺点。但无论哪种方法，传统的用流动水冲洗残留的血液及唾液是必不可少的第一步。一般建议，藻酸钠印模材使用 1% 聚维酮碘喷雾，然后密闭于塑料袋中 10 min 冲洗后分钟再灌注石膏模型。藻酸盐印模也可使用 1∶10 稀释的次氯酸钠（每天须新鲜配制）浸泡或喷雾后密闭消毒。硅橡胶印模可选用聚维酮碘浸泡。稀释的氯化物浸泡或戊二醛浸泡等。应特别注意参考制造厂家的意见，并防止托盘与印模在浸泡过程中分离。消毒后清洗也是重要的一步，并通知技工室印模材已消毒，以免重复消毒。印模托盘若为铝金属或镀铬的，可选用高压灭菌；塑料托盘最好一次性使用或采用化学消毒剂浸泡。

② 修复体的消毒：修复体无论是来自患者口腔需要修改或者制作后给患者试戴，均应清洗消毒。先彻底用水冲洗残留的唾液及血液，清洁后浸泡于一定的消毒液达一定时间。

2% 碱性戊二醛可进行树脂义齿、活动或固定修复体的消毒，对树脂损害小，但戊二醛有一定组织毒性，刺激性强，因此，修复体应彻底冲洗。聚维酮碘、氯化物虽然对金属有一定腐蚀作用，但如果浓度（1∶10）及时间（10 min）合适，聚维酮碘及氯化物对钴铬合金的影响极小。应当注意,无论使用哪种消毒液,绝不能将修复体从消毒液中取出就给病人戴上。树脂修复体经消毒:冲洗后可保存于稀释的漱口液中。

如果在诊椅旁对义齿进行修改,宜选择单剂量的抛光粉、灭菌的布轮、灭菌的手机及钻针进行操作,以免修改后再对义齿消毒,可简化步骤。

③ 咬合蜡、胎堤及模型等的消毒:咬合蜡、胎堤可选用聚维酮碘"喷—擦—喷"的方法,或采用"洗—喷—洗—喷"的方法,第2次喷上消毒液后应将其密封一定时间,冲洗、干燥。进入口腔的器材如面弓等需热力灭菌。石膏代型可采用消毒剂喷雾或用1∶10的次氯酸钠或聚维酮碘(1∶213)浸泡的方法。

(6) 正畸科正畸治疗中使用的器械大多为锐缘器械,如钢丝、金属贴片等,应小心防误伤,必要时正畸医生可戴较厚的防刺穿手套防护。

正畸治疗用钳为高质不锈钢,可高压灭菌;若为低质不锈钢则需干热灭菌;若为塑料手柄的钳,则可用化学消毒剂消毒。若使用干热灭菌,则应注意在关节处用润滑剂。

印模、托盘及活动矫治器的消毒同修复科。

(7) 口腔手术:口腔手术前,患者、医生及助手均应有保护屏障,如用前身将患者的头发、眼覆盖,医生戴口罩、帽子、防护镜、无菌手套及外科手术衣。

外科手术常用器械如镊子、持针器及止血钳应严格热力灭菌,去骨的手机需能灭菌。镊子、钳子若在杀菌液如2%戊二醛中浸泡,取出时应用清洁的手套防污染。装戊二醛的容器应每周清洗灭菌,消毒液应隔日更换。开口器应灭菌后再重复使用。刀片及缝针应一次性使用,持刀器可热力灭菌。作颌间结扎时应小心操作以防误伤。

(8) 修复及正畸技工室:技工室的感染控制与临床诊室的感染控制一样重要。由于许多口腔材料及修复体要往返于诊室与技工室之间,有潜在的感染微生物存在及传播的危险。多数口腔修复体、印模、矫治器及相关材料是可以进行消毒处理的。如果消毒剂种类、量及消毒时间选择合理,对材料无害。原则上印模送到技工室后、修复体或矫治器经患者试戴后、仪器设备包括手机送去修理前均应清洁消毒。

应注意工作间清洁,每周清洁技工室抽屉及工作台表面。技工室工作人员应有良好的卫生,穿洁净的工作服并定期更换。在使用高速有喷雾的设备时应戴口罩、手套及防护镜,并经常洗手。工作间应有良好的通风设备,工作间不宜进餐、饮酒及吸烟。技工室应指定技工负责控制交叉感染,设计好临床接待区,除非在临床已经消毒,否则在接收修复时应消毒。

(9) 放射科:口腔放射摄影操作包括口内片操作及口外片操作。口内以拍摄牙片、翼片为主。由于口内片的拍摄需将胶片放置在患者口腔内,因而有患者之间、患者与操作者之间交叉感染的可能。口外片主要包括曲面断层片、各种平面及断层片,也有一定交叉感染的可能。

一般口内片的操作程序是操作者用手将胶片放入患者口内,让患者用手扶住,或使用胶片夹,再放入患者口内让患者扶住持片夹,操作者再调整球管、按曝光钮,再用手取出胶片,放在某处。显然,从患者口内取出的胶片相互有接触污染。因此,放射科拍片应注意以下几点:

① 拍片前的准备工作:如果一个人操作整个过程,应在每个患者之间消毒或覆盖可能污染的表面,如X线球管及移动装置、诊椅头托及调整装置、曝光按钮、灯光开关及曝光后的胶片接触的表面。

② 拍片时:应戴干净的手套取胶片,给患者拍照。将曝光的胶片放在纸巾或一次性口杯里。将仪器表面的屏障撤掉或表面消毒,摘下手套并洗手后将胶片转送至暗室。

③ 暗室操作：目的是不污染底片而扔掉污染的包装袋。操作时，戴手套轻轻将胶片包装袋打开，让里面的胶片自行落到一个洁净的纸巾上，扔掉污染的包装袋并摘掉手套，然后洗片。注意洗出后应小心放置，与污染的胶片分开。

④ 曲面断层机的咬合支托可覆盖保护膜并在每一患者之间更换，否则需在每一患者之间消毒处理。

（三）高危患者处理原则及意外误伤的处理

1. 高危患者处理

高危患者是指那些较一般人群更容易患传染性疾病的人群，如接受输血或使用血制品的患者、肾透析及免疫缺陷的患者等。输血及肾透析患者可能由于血制品污染而患乙型肝炎及丙型肝炎；静脉吸毒者属高危人群，由于共用污染针头而容易有乙型肝炎或 HIV 感染。如前所述，口腔医疗可能传播的疾病较多，但最主要的是乙型肝炎及 HIV 感染这类血源性传染性疾病，也是医患双方控制感染最关注的问题。

正是由于 HIV 感染的危险性及严重性而使口腔医疗感染控制重新引起重视。虽然在1990～1992 年美国 CDC 曾宣布一位 HIV 感染的牙医可能导致经他治疗的 5 位患者感染了HIV，但实际上 HIV 感染传播的危险性远远小于乙型肝炎及丙型肝炎。例如，健康医务人员被针刺误伤皮肤后感染乙型肝炎的危险性为 10％～30％，而同样情况感染 HIV 的危险性仅为 0.4％。目前的状况是有些患者对现有的诊疗环境提出疑问及要求更高的感染控制条件；另一方面，口腔医生对 HIV 及艾滋病的态度多数为惧怕而不知所措，其原因是缺乏对 HIV 及艾滋病的知识及控制感染的措施。由于许多 HIV 感染者不能被早期诊断。因此，对所有病人"普遍性预防隔离"的控制感染的方法尤为重要。

对已知 HIV 感染的患者的口腔处理主要为两方面：一是治疗地点；另一是治疗 HIV 感染患者对口腔医生的危险性有多大。据美国十几年治疗 HIV 患者的经验表明，在一般的口腔诊所，就可以较安全地治疗 HIV 患者。对 HIV 感染患者口腔治疗（刮治、根面平整、拔牙、牙周及根尖手术等）并未增加其术后并发症。但为了减少术后并发症，应对患者的全身状况及疾病的严重程度进行全面了解，最重要的是感染的时间长短及了解患者刚被诊断有 HIV 感染当时的 T 辅助细胞（CD4）计数水平。

病人感染 HIV 的途径也影响对其口腔的处理。如血友病患者往往有凝血机制障碍，并可能同时患有乙肝、丙肝及丁型肝炎；静脉吸毒者也有较高的乙型肝及丙肝的可能，并容易发生细菌性心内膜炎；同性恋的 HIV 患者往往会有一些其他高危人群不易发生的口腔病变，如坏死性龈口炎、牙周炎、毛状白斑及卡波济肉瘤。由于许多 HIV 感染可由口腔医生早期诊断出来，患者属哪类高危人群影响对其的处理及转诊。治疗这些患者，首先要考虑患者的全身情况，如凝血机制、胃肠症状（如恶心）而难以接受口腔处理。CD4 细胞数也是判定 HIV 感染程度的重要指标。如病人 CD4 细胞为 $(300\sim500)\times10^6/L$，应积极预防用药。

HIV 感染者均可能出现口腔病变，或者无症状，或者发生口腔黏膜病损如唾液流率下降、口腔念珠菌病、坏死性溃疡性牙周炎、深部真菌病及肿瘤。但上述表现并非 HIV 感染者特有的表现，在许多其他免疫功能低下者中也常存在。口腔医生应能够认识这些口腔黏膜及牙周组织的异常表现，如果临床上难以判断，应及时请有关专家会诊。上述病损一般均可在有较好的控制感染措施的口腔门诊进行治疗。特别是一些较常见的疾病如口腔念珠菌病、口腔毛状白斑等。但若需放射治疗及长期静脉药物治疗时，需转到相应医疗部门进一步治疗。

2. 意外误伤的处理

血源性传播疾病最危险的是通过污染的针头及锐器直接或皮下接种;其次为通过其他方式即非针刺方式如搔抓、烧伤及皮炎等病损;或者通过感染的血液或血浆进入黏膜(口、鼻腔及眼)表面;再其次为其他感染分泌物如唾液进入黏膜表面;通过环境间接将血液感染物传播(撒、溅方式),以及通过感染血清的气雾。

由于口腔医疗的操作特点,有许多有锐缘的及高速的医疗器械,加之口腔操作范围小,患者可在治疗中频繁张闭口活动,因而意外误伤是有可能的。其原因可能为工作中不慎的意外误伤,或没有遵守对所有患者的一致对待的"普遍性预防隔离"原则,或者为保护屏障遭到破坏。

一旦发生了意外误伤使口腔医生接触了可能污染的物质,一般的原则是首先对被误伤的职工及病源病人尽快进行全面评价,确定误伤的过程及原因,并定期对受误伤的医务人员进行随访。

(1) 对误伤的记录:对所有误伤者需要填写以下项目,以便于全面了解每次误伤的情况。包括受误伤医生的个人资料(年龄、性别、职业类别、专业类别及专业的程度)、误伤暴露的具体情况、误伤的地点(口腔诊所、急诊室、实验室、消毒区等)、误伤的类型(经皮肤/非肠道、经黏膜)、损伤的深度(表浅、中等深度、较深层;局部出血的量)、造成误伤的器械类型(名称、中空或实心)、误伤与临床操作的关系(工作中、工作后、废弃物)、误伤的情况(与术者有关、与助手有关、患者突然活动有关)、造成误伤流血或其他有潜在危险的材料的量(可见、不可见)、使用器械多久之后造成了误伤。

应记录局部伤口的处理情况,如冲洗、清创、缝合;冲洗、针刺处消毒处理;误伤黏膜给予大量水冲洗。记录误伤暴露时操作者的保护性措施(手套、口罩、眼镜)。

针刺误伤是否造成感染或血清阳性,取决于许多因素。与接种感染物的质与量、刺伤的深度、有无保护性措施如戴手套以及宿主的反应有关。据报告误伤造成 HIV 感染的概率为 $0.11\%\sim0.3\%$ 不等。针刺误伤含 HBeAg 阳性血液所造成的感染为 40%,而针刺含 HBeAg 阴性的血液造成的感染概率为 2%;针刺造成丙肝病毒(HcV)感染的概率为 $3.3\%\sim10\%$。乙型肝炎 e 抗原阳性的血液传染性极强,其次为丙型肝炎病毒,HIV 的传染性低于肝炎病毒。当然,误伤的途径及血清学诊断的敏感性也影响针刺误伤的感染概率。经皮肤误伤造成血液传染性疾病的概率远远大于经黏膜误伤者。

(2) 对受误伤的医务人员进行全面评价:对受误伤的医务人员应详细了解其健康及免疫状况。包括以下项目:如受误伤医务人员的健康状况(全身疾病、免疫缺陷、妊娠)、了解其乙肝状况(乙肝疫苗的接种史、抗体滴度)、丙肝状况(是否有丙肝抗体及日期)、HIV 状况(抗 HIV 抗体的状况及日期)及破伤风状况(十年内注射破伤风毒素的情况)。

(3) 对病源患者的评价:对病源患者应认真询问及记录以下情况,如患者个人资料(年龄、性别等)、乙肝状况(既往患过乙肝,是否痊愈;既往患过乙肝,是否为慢性带病毒状态;不清楚患过乙肝,但为 HBV 高危人群如静脉吸毒者、静脉接受血制品者及与乙肝患者共同生活者;或不清楚患过乙肝、不清楚是否高危人群)、丙肝状况(过去是否患过丙肝或非甲非乙肝炎;抗丙肝抗体是否阳性;不清楚但为高危人群;或不清楚是否高危)及 HIV 状况(是否现在为 HIV 阳性;不知道,但为高危人群;或不知道 HIV 情况及不知道是否高危人群)。

(4) 血清学检查对受误伤的医务人员及病源患者的血清学检查十分重要。对受误伤的医务人员应进行 HBsAg 的检测;抗 HIV 的检测(0、4 周,3 个月及 6 个月复查)、抗丙肝病毒的检查(如果病源患者为带病毒者或高危人群),并在 6 个月及 9 个月后复查。对病源患者进行 HBsAg 的检查,征得患者同意后进行抗 HIV 的检查,若为高危人群,需进行抗丙肝病毒的检测。

(四) 医务人员职业暴露防护措施应急预案

为了维护医护人员的职业安全,有效预防医护人员在工作中发生职业暴露,对所有患者的血液、体液及被血液、体液污染的物品均视为具有传染性的病源物质,医护人员接触这些物质时必须采取防护措施。结合医院的实际情况,特制定本预案。

1. 组织领导

(1) 医院职业暴露防护措施组织领导小组。

(2) 医院职业暴露防护措施处理专家小组。

2. 发生医院职业暴露防护措施处理程序

(1) 启动职业暴露防护应急预案。

(2) 医务人员发生职业暴露后处理程序:立即进行局部处理→报告感染管理科→填写报告卡,根据情况报告相关部门→到传染科就诊、随访和咨询。

(3) 医务人员发生血源传播性疾病职业暴露后,应当立即实施以下局部处理措施(在发生科室完成):①用肥皂液和流动水清洗污染的皮肤,用生理盐水冲洗黏膜。②如有伤口,应当在伤口旁端轻轻挤压,尽可能挤出损伤处的血液,再用肥皂液和流动水进行冲洗;禁止进行伤口的局部挤压。③受伤部位的伤口冲洗后,应当用消毒液。如,75%乙醇或者 0.5%聚维酮碘进行消毒,并包扎伤口;被暴露的黏膜,应当反复用生理盐水冲洗干净。

3. 职业暴露预防护措施

(1) 口腔科医务人员个人防护:诊疗、器械清洗、消毒、灭菌工作人员→操作时戴口罩、帽子、必要时戴护目镜→每次操作前后,严格洗手或手消毒(戴手套操作时每治疗 1 个病人更换 1 副手套)。

(2) 标准预防:①标准预防定义:指认定患者的血液、体液、分泌物、排泄物均具有传染性,需进行隔离,不论是否有明显的血迹污染或是否接触非完整的皮肤与黏膜,接触上述物质者,必须采取防护措施。②基本特点:既要防止血源性疾病的传播,也要防止非血源性疾病的传播。强调双向防护:既要防止疾病从患者传至医务人员,又要防止疾病从医务人员传至患者根据疾病的重要传播途径,采取相应的隔离措施,包括接触隔离、空气隔离和微粒隔离。

(3) 标准预防的核心内容:①所有的患者均被视为具有潜在感染性患者,即认为患者的血液、体液、分泌物、排泄物均具有传染性,必须进行隔离,不论是否有明显的血液或是否接触非完整的皮肤与黏膜,接触上述物质者,必须采取防护措施。②要防止经血传播性疾病的传播,又要防止非经血传播性疾病的传播。③强调双向防护。既要预防疾病从患者传至医务人员,又要防止疾病从医务人员传给患者。

(4) 标准预防的具体措施:①接触血液、体液、分泌物、排泄物等物质以及被其污染的物品时应当戴手套。②脱去手套后立即洗手。③一旦接触了血液、体液、分泌物、排泄物等物质以及被其污染的物品后应当立即洗手。④医务人员的工作服、脸部及眼睛有可能被血液、体液、分泌物等物质喷溅到时,应当戴一次性外科口罩或者医用防护口罩、防护眼镜或者面罩,穿隔离衣或围裙。⑤处理所有的锐器时应当特别注意,防止被刺伤。⑥对患者用后的医疗器械、器具应当采取正确的消毒措施。

4. 局部处理措施　被 HBV 阳性患者血液、体液污染的锐器刺伤时,应当立即实施局部处理措施。

(1) HBV 阳性患者血液、体液污染的锐器刺伤,应在 24 h 内注射乙肝高价免疫球蛋白,4 周加强注射 1 次。

(2) 血液乙肝标志物检查,0、3 月进行血源性传播疾病的检查和随访。

(3) 抗 HBV 阴性者皮下注射乙肝疫苗 10 μg、5 μg、5 μg(按 0、1 月、6 月间隔)。

5. 化学治疗的防护措施

(1) 化疗科室医护人员要进行上岗前教育,定期进行防护知识讲课,增强化疗病房医护人员的防护意识及防护知识。

(2) 化疗病房配药室要求配备必要的防护设备。配药室要求能够自然通风。应安装排风扇并有洗手池,有条件的最好安装生物安全柜或由配液室统一配制。

(3) 护理人员在配制化疗药及为患者进行化疗药物的穿刺注射时,应戴口罩、帽子及双层手套;有条件应戴护目镜,穿一次性防护服。

(4) 配制化疗药后的垃圾应按有毒垃圾处理,装入黄色垃圾袋内,盛装垃圾的容器要加盖,防止化疗药物蒸发于空气中污染环境。

(5) 护理人员在配制化疗药、输入化疗药物时,如污染皮肤或黏膜应立即用大量清水冲洗。

(6) 化疗患者的排泄物、分泌物、呕吐物应马上处理或应用加盖容器。

(7) 严格化疗药物的管理,设专人、专柜保管。药瓶有损坏时应及时处理,防止污染环境。

6. 管理措施　分管院长接到报告,应及时组织相关部门协助医院感染管理科进行调查工作,并从人力、物力和财力方面予以保证。

九、内镜室医院感染预防与控制

(一) 规章制度健全

内镜室(手术室)消毒隔离措施、内镜清洗消毒操作规程、内镜监测制度等,内容符合本院实际工作。

(二) 环境及设施要求

(1) 内镜清洗消毒室与诊疗室应分开设置。

(2) 不同部位内镜的诊疗工作应分室进行,如不能分室者必须分时间段进行。

(3) 灭菌内镜的诊疗工作应在达到手术室标准的区域内进行,并按照手术室区的要求进行管理。裸式灭菌设备可放在诊疗区。

(4) 清洗消毒室应保持通风良好,如通风不良者应安装排风设备。

(5) 清洗消毒设施及物品齐全。

(6) 配备储镜柜或镜房,定时或定期清洁消毒。没有消毒设施的镜柜应每周清洁、消毒 1 次。

(7) 内镜及附件的数量应满足接诊患者及清洗消毒周转的需求。

(8) 内镜诊疗室应清洁整齐,通风良好;每日清洁环境,遇污染及时消毒处理。

(9) 用内镜清洗消毒/灭菌机,应有卫生部颁发的卫生许可批件;省级食品药品监督局颁发的产品注册证;科室应留存附件,掌握产品的适用范围及注意事项。

（10）清洗消毒设施:专用流动水清洗池、冲洗池、高压水枪、高压气枪、超声清洗机、干燥设备、消毒设施或消毒液等。

（11）物品:清洗刷、纱布、棉签、多酶洗液、水溶性润滑剂等。

（三）职业防护要求

（1）工作人员清洗内镜时应穿戴相应的防护用品,如防水服或防水围裙和袖套、工作帽以及防护面罩或眼镜、手套等,应做好个人防护。

（2）防护用品使用后应清洁、消毒,干燥保存。

（四）硬式内镜清洗消毒(灭菌)原则

（1）凡进入人体无菌组织、器官或经外科切口进入人体无菌腔室的内镜及附件,如腹腔镜、关节镜、脑室镜、膀胱镜、宫腔镜、胆道镜等必须灭菌。

（2）凡穿破黏膜的内镜附件如活检钳、高频电刀等必须灭菌。

（3）凡进入人体消化道、呼吸道等与黏膜接触的硬镜,如喉镜、阴道镜、直肠镜等,应高水平消毒。

（4）内镜数量与接诊患者数相适应或灭菌方法可满足诊疗需要。

（五）清洗消毒流程

1. 预处理

（1）硬镜使用后立即用湿纱布擦去外表面的血液、黏液等残留污物,拆分各部件,易损部件、镜头、锐器应妥善保护。

（2）将硬镜置于防渗漏的密闭容器内,由消毒供应中心回收或送内镜清洗消毒室处。

（3）特殊感染如气性坏疽、破伤风、朊毒体以及原因不明病原体感染等使用后的硬镜应双层密闭包装,标明特殊感染,由消毒供应中心或内镜清洗消毒室单独回收特殊处理。

2. 冲洗

（1）在冲洗池内用流动水和纱布彻底清洗镜身及镜头,注意避免划伤镜面。

（2）用清洁软毛刷彻底刷洗器械咬合面、轴节、穿刺鞘等有腔器械内壁。

（3）管腔、管道用高压水枪彻底冲洗,并擦干各部件;可拆卸部分必须拆开清洗。

（4）清洗纱布应当一次性使用,清洗刷一用一消毒。

（5）每日清洗工作结束时,必须用 500 mg/L 的含氯消毒剂对清洗池进行刷洗和消毒。

（6）传染或感染患者使用的内镜在污染池内清洗,清洗后进行终末消毒处理。

3. 酶洗

（1）多酶洗液配置比例和浸泡时间根据产品说明书。

（2）将擦干的内镜及附件置于酶洗槽中浸泡;用注射器抽吸多酶洗液冲洗注水管、吸引及气腹管道。

（3）传染病或感染性疾病使用后的内镜,酶洗液一用一更换,容器一用一消毒。

4. 超声清洗

（1）用超声清洗器清洗 5～10 min,去除器械缝隙和管道内的污物。

（2）也可在超声清洗机内加酶洗液,酶洗超声同时进行。

（3）传染病或感染性疾病使用的内镜,超声清洗用水(酶洗液)一用一更换并消毒超声机内槽。

5. 漂洗   更换手套,按照冲洗的方法用纯净水或软化水或蒸馏水漂洗各部件。

6. 消毒

(1) 耐高温部件可采用热力消毒,温度应≥90℃,时间≥1 min。

(2) 不耐高温部件可用 500～1 000 mg/L 含氯消毒液浸泡 30 min。

(3) 特殊感染器械消毒参照《医院消毒供应中心清洗消毒及灭菌技术操作规范》执行。

7. 润滑   用水溶性润滑剂保养可润滑部件,宜使用喷雾法,减少润滑剂污染。

8. 干燥

(1) 用干燥箱以适宜温度烘干所有器械。

(2) 无干燥设备及不耐热器械、物品可使用消毒的低纤维絮擦布擦干。

(3) 管腔类器械使用气枪或 95% 乙醇进行干燥处理。

9. 包装

(1) 采用布类包装方法,应用 2 层包装材料分 2 次包装。

(2) 使用纸塑袋包装,可用一层,密封宽度应≥6 mm,包内器械距包装袋封口处≥2.5 cm。

(3) 使用无纺布包装材料,应用 2 层包装材料分 2 次包装。

10. 灭菌或消毒   根据硬镜的性能要求以及各医院的条件选择压力蒸汽灭菌、低温等离子灭菌、环氧乙烷灭菌、化学灭菌剂浸泡灭菌、快速内镜灭菌机灭菌等。

(1) 灭菌剂浸泡法:可使用 2% 碱性戊二醛或卫生部批准的其他灭菌剂,灭菌时间按厂家说明操作。用 2% 碱性戊二醛浸泡灭菌硬镜必须≥10 h,消毒硬镜应 30～45 min;浸泡时应充分打开轴节,将管腔内充满灭菌剂;使用前用无菌水彻底冲洗,再用无菌纱布擦干。使用中的戊二醛应每 2 周更换,并对盛装容器彻底清洗、灭菌;每次使用前应监测戊二醛浓度。

(2) 快速内镜灭菌机:应按照厂家的说明进行操作。此方法适用于连台手术,灭菌后即刻上台使用。

11. 储存

(1) 灭菌后的内镜及附件按无菌物品储存要求进行储存。有效期:布类包装 7 d;纸塑包装 6 个月。非专用包装无纺布材料包装的器械,有效期<6 个月。

(2) 裸露灭菌的内镜 4 h 内使用,不能储存。

(3) 备用的内镜置于清洁器械柜中。

(六) 附件的清洁和灭菌

1. 摄像头及连线的清洗、灭菌

(1) 取下与摄像机电子连接部分,将防水盖覆盖电子部分。

(2) 流动水下擦洗表面,不防水处(摄像头、C 型接口等)用湿纱布反复擦拭至清洁。

(3) 摄像头电子部分如遇水或潮湿时应立即吹干或用棉棒擦干,切勿将电子部分的插件弄弯或打折。

(4) 灭菌方法:摄像头及连线、电凝线等可用环氧乙烷、低温等离子灭菌。

2. 导光束的清洗、消毒与存放

(1) 清洗方法同摄像头;禁止超声波清洗。

(2) 导光束清洗时必须将其盘好放于柔软容器内;勿折、勿压、勿打结、远离利器。

(3) 灭菌方法:低温等离子灭菌、环氧乙烷灭菌或按厂家说明书进行灭菌。

3. 气腹管、宫腔镜注水管　按照清洗—酶洗—冲洗—干燥的流程进行清洗后,采用高压、环氧乙烷或低温等离子灭菌。

（七）监测

（1）消毒液浓度监测:每天使用前监测 2％碱性戊二醛浓度、每日监测含氯消毒液浓度并记录。

（2）软式内镜生物学监测:每季度 1 次,细菌总数≤20 cfu/件,不得检出致病菌。

（3）灭菌内镜及附件生物学监测:每月 1 次,无菌检测合格。

（4）使用中的戊二醛染菌量监测:用于附件灭菌,每月 1 次,无细菌生长;用于内镜消毒,每季度 1 次,消毒液染菌量≤100 cfu/ml 并未检出致病菌。

（5）使用内镜灭菌设备时,应每月对灭菌设备进行生物监测并记录。

（八）医疗废物规范处置

（九）内镜室的医院感染管理应达到的要求

（1）布局合理,设立病人候诊室(区)、诊疗室、清洗消毒室、内镜储藏室等。内镜的清洗消毒必须与内镜的诊疗工作分开进行,清洗消毒室应当保证通风良好。

（2）内镜诊疗室的建筑面积应当与医疗机构的规模和功能相匹配,每个诊疗单位的净使用面积不得少于 20 m²。

（3）不同部位内镜的诊疗工作应当分室进行,其清洁消毒工作应当分槽进行;灭菌内镜的诊疗应在达到手术标准的区域内进行,并按照手术区域的要求进行管理。

（4）配置内镜及附件的数量应当与医院规模和接诊病人数量相适应,保证所用器械于使用前能达到规定的清洗、消毒或者灭菌要求。

（5）根据工作需要,配备相应内镜及清洗消毒设备。使用的消毒剂、自动清洗消毒器械或者其他清洗消毒设施必须符合卫生部《消毒管理办法》的规定。一次性使用医疗用品不得重复使用。

（6）内镜及附件的清洗、消毒或者灭菌必须遵循的原则:

① 凡进入人体无菌组织、器官或者经外科切口进入无菌腔隙的内镜及附件,如腹腔镜、关节镜、脑室镜、膀胱镜、宫腔镜和进入破损皮肤、黏膜的内镜附件如活检钳、高频电刀等必须灭菌。

② 采用化学消毒剂浸泡灭菌的内镜,使用前必须用无菌水彻底冲洗,去除残留消毒剂;灭菌后的附件应当按无菌物品储存要求进行储存,储镜柜内表面或者镜房墙壁内表面应光滑、无缝隙、便于清洁,每周清洁消毒 1 次。

③ 凡进入人体消化、呼吸道等与黏膜接触的内镜,如喉镜、气管镜、支气管镜、胃镜、肠镜、乙状结肠镜、直肠镜等,应当达到高水平消毒;弯盘一人一用一消毒。

④ 内镜及附件用后应当立即清洗、消毒或者灭菌,进行每一项操作时应当使用计时器控制。

⑤ 禁止使用非流动水对内镜进行清洗;使用的消毒剂、消毒器械或者其他消毒设备,必须符合《消毒管理办法》的规定;

⑥ 注水瓶及连接管采用高水平以上化学消毒剂浸泡消毒(如有效氯含量为 500 mg/L 的含氯消毒剂或者 2 000 mg/L 的过氧乙酸浸泡消毒 30 min),消毒后用无菌水彻底冲净残留消毒液,干燥备用。注水瓶内的用水应为无菌水,每天更换。

⑦ 每日诊疗工作开始前,必须对当日拟使用的消毒类内镜进行再次消毒;每日诊疗工作结束,必须对吸引瓶、吸引管、清洗槽、酶洗槽、冲洗槽进行消毒,刷净、干燥备用;消毒槽在更换消毒剂时必须彻底刷洗;工作台面、地面每日用消毒液擦拭并进行空气消毒;

⑧ 工作人员清洗消毒内镜时,应加强个人防护,穿戴专用工作服、防渗透围裙、口罩、帽子、手套等。必备流动水洗手设施和手消毒剂等,检查或治疗每一位患者前后应洗手。

(7) 登记内容包括就诊者姓名、诊断、使用内镜的编号、清洗时间、消毒时间以及操作人员姓名等事项。

(8) 使用中消毒剂浓度应每日定时监测,消毒后的内镜每季度进行生物学监测,灭菌后的内镜每月进行生物学监测,保证消毒效果并有记录。环境卫生学监测符合《医院感染管理办法》预防与控制有关要求。

(9) 从事内镜工作的医务人员,应当接受内镜清洗消毒及个人防护等医院感染相关知识的培训,持证上岗,并遵循标准预防的原则和有关规章制度。

(10) 医院所用内镜必须取得由省卫生厅颁发的《内镜消毒管理验收合格证书》,方可开展内镜诊疗业务。

十、针灸科医院感染预防和控制

(一) 针灸科医院感染相关因素

针灸科室多以针灸、理疗、按摩、推拿、刮痧、拔火罐等方法达到治疗目的,侵入性操作日趋增多,存在一定的医院感染因素,主要有以下一些。

1. 环境及空气因素 针灸科诊室往往一室多用,患者针灸、拔火罐、艾灸、水针、刮痧等各种治疗都在同室完成,导致空气污染严重,特别是艾条熏灸时,烟雾弥漫,空气中艾条燃烧后的微粒较多,严重影响空气质量。又因患者暴露身体部位较多,不能大开门窗通风通气,以免造成患者着凉或隐私暴露,因此一般用屏风遮隔,严重影响空气流通。

2. 医务人员手污染因素 由于针灸科诊疗工作多样化,同一患者身上不同部位有针灸、有艾条熏灸,或加用拔火罐,医生工作繁忙,忽视了手部卫生,洗手依从性差。

3. 医生医院感染控制知识缺乏 针灸科医生大部分是中医院校毕业的,而目前我国中医药院校尚未独立开展医院感染管理这门课程的教育;少部分老一辈针灸医生是师带徒自学成才,消毒隔离、无菌技术操作知识更是缺乏。如用乙醇棉球消毒针灸穴位时,一颗棉球会擦十几个穴位,用手拿乙醇棉球的现象经常发生。

(二) 针灸科医院感染控制措施

1. 强化医院感染预防控制意识 由于针灸科室的医护人员,普遍对医院感染知识的学习与认识不足医院感染预防控制意识淡薄。因此,加强医院感染知识培训、提高控制感染意识是非常有必要的。定期举办医院感染知识讲座,组织科室工作人员学习医院感染管理规范、消毒技术规范、医院废物管理条例、无菌技术操作等,强化工作人员无菌观念及预防控制感染意识,防止医院感染的发生。

2. 完善科室医院感染管理制度 根据医院感染管理有关规定,结合本科室具体情况,完善科室各项医院感染管理制度,如卫生清洁制度、手卫生制度、消毒隔离制度、一次性物品管理制度、高危器材消毒流程、自我防护制度等,做到有章可循、违章必究。

3. 严格执行无菌技术操作规程 无菌物品应放在无菌物品专用柜内,按种类和灭菌日期摆放,有标识,有效期为 1 周,过期后重新灭菌;无菌物品包或器皿打开后,注明日期和时间,有效期 24 h,过期后不得使用;消毒用碘酊及乙醇每周更换 2 次,治疗时衣帽整齐,戴口罩,严格执行无菌技术操作规程;对于一次性物品的管理符合要求。

十一、血液透析室医院感染预防与控制

为加强我省医疗机构血液透析室的规范化管理,保证血液透析质量和医疗安全,根据《医院感染管理办法》及《医疗机构血液透析室管理规范》等有关法规、规章,制定本规定。本规定适用于设置血液透析室的各级各类医疗机构。

(一) 医院感染制度管理

开展血液透析的医疗机构应制定以下血液透析室医院感染管理制度:

(1) 医院感染控制及消毒隔离制度。

(2) 透析液、透析用水质量监测制度。

(3) 医院感染病例监测及报告制度。

(4) 医院感染暴发报告及处理制度。

(5) 设备设施及一次性物品管理制度。

(6) 医务人员职业安全管理制度。

(7) 血液透析室工作人员医院感染知识培训制度。

(二) 布局、设备设施管理

(1) 血液透析室应设置在清洁、安静的区域,做到布局合理、分区明确、标识清楚,清洁与污染区域分开。

(2) 透析治疗区、隔离透析治疗区通风良好,设有隔离透析治疗区(间),有隔离标识。

(3) 各区域配备手卫生设施:水池、非手触式水龙头、干手设备等。每床配备快速手消毒剂。

(4) 隔离患者使用的设备、物品。如,病历、血压计、听诊器、治疗车、机器等应有标识,不与普通患者混用。

(5) 污物处置间有上、下水设施,抹布与拖把的清洗消毒水池应分别安置高低不同的水池加以区别。

(6) 配备足够手套、口罩、工作服等防护用品。

(三) 环境卫生与清洁消毒管理

环境受到污染时应遵循先清洁、后消毒的原则。

(1) 保持室内空气清新干燥,两班之间常规开窗通风,无特殊污染可不进行空气消毒。

(2) 保持地面清洁、干燥,两班之间对地面进行湿式清扫。遇患者血液污染时,用一次性纸、布巾先将血液擦净,再用含有效氯 500 mg/L 消毒剂擦拭;拖把经 500 mg/L 消毒剂浸泡 30 min,清洗干净晾干备用。

(3) 透析机、透析室的物体表面消毒:用 500 mg/L 含氯消毒剂擦拭(所用消毒剂性能应与血透机外表材质相适应,防止发生腐蚀)。

(4) 每次透析结束,应对机器内部管路进行有效的水路消毒(消毒方法按不同透析机出厂说明进行)。

(5) 床单位的清洁:患者使用的床单、被套、枕套等一人一用一更换,絮、褥、垫等按《医院

感染管理办法》要求执行。

（6）护士站桌面、电话按键、鼠标等保持清洁,必要时用适宜的消毒剂进行消毒处理。

（7）必要时对环境进行细菌学检测。

（四）人员管理

1. 患者管理

（1）新入或转入的患者血液透析前要进行 HBV、HCV、HIV 及梅毒螺旋体等相关检查。于第 3、6 个月再次复查相关指标(即 0、3、6 原则)。急诊血透患者在相关检查结果未报告前,安排在急诊透析机透析,使用一次性透析器。

（2）维持血液透析患者每半年复查乙肝、丙肝指标。

（3）有输血及血液制品史者,输入后 3、6 个月复查感染指标。

（4）HBV、HCV、HIV 及梅毒螺旋体感染的患者应分区分机透析,治疗区(间)、血液透析机相互不能混用。

（5）遇患者在透析过程中出现乙肝、丙肝检测阳性,应立即对密切接触者进行乙肝、丙肝标志物检测。

（6）严格实施实名制——首诊患者身份证复印件贴于病历首页反面,核对照片及出身年月。

2. 工作人员管理

（1）工作人员进入透析治疗区穿工作服、工作鞋、洗手,必要时穿戴防护用品。

（2）合理安排护士班次与分管的床位,每名护士每班负责治疗和护理的患者数不超过 5 名;护理乙肝、丙肝患者人员相对固定。同时护理隔离患者与阴性患者时要防止发生交叉感染。

（3）严格执行手卫生规范,落实标准预防。

（4）在实施各种侵入性操作时,严格执行无菌技术操作和标准操作规程。

（5）对不同患者注射肝素或对深静脉置管进行肝素封管时不得共用注射器。

（6）每年至少进行一次健康体检,接种全程乙肝疫苗。

（7）发现医院感染病例及时报告医院感染管理部门。

（五）医疗器械、器具管理

（1）进入人体组织、无菌器官的医疗器械、器具和物品必须达到灭菌水平。

（2）接触皮肤、黏膜的医疗器械、器具和物品必须达到消毒水平。

（3）各种用于注射、穿刺、采血等有创操作的医疗器具必须一用一灭菌。

（4）血液透析室使用的消毒药械、一次性医疗器械和器具应当符合国家有关规定。

（5）一次性使用的医疗器械、器具不得重复使用。

（六）清洁器具管理

治疗室、办公室、透析治疗区(间)等抹布、拖把分开使用、分开放置;使用后用含有效氯 500 mg/L 消毒剂浸泡 30 min,清洗干净晾干备用。

（七）培训管理

医务人员应接受以下医院感染相关知识的培训,并熟练掌握:

（1）医院感染基本知识。

（2）消毒产品使用浓度、应用范围及注意事项。

（3）标准预防内涵及具体措施。

（4）手卫生（洗手或速干手消毒剂手消毒）。

（5）《医院感染管理办法》及《医疗废物管理条例》等法规、规范及标准。

（八）职业安全管理

（1）发生职业暴露，按照省厅下发的《关于加强医务人员职业暴露隔离的通知》（赣卫医字〔2008〕59号）执行，立即报告医院感染管理科。

（2）填写《医务人员血液体液（艾滋病/锐器伤与黏膜）职业暴露登记表》，交医院感染管理科统一管理。

（3）被HBV或HCV阳性患者血液、体液污染的锐器刺伤，推荐在24 h内注射乙肝免疫高价球蛋白，同时进行血液乙肝标志物检查，阴性者于1～3个月后再检查，仍为阴性可行皮下注射乙肝疫苗。

（九）医疗废物管理

（1）严格执行《医疗废物管理条例》的有关要求。

（2）准确分类，配备并正确使用锐器盒。

（3）医疗废物的登记、交接符合要求。

（十）信息登记管理

建立并落实《新入院患者首次血液透析信息登记表》《血透患者每日透析治疗记录表》《血液透析机工作档案》《血液透析液监测结果报告单粘贴本》《血液透析用水监测结果报告单粘贴本》以及《血液透析用水电导率、软水硬度及游离氯监测结果登记本》。

（十一）血液透析室医院感染的预防与控制

血液透析室是医院的重要科室，是急、危重症患者积聚的场所，同时也是医院感染的高危科室。因此，加强血液透析室医院感染的管理、采取科学管理手段、有效预防血透患者感染的发生，具有极其重要的意义。

1. 健全组织、完善制度　血透室作为医院感染的重点科室，必须成立独立的科室感染管理小组，明确小组成员各自职责，各项工作责任到人，并实行责任追究制。同时必须完善各项制度，如血透室医院感染预防与控制制度、复用透析器管理制度及各项应急预案等，制定的制度切实可行，不能流于形式，从而达到工作制度化、标准化，使各项工作有章可循。

2. 开展培训、强化意识　加强对血透人员医院感染知识的培训，不断强化他们的医院感染意识。同时从事复用工作人员必须经过专业知识培训，掌握有关透析基本原理以及操作规范，提高专业技术水平，从而杜绝复用不良事件发生。

3. 布局合理，功能完善　严格区域划分，无菌区、清洁区、污染区划分明确。设有独立、清洁、干燥、通风的一次性透析器等物品存放区，设置独立复用间和储存间，从而使已处理与待处理的血液透析器严格分开，并确保透析器的储存质量。

4. 加强消毒，确保环境质量　血透病房配备动态消毒机，进行空气消毒，并定时通风。室内物体表面及地面湿式清洁，必要时使用500 mg/L含氯消毒剂擦拭。遇血液、体液污染时使用2 000 mg/L含氯消毒剂消毒后擦拭。

5. 对透析机定期消毒，严密监测　对血液透析机定期消毒，每月对透析液、复用用水等进行微生物监测，每季度对透析用水进行内毒素监测。疑有透析液污染或严重感染时应增加采样点，如原水口、软化水口、反渗水口、透析液配液口等，及时查找原因，杜绝隐患。

6. 加强对血透患者的管理,并完善登记制度　对初次血透患者进行乙肝、丙肝、艾滋病标记物检查并登记造册,每半年进行复查。传染病人专机透析并采取相应隔离措施,杜绝透析造成交叉感染的发生。

7. 严格无菌操作,加强医务人员手卫生　做好动静脉内瘘的监护。无菌物品存放合理,并在有效期内使用,棉球、敷料等无菌物品一经开启,最长使用 24 h。肝素、促红细胞生成素等药物现配现用,严防污染,医务人员严格执行《手卫生规范》,做好手部卫生工作。加强动静脉内瘘的监护,保持穿刺部位的清洁、干燥,防止感染,并合理使用抗生素。

8. 加强一次性医疗用品的管理　对透析用的一次性物品,必须严格执行一次性医疗用品的使用规定,使用前严格检查物品的有效期及包装的完整性等,使用后及时消毒毁形处理。一次性使用的透析器、管路不得重复使用。

9. 严格执行复用操作规范　严格执行血液透析器复用操作规范,保证复用透析器的安全性与有效性。患者选择可复用透析器必须签署知情同意书。建立复用记录,复用记录项目填写完整。血液传播传染病患者使用过的血液透析器不得复用。

10. 加强消毒剂使用和储存的管理　选择有卫生部许可批件的消毒剂。消毒剂按照产品说明书的要求科学合理存放,并在有效期内使用。定期开展消毒剂浓度监测和微生物监测,确保消毒效果。

11. 加强医务人员安全防护　工作人员定期体检,并注射乙肝疫苗。操作时必须注意消毒隔离,实施标准预防,加强个人防护。从事复消人员必须穿防水隔离衣、戴手套。从事已知或可疑毒性或污染物溅洒操作步骤时,应戴口罩和防护眼罩。接触污物要戴手套,脱手套后洗手并消毒手。

12. 加强医疗废物管理　严格执行《医疗废物管理条例》,做好医疗废物的分类、收集、登记工作。废弃的血液透析器应毁形,按医疗废物处理,并做好记录。

十二、传染病医院感染的预防和控制

(一) 布局合理

应设在建筑物的一端,远端儿科、新生儿、母婴室、ICU 等病房,设单独的出入口。有条件的医院应设单独的传染病区,与普通病房之间应设隔离区,有供传染病患者活动、娱乐的场所。

病房内污染区、半污染区、相对清洁区应分区明确;应设工作人员值班室、通过间(包括更衣室、浴室及厕所等卫生设施);应设消毒室或消毒柜(箱)及消毒员浴室;各病室应有流动水洗手设施。医务人员与病患者必须使用不同通道。医务人员使用医务人员工作走廊(清洁区)及病区内走廊[半清洁(污染)区],医务人员进出工作区必须经过一次更衣、淋浴、二次更衣才能进入工作区;反之亦须经过相同的步骤。

医务人员由病区走廊进入病房需经缓冲过渡间,缓冲间内设置自动流水洗手设施。这种布置也有利于保证气流组织是由半清洁(污染)区向病区(污染区)流动。

病区内物流设计也要科学合理。清洁药品、食物可以与医务人员共用通道,并通过病区内走廊与各个病房间设置的双门密闭传递窗传送至病房。

不同传染病人应分开安置,每间病室不超过 4 人,床距应≥1.1 m;严格隔离病室入口应设缓冲间,室内设卫生部(含盥洗、浴、厕设施),卫生间应有单独的出入口。

作为相对独立的病区,一般传染病病房楼都要附设重症监护室(ICU)和手术室。设手术室的目的是对病患者的自带病(如阑尾炎等)在病区内实施手术,这样就可以有效避免交叉传染。

传染病病房一般都要设置疑似患者病房,如果兼有呼吸系统和消化系统病房,一般情况下都将他们进行垂直分区,疑似病房在底层,确诊病房在顶层,消化系统传染病房在底层,呼吸系统病房在顶层,这样可以尽量减少病患者之间的交叉感染。

(二)人员要求

医务人员要做好自身防护,衣帽整齐,戴口罩,严密隔离,要戴眼罩、面罩,穿特制衣裤、靴子或鞋套。严格执行各病种消毒隔离制度。医务人员在诊查治疗不同病种的患者间应严格洗手与手消毒;教育患者食品、物品不混用,不互串病房;患者用过的医疗器械、用品等均应先消毒、后清洗,然后根据要求再消毒或灭菌;患者出院后严格终末消毒。

(三)常规消毒

(1)空气、物体表面及地面应常规消毒。

(2)患者的排泄物、分泌物及病房污水必须经消毒处理后方可排放;固体污物应进行无害化处理或焚烧。

(3)严格陪住探视制度。陪住者应穿隔离衣及鞋套;探视者应穿一次性鞋套及用一次性坐垫,根据病种隔离要求及有条件医院的探视者可穿隔离衣。

(四)医疗废物处置

患者污物及其他污染废弃物则由病区病房收集密封经污染通道送至污物间集中,再转运至焚烧炉或医疗垃圾集中处置中心焚烧处理。

(五)传染病房医院感染管理要求

(1)传染病房分污染区、半污染区、相对清洁区,分区明确。按病种分室安置,病室门口设有疾病标志。凡出入传染病房人员必须严格遵守消毒隔离制度。

(2)医护人员上班时要衣帽整洁,严格遵守无菌操作规范,诊疗、换药及各种操作后均应洗手,防止交叉感染。

(3)操作应有周密计划,将各项操作中所需用品备齐后再操作。

(4)工作人员不得将个人用品带入病房,患者除必需用品外,不得将其他用品带入病房,不得转借于他人。

(5)更换消毒容器每周2次并记录。各种器械用具使用后先消毒,后清洗,再灭菌。治疗消毒物品一人一用一消毒,后按消毒技术规范处理。

(6)医护人员工作服、患者被服先消毒处理后再送洗涤间处理,患者出院必须做好终末消毒处理,做好紫外线空气消毒,床、桌、凳等应用消毒液擦抹,拖把专用。

(7)凡特殊菌种感染的患者应严格隔离,用过的器械、被服、病室应按规范处理,用过的敷料应焚烧。

(8)污染物应放在指定地点,污物容器加盖消毒,各种污物应经指定路线送出,传染病房的一切垃圾废物置入黄色医疗垃圾袋内,双层包装、密封后集中无害化处理。

(9)传染病患者的排泄物、分泌物及病房污水必须经消毒处理后方可排放,固体污物应放入黄色塑料袋内封闭送焚烧。

(张宗顺 韩守雷)

第四节　重点部位医院感染的预防与控制

对重点部门和重点部门的医院感染的管理,采取具体预防措施,结合医院感染监测,如果发现有医院感染时,按照医院感染散发、暴发及医院感染突发事件的监测、上报与控制制度执行。

一、手术部位感染的预防与控制

1. 手术部位医院感染管理应达到的要求

(1) 建立控制手术部位感染的规章制度和技术操作规程并落实。

(2) 手术室环境清洁,符合卫生学标准及预防医院感染的要求,不同类别的手术安置在相应级别的洁净环境下进行;传染病患者手术安置在隔离手术间进行,医务人员严格执行隔离预防技术的规定。

(3) 出入手术室应当严格遵循手术室管理规定和工作流程,更换手术室专用工作衣、鞋、帽和口罩,认真执行外科手消毒程序,戴无菌手套,必要时戴双层手套;手术过程中手套意外破损,应立即更换。

(4) 手术使用的医疗器械、器具以及各种敷料必须达到灭菌水平;接触患者的麻醉用品应当一人一用一消毒。避免在手术者背后传递器械和物品,坠落在手术床边缘以下或者手术器械台平面以下的器械和物品应当视为污染。

(5) 医务人员在手术操作过程中应严格遵守无菌技术操作规程,提高手术技巧。必须进行的伤口引流,应首选闭合式引流。手术过程中手术室的门应当关闭,尽量减少人员出入,避免不必要的走动和交谈。

(6) 严格遵守手术切口护理和引流操作规程,换药操作时应按清洁伤口、感染伤口、隔离伤口依次进行,特殊感染患者如炭疽、气性坏疽、破伤风等严格执行隔离措施。

(7) 对择期手术的患者术前住院日应少于 3 d,若无禁忌证,术前应使用抗菌皂洗澡。

(8) 避免不必要的术前备皮。必须备皮时选择不损伤皮肤的脱毛方法,在手术当天或手术室内进行;严格消毒手术部位的皮肤。

(9) 进入手术室洁净区域的物品、药品应当拆除外包装后存放,设施、设备应当进行表面的清洁处理。

(10) 遵循《抗菌药物临床使用指导原则》,严格掌握预防性应用抗菌药物的指征,正确、合理使用抗菌药物。

2. 手术前患者的准备

(1) 积极治疗原发疾病,特别是感染性疾病。

(2) 加强营养,纠正贫血与低蛋白血症。

(3) 采用正确的术前皮肤准备方法:①用消毒皂沐浴。②尽可能不除毛发,如果需除毛发尽可能在术前剪毛或用脱毛膏。③严格进行手术区皮肤消毒,注意消毒范围与顺序。④铺无菌巾之前应对手术部位做标记,铺巾后不得移动无菌巾。无菌巾力求干燥,提倡使用防渗透材质的无菌巾。

3. 手术组人员准备

（1）进入手术室之前应修剪指甲，除去各类手部饰品，不可涂指甲油。

（2）更换鞋、衣、裤，正确戴口罩、帽子，刷手后戴无菌手套，穿手术衣。

（3）有感染的人员不得进入手术室。

4. 手术中的预防控制措施

（1）严格控制手术室人员：进入手术室的人员应尽量减少不必要的走动和谈笑。限制参观人数，有条件的医院应电视参观。

（2）注意术中保暖，使用温热盐水、保温垫等。

（3）手术技巧：严格无菌操作和熟练的手术技巧是减少手术部位感染的有力保证。组织处理不当、止血不彻底、切口冲洗不够，切口缝合张力过高、缝合部位缺血、引流管放置不当或局部存在死腔等，均可增加术后手术部位感染的机会。

（4）污染物品的处理：认真及时收集术中污染物品，严格区分放置清洁物品与污染物品，保持手术室的清洁干燥。

（5）正确消毒手术部位的皮肤。

（6）感染性和非感染性患者应该在不同的手术室内进行。如果选择同一手术室，应该先非感染性、后感染性；火灾感染性患者，手术后彻底清洁消毒手术房间才可进行非感染病人手术，特殊感染病人（如气性坏疽等）手术安置在隔离手术间进行，医务人员严格执行隔离预防技术的规定，手术后彻底清洁消毒手术房间。

（7）手术过程中手套意外破损应立即更换。

（8）尽量缩短手术时间。

5. 手术后预防控制措施

（1）切口缝合后覆盖吸附能力较好的敷料，渗湿后立即更换。对无敷料的开放性伤口不可用水冲洗。

（2）手术后 24～48 h 内须用敷料覆盖封闭的伤口，应严密监视切口变化情况，并及时报告给主管医生，不提倡覆盖时间超过 48 h。

（3）换药时严格无菌操作，先换清洁伤口，再换污染伤口。每次换药后洗手。做好术后护理，强调正确的咳嗽方法和引流管的处理。

（4）严格执行手卫生规范。

二、下呼吸道感染

（1）建立控制下呼吸道感染的规章制度和技术操作规程并落实。

（2）感染患者与非感染患者应分开安置，同类感染病患者相对集中，特殊感染病患者单独安置，并根据病原体、疾病的传播途径采取相应的消毒隔离措施。

（3）保持病室环境清洁，定时开窗通风，定期对空调通风系统进行清洗，并达到相应的卫生学要求，房屋改造时要预防军团菌和曲霉菌污染。

（4）积极治疗基础疾病（如糖尿病、COPD、血液病等），严格掌握机械通气指征，尽量采用无创通气，限制插管的留置时间。对建立人工气道患者应严格执行无菌技术操作规程。

（5）重复使用的呼吸机回路管道、雾化器等应达到灭菌或高水平消毒，雾化器及其管道、面罩等应做到一人一用一消毒；呼吸机管路避免频繁更换（一般情况下每周更换 1～2 次，如有明显分泌物污染则应及时更换);集水器应处于低位,冷凝水要及时倾倒,避免倒流入肺。

(6) 吸氧患者应加强呼吸道湿化,湿化瓶内应为无菌蒸馏水,且应每 24 h 更换。

(7) 注意口腔卫生,防止口咽部分泌物吸入。病情许可时采取半卧位,控制进食速度和量,尽量避免使用 H_2 受体阻滞剂和制酸剂,及时清除声门下分泌物。

(8) 保持呼吸道通畅,及时清除气道分泌物,定时翻身拍背,以促进排痰。手术患者术前应戒烟,术后鼓励患者有效咳嗽排痰,尽早起床活动,避免使用镇静剂。

(9) 医务人员接触患者和操作前后应洗手,必要时进行手消毒。诊疗护理操作时应戴口罩,接触患者血液、体液、分泌物时应戴手套(手部皮肤有破损必须戴双层手套),对可能发生血液、体液飞溅的操作时应戴防护眼镜,必要时穿戴具有防渗透性能的隔离衣或围裙。

(10) 不宜常规使用抗菌药物预防肺部感染。

三、泌尿道感染

(1) 建立控制泌尿道感染的规章制度和技术操作规程并落实。

(2) 严格掌握留置导尿的指征,只有在必须时才使用,并尽早拔除。术前导尿宜在手术室进行。

(3) 选择合适的导尿管,尽量选用管径适宜、带有壶腹的硅胶导尿管(尽可能避免用橡胶导尿管)。插管时应注意无菌操作,动作轻柔,避免损伤,正确固定导管,避免滑动或牵拉。

(4) 维护连续密闭的尿液引流系统,导尿管与集尿袋的接口不要轻易脱开,集尿袋应低于膀胱水平,且不得触及地面;保持引流通畅。

(5) 采集尿标本作培养时,应在导尿管远端接口处用无菌空针抽取尿液。

(6) 加强留置导尿管的护理,保持会阴部清洁和干燥,每日应采用无菌盐水或 1∶2 000 苯扎溴铵清洗尿道外口,鼓励患者多饮水,每日尿量保持 1 500 ml 以上;每周更换导尿管,若阻塞应立即更换。

(7) 不使用抗菌药物作连续膀胱冲洗预防感染。

(8) 严格手卫生管理,医务人员接触患者和操作前后应洗手,必要时进行手消毒。

四、胃肠道感染

(1) 建立控制胃肠道感染的规章制度和技术操作规程并落实。

(2) 加强饮食管理,对患者及家属做好卫生宣教,要食用卫生、新鲜的食物。

(3) 肠道疾病流行期间(每年 5 月 1 日—10 月 1 日)应开设肠道疾病专科门诊和肠道疾病专用的输液、观察、治疗室;对患有肠道感染患者、产妇及其婴儿进行隔离,直到感染性病因被排除,连续 3 次大便培养(至少间隔 24 h 以上)阴性时,方能解除隔离;对易感者,特别是刚出生的新生儿进行保护性隔离。

(4) 工作人员出现急性腹泻时,应立即做大便常规或培养,可疑为感染性腹泻时应暂时调离病人直接接触的岗位;当临床症状消失和 2 次大便培养(至少间隔 24 h 以上)阴性后,再回原岗位工作。

(5) 实施胃肠减压、鼻饲等操作时应遵守无菌技术操作规程;胃肠减压管、鼻饲管等应一人一用一消毒。

(6) 严格执行手卫生管理,医务人员接触患者和操作前后应洗手,必要时进行手消毒。

（7）合理使用抗菌药物，尤其是对口服广谱抗菌药物，严禁滥用。加强用药过程中的监测，一旦出现腹泻即应警惕，及早诊断、治疗，防止二重感染和抗生素相关性腹泻。

（8）加强患者粪便等排泄物管理。患者出院后要进行空气、物品、床单位等的终末消毒。

五、呼吸机相关性肺部感染的预防与控制

呼吸机相关性肺部感染是指机械通气（MV）后出现的肺部感染，属难治性肺炎，目前尚缺乏快速理想的病原学诊断方法，治疗主要依赖于经验用药。

1. 呼吸机相关性肺部感染（VAP）的感染因素

（1）病原菌在上呼吸道和胃内的定植、吸入和黏附：对于接受机械通气的患者，由于吞咽反射和咳嗽反射减弱或消失，加上气管插管过程损伤气道上皮细胞，气道黏膜基底层暴露，口咽部与下呼吸道的屏障直接受到损害，黏性分泌物增多，吸引器的使用等因素，使上呼吸道定植的细菌大大增加，其中革兰阴性肠道杆菌成为主要的定植菌。正常情况下，由于胃酸的作用，胃内几乎无菌，但在ICU由于经常使用H_2受体阻滞剂或抗酸剂以防止应激性溃疡的发生，可导致胃液pH值上升，某些病原菌得以在胃内寄生，主要是革兰阴性杆菌如铜绿假单胞菌等。病原体通过各种方式被吸入后可与气道黏膜上皮细胞发生黏附。

（2）气管插管的直接影响：气管插管为病原菌繁殖提供场所，增加气道细菌的寄殖和感染。

① 损伤气道上皮和引起炎症反应，刺激气道分泌，促进细菌繁殖，增加细菌黏附和定植，使病原菌不经过鼻腔和口咽的调温、湿化和过滤而直接进入下呼吸道。

② 气管导管的套囊对血管壁的压迫，使气管软骨间的血流被阻断并导致气管黏膜损伤，影响其清除能力。

③ 鼻气管插管妨碍鼻窦外引流，容易并发鼻窦炎，增加下呼吸道吸入机会，鼻胃插管同样易致鼻咽部炎症，削弱吞咽活动和食管括约肌关闭，导管本身还成为细菌自胃向咽部移行的便利通道。

④ 由PVC材料制成的气管导管，细菌易在其表面黏附增殖，大量分泌胞外多糖，形成气管导管表面生物膜即被膜，具有被膜的细菌定植不易被抗生素杀灭或被机体本身的防御机制所清除。

（3）呼吸机及其辅助装置的污染：呼吸设施污染导致呼吸机相关性肺部感染（VAP）通常包括两个途径。首先，呼吸机常作为细菌的储存库。含有液体的装置如雾化器和湿化器易引起细菌在水中大量繁殖。其次，受污染仪器设备，如直接与患者相连的呼吸机或雾化装置或污染药物，可直接引起微生物在下呼吸道的种植。在呼吸机连接管道中的冷凝水是细菌生存的主要场所，一旦反流至储水罐造成含菌湿化气溶胶吸入下呼吸道或转动体位时含菌冷凝水直接流入下呼吸道并发呼吸机相关性肺部感染（VAP）。

（4）原发疾病和治疗措施的影响　接受机械通气治疗的患者往往有严重的原发疾病，伴有昏迷、营养不良和免疫力低下、器官功能衰竭等，这本身就是上呼吸道病原菌定植的危险因素。激素、镇静剂、制酸药物、抗生素等大剂量联合使用，常导致菌群失调及耐药菌株的出现。

2. 肺部感染主要的病原菌　引起医院内呼吸道感染的病原微生物有多种，包括革兰阴性杆菌、革兰阳性球菌、厌氧菌、分枝杆菌、军团菌、念珠菌、衣原体、病毒等。呼吸机相关性肺部感染（VAP）病原体90%以上是细菌，致病菌中革兰阴性杆菌占50%，其中以铜绿假单胞菌所

占比例最高(40%),其次是不动杆菌属(20%),第 3 是克雷伯菌属(10%);VAP 感染病原菌居第 2 位的是革兰阳性球菌,近几年来呈上升趋势。革兰阳性球菌在 ICU 获得性感染中的比例明显增加,其中占首位的是金黄色葡萄球菌,而耐甲氧西林金黄色葡萄球菌(MRSA)占金黄色葡萄球菌的 20%～50%。还有日益增多的真菌感染是由于广谱抗生素的大量使用致菌群失调,加之患者病情危重,免疫力低下,致使条件致病菌大量繁殖。

3. 诊断标准

(1) 插管 48 h 后发热、脓性痰或气管、支气管分泌物图片染色可见细菌。

(2) 外周血白细胞总数升高大于 $10×10^9$/L 或较原先增加 25%。

(3) 肺泡动脉氧分压差升高。

(4) X 线胸片提示肺部出现新的或进展中的浸润病灶。

(5) 气管吸出物定量培养阳性,菌落计数>10^6/ml,若痰培养作为细菌学检验标本,则必须低倍镜视野下白细胞>25 个,鳞状上皮细胞<10 个。

4. 预防措施

(1) 切断外源性传播途径:近年来各类抗生素,甚至超广谱抗生素的应用使医院内感染发生率(包括 VAP)呈上升趋势,并出现了多重耐药菌的感染。除了宿主因素(各种新的诊断和治疗技术而致易患性增加)外,亦与医务人员对消毒隔离、无菌技术的忽视有关。所以医务人员应强化无菌意识,特别注意以下几点。

① 洗手:医护人员的手是传播 VAP 病原菌的重要途径。调查发现不少医护人员的手常有革兰阴性杆菌和金黄色葡萄球菌的定植。医护人员在护理、检查重症感染的患者后手上所带病原菌的量可达 10^3～10^5 cfu/cm^2,若不洗手就接触另一患者,极有可能导致病原菌在患者之间的传播。

② 器械的消毒灭菌污染的器械如呼吸机、纤维支气管镜(纤支镜)、雾化器等是 VAP 发生的又一重要传播途径。纤支镜检查后并发肺部感染与纤支镜消毒不彻底有关。呼吸机管道的污染是 VAP 病原体的重要来源。这主要是医务人员在常规更换呼吸机管道时,污染了管道系统,从而传播来源于其他患者或医务人员的病原体。传统方法是每 24 h 更换 1 次管道,目前认为呼吸机管道以 2～7 d 更换 1 次为宜。呼吸机雾化器及氧化湿化瓶的污染也是 VAP 发病的一个重要感染源。呼吸机湿化器是应用热湿化原理,温度应在 50℃左右。较高的温度可防止几乎所有病原菌在湿化器中的定植和生长。但许多医疗机构使用的湿化器温度常偏低,一般应保持在 45℃～50℃之间为宜。湿化器和波纹管、湿化水每日至少彻底更换 1 次。

③ 患者及病原体携带者的隔离:呼吸道合胞病毒(RSV)传播可引起暴发流行,易累及患者和医务人员,并较难控制。对该病毒感染患者应采取隔离措施,即便无条件也应给患者戴口罩、帽子、穿无菌隔离衣,此法可有效阻止部分外源性医院内病毒性肺炎的流行。

④ 病室管理:由于患者气管插管或气管切开后,下呼吸道与外界直接相通,丧失了上呼吸道的湿化、温化、过滤作用。外界环境中的异常菌群易侵入下呼吸道而并发感染。因此,将患者安置在单人监护病房,医护人员进入病房应衣帽穿戴整齐;严格控制探视,必要时家属应穿隔离衣、戴口罩、帽子、换拖鞋,避免交叉感染;病房定时开窗通风,每日紫外线消毒 2 次,地面用"84"消毒液拖擦 2 次。因为潮湿是各种细菌孳生的良好环境;医院环境,特别是重症监护室均应保持干爽,监护室内不应设洗手池、放置鲜花和存放拖把等物。

(2) 减少或消除口咽部及胃腔病原菌的定植和吸入:

　　① 气道管理:上呼吸道是呼吸系统非特异性防御功能的重要组成部分,能保护气管和支气管黏膜,维持支气管上皮细胞的生理功能,促进正常的纤毛运动,清除吸入气中的尘埃颗粒、微生物、有害物质及呼吸道分泌物,在一定程度上起到了预防肺部感染的生理保障作用。正常时鼻腔、呼吸道黏膜对吸入气体有加温和湿化作用。机械通气时,气流通过上呼吸道直接进入气管,加上机械通气使呼吸道的水分蒸发增加。如果湿化不足,呼吸道黏膜干燥,纤毛运动减弱,使分泌物黏稠或形成痰栓、痰痂,不易排出或堵塞气道。呼吸道引流不通畅,肺的防御功能降低,均易发生 VAP。具体措施:首先是痰液观察。观察痰液的量、颜色、气味、性状(稀薄、有无痰痂等)和黏稠度,同时还须观察口腔内有无菌斑形成。其次,充分气道湿化。加强气道湿化是预防 VAP 发生的主要措施之一,其效果受湿化液种类、数量、间隔时间等影响,采用20 ml生理盐水＋α 糜蛋白酶 1 支(4 000 IU),2~3 ml/(1~2)h 气道内直接注入,呼吸道干燥、痰液黏稠者酌情增加每次注入液量,并缩短间隔时间。恒温湿化器是呼吸机的重要组成部分,加以温湿化空气,减少寒冷、干燥的气体对呼吸道黏膜的刺激,使气体进入呼吸道后温度渐升至体温水平,并可使相对湿度达到维持纤毛活动的生理要求,预防气道水分丢失过多所致的分泌物黏稠和排出障碍。雾化器是利用射流的原理,以压缩气源作动力将液滴撞击成微小颗粒,一般低于 5 μm,容易沉淀到呼吸道壁,不易进入下肺单位;而湿化器产生的水蒸气以分子结构存在于气体中。雾化器容易让患者吸入过量的水分,而湿化器则不会。恒温湿化器与雾化器配合使用,可以互相弥补湿化的不足。临床实验结果表明,使用恒温湿化器配合间断以压缩气源为动力雾化吸入,其气道分泌物的量适中,且分泌物黏稠发生率、肺部音发生率及 VAP 的感染率低。第三,正确吸引分泌物。使用一次性吸痰管,为提高分泌物吸引效率,导管应在负压关闭前提下尽可能深地插入气管与支气管内,继后再打开负压,并将导管缓慢、旋转地提出;动作要轻巧,负压适当,避免损伤黏膜。对不能耐受缺氧的患者,吸引前后分别将吸入氧浓度(FiO$_2$)调至 100%;酌情控制一次吸引时间(≤15 s),并避免连续多次吸引而增加损伤与感染概率,间隔时间根据患者分泌物多寡酌情掌握。第四,正确操作气囊充盈与放气,尤其是放气前应充分吸引,以避免咽喉部分泌物在气囊后误入气道,造成窒息或感染加重。

　　② 口咽部管理:由于胃管损伤胃肠括约肌的功能且刺激咽部而引起恶心、呕吐,将胃内的细菌带至咽部,在由咽部进入下呼吸道,即存在胃—咽—下呼吸道逆行感染途径。也有学者提出胃内细菌可沿胃壁逆行上移至咽,再进入下呼吸道。口腔内细菌迅速繁殖,气管导管妨碍会厌关闭、细菌随口咽分泌物由导管周围经声门下漏进入呼吸道等可造成口咽部细菌下移而提高 VAP 的发生率。因此,在气管插管或气管切开前用 0.02% 呋喃西林、0.02% 氯己定交替漱口或擦洗 2 次;气管插管后口腔内导管周围用呋喃西林纱布堵塞,4 h 更换 1 次;气管切开者切口周围每日换药,每日口腔护理 2 次,并及时清理口腔分泌物。

　　③ 控制胃内容物反流:第一,减少或消除口咽部及胃腔病原菌的定植和吸入。第二,控制胃内容物反流。胃腔病原菌是引起气管插管患者发生 VAP 的病原菌重要来源。在机械通气患者中,胃内容物反流很常见。尤其是患者处于平卧位,放置鼻胃管或胃中含有大量内容物时则更易发生。因此,对接受机械通气患者采取半卧位,可能是减少胃内容物反流进入下呼吸道的简单有效的方法。

　　④ 加强机体免疫防御功能,合理使用抗生素:全身或局部免疫防御功能受损是住院患者易发生肺炎的原因之一。因此,应加强重症患者的营养支持、积极维持内环境的平衡、合理使用糖皮质激素及细胞毒药物。对建立人工气道患者,创造条件尽早拔除插管的同时,合理使用

免疫调节剂可能有助于减少 VAP 的发生。

（3）肺部医院感染的预防及护理：

① 减少或消除口咽部和胃肠病原菌的定植和吸入：做好声门下分泌物的引流。充分吸引气管内分泌物及口鼻腔分泌物，将简易呼吸器与气管套管相连，在患者的吸气末轻轻挤压简易呼吸器，使肺充分膨胀。在患者开始呼气时，用力挤压呼吸器，同时助手将气囊放气，使气体从气管导管与气管内壁之间的腔隙由下向上冲出，将积储于气囊上方的滞留物吹至咽部，立即充盈气囊防止滞留物反流，迅速用吸痰管将滞留物吸出。操作前后均应吸纯氧 3 min，此法可重复操作。不断地声门下吸引和预防咽部细菌定植已被证实可成功地降低 VAP 的发生。

② 加强口腔护理：根据口腔 pH 值选用清洗液，pH 值高选用 2%～3%硼酸液擦洗，pH 值低选用 2%碳酸氢钠液擦洗，pH 值中性时 1%～3%过氧化氢（双氧水）或生理盐水擦洗。

③ 控制胃内容物的反流：仰卧位胃内容物反流可增加病原菌吸入的机会，与肺炎的发生密切相关。为减少胃食管反流和肺吸入的发生，将患者直起 45°（半卧位）可预防 VAP 的发生。采用易弯曲小口径胃管进行有间隔的分顿喂食。半卧位虽不能完全避免胃食管反流，但能避免肺误吸。空肠喂养（胃管顶端通过幽门）可减少胃容量，使肠道内细菌的上行迁移减少。胃容量增加及排空延迟，胃肠活动性降低与胃内革兰阴性菌过度生长、胃食管反流及呼吸道的吸入寄植密切相关，所以机械通气（MV）患者应用胃肠道促动力药物以及胃黏膜保护药是预防 VAP 的有效措施之一。

④ 气管导管表面生物膜的清除：尽早拔除导管或改进导管的生物材料可减少或消除导管表面生物膜的形成。亦有使用大环内酯药（如阿奇霉素）以减少生物膜的形成，增加生物膜对其他抗生素的通透性，减少细菌在生物膜内定植，降低 VAP 的发生。

（4）加强呼吸环路管理：呼吸环路是细菌寄居的一个重要部位，通过连续、同步、多部位细菌培养及分型证实，环路的污染源来自患者气道寄植菌的逆行扩散，频繁地更换气道管道（24～48 h）不仅无益于减少污染，而且 VAP 发生率增加了 3 倍，目前认为 1 周更换 1 次为宜。对于呼吸重症监护病房（RICU）内机械通气患者，每 48 h 更换 1 次呼吸机气路管道将是危险的，至少应每 24 h 更换消毒 1 次。因此，机械通气的患者，如果已经发生了下呼吸道感染，同样应该增加更换管道的频率。

环路冷凝液是高污染物质，应避免倒流入肺和定期排空收集瓶，并应按感染性废物处理，严禁随手乱倒，以减少交叉感染。加热式湿化器可有效地消除空气细菌污染，但易产生较多的冷凝液和细菌寄居。有报道呼吸机管道的 24、48 h 细菌污染率分别为 56.0%和 85.0%。热湿化器的入口、出口也易被污染，建议采用一次性管道，采用密闭消毒过湿化和密闭式加湿化水。热湿交换器可有效防止环路中的污染，但可增加通气阻力及死腔，可能对有些患者（如脱水、低温等）不能提供足够的湿化。

（5）加强气道的管理：合理吸痰和雾化吸入。俞琬如等提出，肺部感染的危险性随吸痰次数的增加而增加。因此，不应频繁吸痰，只有当呼吸道分泌物增多确需吸痰时才吸。如果应用开放性吸痰系统，则应使用消毒的一次性导管；如遇分泌物黏稠，所用导管需再次进入患者下呼吸道时，则需用无菌溶液冲洗导管。冲洗液及盛装容器应及时更换。肺部痰液不易吸出时可经纤支镜指导下吸痰。吸痰时严格无菌操作，遵循先气道后口腔的原则。雾化吸入也应适时进行。

（6）增加宿主的廓清机制：传统的清除气道分泌物方法包括廓清技术（体位引流、胸部叩拍、咳嗽训练等）、胸部理疗、支气管扩张剂及黏液促动剂应用等,体位引流、翻身叩背是排除呼吸道分泌物的有效方法,每天能断脱机的患者,应间断脱机作呼吸功能锻炼。使用肺内高频叩打仪可有效地清除肺内分泌物,稀释痰液。术后患者要采取适当的止痛措施,鼓励患者深呼吸和咳嗽。

（7）合理使用抗生素:根据病原学检查结果并结合临床症状,合理应用抗生素,避免无病原学诊断的经验性用药,更忌滥用。有人提出预防和控制下呼吸道感染最有效的方法在于限制广谱抗生素的应用。院感染科专职人员,定期对使用中的呼吸机管路系统各关键部位进行物体表面染菌监测,掌握管路系统污染状况及病原菌的变化,为临床提供控制感染的可靠资料。

（8）切断外源性传播途径:

① 医护人员接触患者时戴口罩,操作前、后正确洗手。洗手是最普通的感染控制措施,也是感染控制的重要环节,应加以重视。

② 保持室内空气洁净。

③ 对呼吸机、雾化器、纤支镜等共用器械的消毒灭菌。

④ 患者及病原体携带者的隔离。建议对 MRSA、PA 感染患者及携带者在积极治疗的同时予以隔离(耐万古霉素肠球菌感染者必须隔离)。

⑤ 保护性隔离:将患者置于层流室或反向隔离室,医护人员入室时必须戴口罩、帽子及穿隔离衣(主要用于器官移植、粒细胞减少等免疫功能抑制者)。

（9）提高机体免疫力:加强危重症患者的营养支持,积极维持内环境的平衡,合理使用糖皮质激素及细胞毒药物,建立人工气道的患者早期拔管及采用调节剂等均有助于减少呼吸机相关性肺炎的发生。

六、血管导管相关性感染的预防与控制

1. 预防成年和儿童患者的导管相关性血流感染措施　随着医疗技术和环境的变化,预防和控制感染的措施也应该随之改变。感染的危险随着无菌操作的标准化而下降,由不熟练的人员进行置管造成导管发生细菌定植和相关血流感染的危险性增加,组织良好的规划可为医护人员提供预防、监测和评估等管理,以达到预防成年和儿童患者的导管相关性血流感染目标。

（1）置管位置:置管位置会影响发生继发导管相关性感染和静脉炎的危险度。置管位置对导管相关性感染发生率的影响主要与发生血栓性静脉炎的危险率和局部皮肤菌群的密度有关。静脉炎长期以来都被认为是感染的一个危险因素。对成年人来说,下肢穿刺比上肢造成感染的危险度更高。另外,手部血管比腕部和上臂的静脉炎发生率低。

置管部位皮肤菌群的密度是造成血管导管相关性感染的一个主要危险因素。有资料介绍在锁骨下静脉置管比在颈静脉和股静脉置管的感染率都低。股静脉置管应用于成人已证明有相对高的细菌定植率,因此应避免使用。可能的原因是:它发生深静脉血栓的危险性比颈静脉和锁骨下置管高。然而,对儿科患者的研究表明股静脉导管发生机械性并发症的可能性低,而感染率与非股静脉置管持平。因此,在成年患者,锁骨下静脉对控制感染来说是首选的部位。

（2）手卫生和无菌术:对于外周短导管,插管和护理前良好的手卫生结合导管操作中适当的无菌术,可以提供远离感染的保护。良好的手卫生可以使用无水的乙醇产品,也可使用抗菌

皂和水进行充分的清洗。适当的无菌术不是必须使用无菌手套,可以使用一双新的非无菌手套,并在导管的置入点使用"不接触"的方法。然而,手套是作为标准防护的一部分,为了职业安全和健康管理,预防暴露于经血传播的病原体是必须使用的。

与外周静脉导管相比,中心静脉导管显然有更高的感染危险率。因此,在进行中心静脉插管时,为了预防感染而进行的防护屏障就需要更加严格。在置管时使用最大限度的无菌防护屏障(如:口罩、帽子、无菌手套、无菌衣和更大的无菌巾)与单纯的标准防护(如无菌手套和小的无菌巾)相比可以显著降低导管相关性血液感染(CRBSI)的发生率。

(3)皮肤消毒:络合碘曾经一度是最广泛应用于中心静脉和动脉插管部位的消毒剂。有研究显示,氯己定0.5%的酊剂与10%的络合碘都具有预防CRBSI或中心静脉导管细菌定植的作用。

(4)插管部位固定:使用透明或半透明的聚亚安酯敷料进行置管部位的覆盖已成为一种最为普遍的方法。透明的敷料可以有效地保护器械,允许对置管位置连续的观察,允许患者洗澡和淋浴而不会弄湿敷料,并且需要更换的频率比标准纱布和带状敷料的要低,应用这种敷料可以节省工作人员的时间。导管固定方式选用,非缝合式的固定与缝合式的固定相比在预防导管相关性血流感染方面更有益。

(5)导管过滤器:过滤器可以降低输液相关性静脉炎的发生率。没有数据支持过滤器也可预防血管内导管和输液系统相关性感染。使用过滤器的支持者提出了几点使用滤器的潜在好处,包括以下9个方面。

① 降低输液污染和附近有污染物时的感染率。

② 用于输入大剂量药物时预防静脉炎的发生;用于曾经发生静脉炎的病人。

③ 滤掉静脉输液中可能存在的微粒。

④ 过滤掉输液中污染的革兰阴性菌产生的内毒素。这些理论上的优点是可以权衡的:输液相关的血流感染非常罕见,药品和液体的过滤是一种实用而廉价的去除其中微粒的方法。然而,过滤器也可能被阻塞,特别是某些溶剂(如右旋糖苷、脂质和甘露醇),会增加操作管路的数量及降低治疗药物的效果。因而,降低CRBSI的危险度没有强烈建议使用过滤器。

(6)全身预防性应用抗生素 口服或静脉使用抗生素可以降低成人的CRBSI的发生率。在低体重的新生儿中预防性应用万古霉素的研究中,证明了可以降低CRBSI的发生率,但不能降低病死率。而预防性应用万古霉素是产生耐万古霉素的肠球菌(VRE)的独立危险因素,出现VRE的危险超过使用万古霉素带来的益处。曾有研究证实在血透管置管部位使用络合碘药膏可以降低导管相关感染的发生率。一项对129根血透管的随机研究证实,在穿刺部位常规使用络合碘药膏比不常规使用者相比可以降低出口位置感染、导管尖端定植、血流感染的发生率。有研究也评估了应用莫西罗星软膏在中心静脉导管置管部位作为一种防治CRBSI方法的效果虽然可以降低CRBSI的发生率,也可造成对莫西罗星耐药,并可破坏聚酯导管的完整性。鼻部携带有金黄色葡萄球菌的患者具有发生CRBSI更高的危险性,莫西罗星软膏曾用于鼻内来减少鼻部携带的金葡菌从而减少CRBSI的风险。另外,念珠菌的导管定植比率可能随着有抗菌作用而无抗真菌作用的药膏的使用而有所增加。为了避免对导管完整性的影响,穿刺点部位使用抗生素软膏效果较好。

(7)预防性抗生素封管:为了预防CRBSI,预防性抗生素封管,使用抗生素溶液冲洗,填充并保留在导管腔内,有研究证明这种预防措施对中性粒细胞较少而长期置管的患者是有用的,就是将患者分为单独用肝素（10 U/ml）组和肝素加万古霉素（25 mg/ml）组，结果显示万古霉素敏感的细菌所致的 CRBSI 率显著降低（$P = 0.022$），并且发生第 1 次万古霉素敏感菌导致的菌血症的时间与单独用肝素组相比明显滞后。

（8）抗凝血剂：含有抗凝血剂的溶液为了预防导管性静脉炎而得到广泛地使用。静脉导管短期置管的患者中预防性使用肝素（3 U/ml 肠道外营养液，5 000 U 每 6 h 或 12 h，或皮下注射 2 500 U 低分子量肝素）的益处，发生导管相关性静脉炎的危险性通过预防性使用肝素降低。多数的肺动脉、脐动（静）脉和中心静脉的导管可以使用涂有肝素的。多数的肝素结合在氯化苯烷胺上，它可以提供导管的抗菌活性和抗血栓作用。华法林作为一种通过降低血栓形成来减少 CRBSI 发生的方法进行了评估，在长期使用中心静脉导管的患者中，低剂量使用华法林（如 1 mg/d）来降低导管相关性血栓的发生。

（9）导管的更换：

① 外周静脉导管：定期更换血管内导管是一种被推荐的预防静脉炎的方法。对短外周静脉导管的研究显示导管置入时间＞72 h 血栓性静脉炎和导管细菌定植的发生率会增加。然而，静脉炎的发生率在置管 72 h 内和置管 96 h 内却没有明显的不同。因为静脉炎和导管细菌定植与增加导管相关性感染发生率有关，因此短期外周静脉置管通常都会在 72～96 h 间更换 1 次以减少感染的发生率和患者因静脉炎而引致的不适。

② 中等长度导管：中等长度导管比外周静脉短导管发生静脉炎的危险性低，比中心静脉导管发生感染的危险性低。在一项对 140 例中等长度导管进行的前瞻性研究中，其相关性血流感染的发生率为 0.8/1 000 个导管日。没有造成感染的特殊危险因素（包括置管时间）。中等长度导管的平均置管时间是 7 d，也可长至 49 d。

③ 中心静脉导管：包括 PICC 和血透管。有两项研究对比了每 7 天更换一次导管的方法和到需要时才更换导管的方法。其中一项研究对 112 例需要中心静脉置管、肺动脉插管或外周动脉置管的外科 ICU 患者，而另一项只包括锁骨下置血透管的患者。这两项研究并没有发现每 7 天更换导管和按需更换导管的 CRBSI 有所不同。因此，在导管可正常使用且没有发生局部或系统的并发症时是没有必要定期更换中心静脉导管的。

通过导丝更换已成为一种公认的方法。通过导丝插管与在新的位置经皮穿刺插管相比具有不适度低、显著降低机械性并发症的特点。另外，通过导丝插管也是一种可以为某些患者保护有限的静脉通路的方法。在有菌情况下通过导丝更换临时导管并不是一项合适的措施，因为感染源常定植在从穿刺点到血管之间的通道内，对那些置入隧道式血透管并发生菌血症的患者来说，通过导丝更换导管同时配合使用抗生素，可能对那些静脉通路有限的患者来说是一项可用的方法。

血透管对血透患者来说，使用血透管是造成菌血症最普遍的因素。带有血透管的患者发生菌血症的相对危险度是动静脉导管瘘的患者的 7 倍。为了降低感染率，血透管应该避免应于有动静脉瘘和移植物的患者，如果需要暂时使用透析管，甚至 ICU 中预计置管时间＞3 周的患者，都应首选带鞘（cuff）的导管。

肺动脉导管肺动脉导管通过特氟纶（teflon）材料的插管器置入，平均的保留时间为 3 d。大部分的肺动脉导管都带有肝素，一方面可以降低血栓的发生率，另一方面也可减少导管黏附微生物。有资料证实，没有肝素的肺动脉导管的血流感染率为 5.5/1 000 个导管日，而有肝素的感染率为 2.6/1 000 个导管。由于大部分肺动脉导管都是结合有肝素的，在需要连续进行血液动力学监测的患者中,肺动脉导管的更换频率不需要短于 7 d。对于置管时间>7 d 的患者是否需要定期更换导管应根据患者的具体情况而定。

外周动脉导管外周动脉导管通常穿刺到桡动脉或股动脉,可以进行连续的动脉压监测和血气分析。它的 CRBSI 感染率与暂时的中心静脉置管相比为(2.9∶2.3)/1 000 个导管日。有资料介绍:对 71 例动脉导管的观察性研究显示:置管时间长于 4 d 的患者中发生 10 例局部感染和 4 例血流感染,而置管时间≤4 d 的患者中只发生 1 例局部感染,没有发生血流感染的病例($P<0.05$)。由于动脉导管 CRBSI 的感染率与短期中心静脉置管非常相似,因此可用与其相似的方式处理。

多剂量注射药瓶静脉药物通常分多次给药,静脉药瓶可以被一个或多个患者长期使用。虽然输液瓶外部的污染感染率非常低,但污染可能会造成威胁生命的感染。专用的输液瓶经常没有消毒剂,多次穿孔可能造成污染的危险。

2. 儿科患者导管相关性血流感染的特殊考虑 在儿童中预防 CRBSI 需要一些特殊的考虑,儿科的数据主要来自于对新生儿或儿科 ICU、儿科肿瘤患者中。

外周静脉导管,儿科患者外周静脉导管可出现静脉炎、输液渗出和导管感染等并发症。插管位置、连续输注的胃肠外营养液的渗出、置管前在 ICU 住院时间长短等都可增加静脉炎的危险度,导管相关性感染的危险因素如下:

(1) 动脉系统有血液反流到压力管。

(2) 置管时间延长:在动脉导管留置时间和导管细菌定植间存在关联,导管留置时间在 2~20 d 之间的危险率恒定为 6.2%。

(3) 脐导管:脐带断端在出生后很多细菌定植,脐血管还是经常被用来为新生儿建立血管通路。脐导管易于插入,并可同时进行血液样本采集和血液动力学指标的监测。脐静脉与脐动脉导管细菌定植、血流感染的发生率相似。有研究报道,40%~55% 的脐动脉导管有定植,5% 发展为 CRBSI;脐静脉导管相关的定植发生率占 22%~59%,3%~8% 的病例发生 CRBSI。虽然脐导管在高位置(膈肌以上)与低位置(膈肌以下主动脉分支以上)CRBSI 发生率相似,但导管安置在高位置血管内并发症的发生率低,没有增加后遗症。脐静脉和脐动脉置管造成感染的危险因素不同。极低体重新生儿也被认为抗生素使用时间≥10 d 是增加脐动脉相关血流感染的危险因素。相对地,那些高出生体重儿和进行肠道外营养的婴儿脐静脉 CRBSI 发生率增加。对于两种脐导管类型来说,导管留置时间都不是独立的危险因素。

(4) 置管部位的护理 降低 CRBSI 的行为指导是:

① 对插管和护理导管者完成教育程序,包括教导和互动两部分。

② 应用最大限度的无菌屏障,预防导管置入中的感染。

③ 用氯已定进行皮肤消毒。

④ 不再用于治疗的导管的拔除。

3. 对儿童和成年患者血管内置管的建议

(1) 医务人员的教育和培训:

1) 教育医务工作者关于使用血管内导管的适应证、血管内导管正确的置管和维护操作、适当的感染控制措施来预防血管内导管相关性感染。

2) 定期对插管者的知识掌握和指导方针遵守情况进行评估。

3) 确保 ICU 护理人员适当的水平,以减少 CRBSI 的发生率。

（2）监测：

1）通过视诊或触诊来监测插管部位敷料的情况，这依赖于每个患者的临床症状。如果患者出现插管局部的疼痛，不明原因的发热，或其他提示发生局部或血流感染的迹象，这时应该去掉敷料，检查插管部位。

2）鼓励患者向主管医生/护士报告导管部位的任何变化或任何新的不适。

3）记录操作者、日期、导管置入和拔除的时间，并按标准更换。

4）不要常规进行导管尖端的培养。

（3）手卫生：

1）遵守正确的手卫生程序，除了可以常规使用抗菌皂和流水洗手外，也可使用无水乙醇消毒液。在触摸导管置入部位前后应遵守手卫生原则，同时也应在置管前后、换管前后、使用和修理导管、使用敷料时遵守。使用了消毒措施后不要再进行置管部位的触诊，否则需重新消毒。

2）使用手套不能代替洗手。

（4）插管和护理中的无菌技术：

1）在插管和护理过程中坚持无菌技术。

2）插管时戴干净或无菌的手套是对防止血源性病原体的职业安全防护是必须的。如果进行外周静脉置管时可以保证皮肤消毒后不再被接触，则使用干净的手套比使用无菌手套更为合适。在进行动脉或中心静脉插管时应使用无菌手套。

3）更换血管内导管的敷料时应戴干净或无菌手套。

4）不要把动脉或静脉切开置管作为插管的常规方法。

（5）导管局部护理：

皮肤消毒：①插管或更换敷料前用适当的消毒剂进行皮肤的清洁和消毒。首选2%的氯己定。②其次为碘酊、碘酒或70%的乙醇也可使用。③在插管前让消毒剂自然风干。络合碘在皮肤上至少保留2 min，如果在置管前还没彻底干燥可以保留的时间更长些。④在置管和更换敷料前不要在皮肤使用有机溶剂（如丙酮、乙醚）。

（6）插管部位敷料：①使用无菌纱布或无菌透明、半透明的敷料覆盖置管部位。②隧道式中心静脉导管如果愈合良好则不需要使用敷料。③如果患者出汗较多，或局部有出血或渗出，则纱布比透明或半透明的敷料更为合适。④当敷料变潮、松动或显见的污染时应更换敷料。⑤对成人和青少年来说至少每周更换一次敷料，根据每个患者的具体情况而定。⑥不要在置管部位局部使用抗生素软膏或乳剂（除了使用透析管以外），因为可能潜在地促进真菌感染和细菌耐药。⑦不要使导管浸泡在水中，如果采取了可降低微生物进入导管的防护措施（如导管和连接设备用防水膜包裹则可进行淋浴。

（7）血管内导管的选择和更换：①根据预定的置管类型和置管时间，选择发生并发症（感染类和非感染类）危险度低的导管、置管技术和置管部位。②当导管不再需要时应立即拔除。③不要为了降低感染的发生率而常规更换中心静脉导管和动脉导管。④为了预防静脉炎，外周静脉导管在成人至少72~96 h更换1次。儿童留置的外周静脉导管可一直到血管内治疗结束时，除非有并发症发生（如静脉炎或渗出）。⑤如果置管时没有保证无菌操作（如导管是在紧急情况下置入的），则应尽快更换导管，最长不能超过48 h。⑥运用临床判断来确定是否更换那些可能成为感染源的导管（例如：对于只有发热一种感染征象的患者不要常规更换导管）。

对于发生菌血症或真菌血症而感染源不像是导管的患者不要常规更换中心静脉导管。⑦如果短期中心静脉导管插管部位化脓,应立即更换。⑧如果患者血液动力学指标不稳,且 CRBSI 是可疑的,则所有的中心静脉导管应立即更换。⑨对怀疑有导管相关性感染的患者不应使用导丝来更换导管。

(8) 给药设备、无针系统和静脉液体的更换:

1) 给药设备:①更换给药设备,包括二级设备和附加设备,不必少于 72 h 更换 1 次,除非怀疑或证实发生了导管相关性感染。②用于输入血、血制品、乳剂(与葡萄糖或氨基酸合成三合一的混合物或单独输入)的输液通路应在开始输液后 24 h 内更换。如果输液只包括葡萄糖和氨基酸,则更换的频率≥1 次/72 h。③用来输入异丙酚的输液管每6～12 h 更换 1 次。

2) 无针血管内设备:①更换无针元件的频率至少与给药设备相同。②更换端帽的频率≤1 次/72 h。③确保系统各部分元件互相协调,使漏液和损坏的可能性降到最小。④通过用无菌剂擦拭通路入口使污染的危险度降到最低,只有无菌的设备才从入口连接。

3) 静脉输液液体:①含有脂质的输液应在挂瓶后 24 h 内输完。②对于单独输入的乳剂应于挂瓶后 12 h 内输完。如果考虑到输液量较大需要更多时间,那么应该在 24 h 内输完。③血液和血液制品应在挂瓶后 4 h 内输完。

(9) 静脉注射端口:①在使用通路系统前应用 70％的乙醇或碘剂对注射端口部位进行消毒。②不使用时盖好所有的三通。

(10) 静脉输液用混合液的准备和质量控制:①所有常规液体的混合都应在有层流通风设备的药房进行,严格遵守无菌技术。②任何出现混浊、泄漏、裂缝、微粒或已过保质期的静脉输液都不能再使用。③尽可能使用每次用量单独包装的静脉液体或添加剂。④不要把单独包装的输液残留部分收集起来下次使用。⑤如果使用多次剂量包装瓶,则在打开后需冷藏或在输液瓶插针前应该用 70％的乙醇对瓶口的活塞进行清洁,进入到输液瓶内的针具等要无菌,避免在刺入瓶口活塞前通过接触而污染,不能保证无菌的多剂量药液瓶应丢掉。

(11) 管内滤器:不要为了控制感染而常规使用过滤器。

(12) 专业静脉治疗人员:经过训练的医护人员进行血管内导管插管和护理。

(13) 预防性抗生素:不要为了预防导管相关性细菌定植和血流感染,而在置管前和导管使用过程中常规经鼻腔或全身性给予预防性抗生素。

(14) 外周静脉导管:(包括中导管)在成人和儿童患者中的应用。

1) 外周导管的选择:①选择导管应在明确使用目的、时间、并发症(如静脉炎和渗漏)和置管者个人经验的基础上。②避免给药或输液液时使用钢针,因为如果发生渗出则可能引起坏疽。③当血管内治疗持续时间可能超过 6 d 时,使用中等长度导管。④选择外周导管置管部位,在成人中应该用上肢血管而少用下肢血管进行置管。尽快把下肢位置的导管换到上肢血管,在儿科患者中,手、足背和头皮的血管可用来作为插管部位。

2) 导管的更换:①每天对置管部位情况进行评估,透过敷料来触诊置管部位,看是否存在压痛,如为透明敷料则直接观察。纱布和不透明的敷料如没有明显的临床感染征象则不需更换。如果患者有局部压痛或其他可能为 CRBSI 的表现,应去除不透明的敷料并进行观察。②如患者出现静脉炎的表现(如局部温度升高、触痛、红肿、可触及的静脉条索)、感染或导管故障应立即拔除导管。③在成人,短的外周静脉导管至少 72～96 h 更换 1 次来降低静脉炎的危险度。如果静脉通路的部位有限,又没有发生感染和静脉炎的迹象,外周静脉导管可以延长留置时间,患者和置管部位的情况应严密的监测。④不要为了预防感染而常规更换中导管。⑤对于儿科患者,在适当的位置留置外周静脉导管直到静脉治疗结束而不需要更换,除非有并发症(如静脉炎或渗出)发生。

3) 导管和置管部位的护理:不要在外周静脉导管置管部位常规预防性应用抗生素或抗菌软膏或乳剂。成人和儿科患者应用中心静脉导管,包括 PICC、血透管和肺动脉导管。

① 监测

A. 对在 ICU 和其他科室的患者进行监测,来确定 CRBSI 的发生率及其变化趋势,并协助确定感染控制实践中的失误。

B. 采用"每 1 000 个住院日发生的导管相关性血流感染数"来描述成人 ICU 和儿科 ICU 及根据出生体重分层新生儿 ICU 的感染率,便于与全国的患者情况和医疗水平具可比性的病房比较。

C. 对导致意外生命危险或致命结果的事件进行调查,包括任何可能再次导致相似的不利后果的过程。

② 一般原则

A. 根据患者的治疗需要选用最少管腔或通路的中心静脉导管。

B. 预期置管时间>5 d 的成人,如果已采取综合措施来降低 CRBSI 的发生率,但其发生率还是高于独立委员会根据基准感染率和局部因素制定的目标,则可以使用浸有抗生素或抗菌剂的中心静脉导管。广泛的措施包括下列三个部分:对置管和维护导管的人员进行培训;使用最大的无菌预防屏障;置管前用 2%的氯己定进行皮肤消毒。

C. 指派受过培训并取得插导管资格的专业人员指导监督负责插管的新手。

D. 对于需要长期、间断使用血管通路的患者应使用完全置入式导管,对于需要频繁、连续使用的患者选用 PICC 或隧道式中心静脉导管更为合适。

E. 对于透析,如果短期的通路预期可能延长(如>3 个星期),应选用带鞘的中心静脉导管。

F. 使用瘘管或移植管作为长期透析的通路,取代中心静脉导管。

G. 除在透析过程或紧急情况下不要使用透析管来抽血或用血。

(15) 在透析管置入后和每次透析完成后,只有厂家建议的不会和透析管的材料发生反应的络合碘抗菌软膏才可涂抹在透析管口处。

1) 导管置管部位的选择:①权衡在建议部位置管对于降低感染性并发症和相对应的机械类并发症(如气胸、锁骨下动脉刺穿、锁骨下静脉破裂、狭窄、血胸、血栓形成、空气栓塞和导管异位)的危险和益处。②使用锁骨下部位(比颈静脉和股静脉)在成人中对非隧道式中心静脉导管的置入来说感染风险最低。③对于非隧道式 CVC 为了将感染风险降到最小而首选的穿刺部位。④用来透析和提取法的导管置入在颈静脉或股静脉与锁骨下静脉相比更能避免导管狭窄。

2) 置管过程中最大的无菌防护屏障:①在插 CVC 导管(包括 PICC)或通过导丝换管时,运用无菌技术包括使用帽子、口罩、无菌衣、无菌手套和大的无菌巾。②插管时使用无菌套来保护肺动脉导管。

3) 导管替换:①不要常规更换中心静脉导管、PICC 透析管或肺动脉导管来预防导管相关性感染。②不要只因为发热而拔除中心静脉导管或 PICC 管。关于拔除导管的判断是否因为其他部位的感染或是怀疑非感染原因引起的发热。③导丝更换。不要为了预防感染而使用导丝常规更换非隧道式导管。如果没有发生感染，则用导丝更换出现故障的导管，作完导丝更换要置换新导管时应换一副新的无菌手套。

4）导管和置管部位护理：①一般措施。如果采用多腔导管进行肠道外营养给药，则限定其中一个口作为静脉输注高营养物专用。②不要常规使用抗菌的封管溶液来预防 CRBSI。只在特殊的环境下使用预防性抗生素封管［如有长期带鞘（cuff）的导管或隧道式导管的患者，有时尽管采用了最大限度无菌技术仍然会发生多重 CRBSI］。③置管部位敷料的更换。当置管部位敷料变潮、松动、污染或必需查看置管部位时应该更换，在短期内留置中心静脉导管，纱布每 2 天更换一次，透明敷料至少 7 d 更换一次，而在儿科患者中移动导管的危险性比更换纱布的益处要大。隧道式或植入式中心静脉导管 1 周更换不超过 1 次，直到置管部位愈合。④不要使用含氯己定的海绵敷料应用于年龄＜7 d 或胎龄＜26 周的新生儿。⑤确保置管部位的护理和导管材料相适合。⑥所有的肺动脉导管都应使用无菌套。

七、泌尿系插管相关性感染的预防与控制

泌尿系感染是指由细菌引起的肾盂肾炎、膀胱炎、尿道炎等病的总称，属于中医的"淋症"和"癃闭"范畴。一般以腰痛、尿频、尿急、尿痛为主要临床特点。中医认为此病多系由于湿热下注、侵犯肾与膀胱、下焦气化不利所致。患者中小儿比成人多，女性比男性多，且易反复发作。引起泌尿系炎症的致病菌 80% 是肠道的大肠杆菌、变形杆菌、粪链球菌。急性单纯性泌尿系感染多由一种病原菌引起的慢性、反复发作的感染，可能有先天性泌尿系异常，1/2～1/3 的患者有膀胱、输尿管反流，或有结石、慢性肾功能不全等症。

泌尿系感染是由细菌直接侵入尿路而引起的炎症。感染可累及上下泌尿道，因定位困难统称为尿感。临床上分为急性及慢性两种。前者起病急，症状较典型易于诊断，但婴儿期症状可不典型，诊断多有困难。慢性及反复感染者可导致肾损害。小儿时期反复感染者，多伴有泌尿系结构异常，应认真查找原因，解除先天性梗阻，防止肾损害及瘢痕形成。泌尿系感染是小儿时期的常见病，主要由大肠杆菌引起，其次有变型杆菌、产气杆菌、副大肠杆菌等感染，少数为金黄色葡萄球菌所致。

1. 症状体征　肾脏疾病根据病因、病理及发病方式等可以分为急性膀胱炎、慢性膀胱炎、尿道综合征、腺性膀胱炎以及不属于感染的间质性膀胱炎和放射性膀胱炎等。而肾盂肾炎也可分为急性肾盂肾炎和慢性肾盂肾炎。除此之外，肾脏本身的感染还有肾乳头坏死、肾皮质脓肿、肾脓肿、肾周围脓肿等。由于它们的临床类型不同，其临床症状也各不相同。现只着重讨论急性膀胱炎和急性肾盂肾炎两种。

（1）急性膀胱炎：多见于女性，常由尿道上行性感染所致，偶有从肾盂肾炎蔓延而来。多于性交、劳累或着凉后犯病。主要临床表现是起病急骤，尿频和尿急非常明显，每小时排尿 1 或 2 次，甚至超过 5 次，尿频严重者犹如尿失禁。排尿时尿道有烧灼感，每次排尿量不多，甚至 ＜10～20 ml，即所谓膀胱刺激征。排尿终末可有下腹部疼痛，尿液混浊，有时见到肉眼血尿，临床称之为急性出血性膀胱炎。尿中有大量脓细胞或红细胞，无管型。症状可于数天内消失。全身症状极轻或缺如。男性膀胱炎多继发于前列腺炎及肾的感染，或由前列腺肥大伴有残余尿引起。

尿道综合征是出现在女性的一种综合征，患者有尿频、尿急，但中段尿培养阴性或无显著

细菌尿,临床症状难以与膀胱炎鉴别。

由于急性膀胱炎治疗不彻底,可以转变为慢性膀胱炎,症状为长期存在尿频、尿急症状,但不如急性膀胱炎那样严重,尿中有中等量或少量脓细胞和红细胞。这些患者多有急性膀胱炎病史,部分患者伴有结石或其他梗阻因素存在。慢性膀胱炎易并发慢性肾盂肾炎。

(2)急性肾盂肾炎:此病多见于女性,致病菌主要为大肠杆菌,病变可累及一侧或双侧肾脏。病理表现为肾盂、肾盏充血水肿,表面覆有脓液,肾实质感染多集中于一个或多个楔形区,楔形的尖端在髓质,基底在皮质,但不累及肾小球。典型急性肾盂肾炎具备3组临床表现。

① 膀胱刺激症状:肾盂肾炎多伴有膀胱炎,故患者出现尿频、尿急、尿痛等膀胱刺激症状。尿液混浊,偶有血尿。患者还有不同程度的腰痛或腰酸,重者疼痛可向侧腹、会阴及大腿内侧放射。

② 全身症状:包括畏寒、发热,体温在38℃～40℃之间,全身乏力,食欲缺乏,偶有恶心、呕吐、腹胀及剧烈腹痛,易误诊为急性胆囊炎或急性阑尾炎。

③ 局部体征:肾区或脊肋角处有叩击痛及压痛点。

上行性感染所致的急性肾盂肾炎则膀胱刺激症状可先于全身症状出现;血源性感染者则先有全身感染症状,后有下尿路症状。本病有自限性,症状持续3～5 d后逐渐缓解,但菌尿可持续存在。

所谓急性肾乳头坏死是急性肾盂肾炎的严重并发症,坏死可发生在一个乳头或多个乳头,多为双侧病变。临床表现除有血尿、脓尿外,主要具有败血症样严重的全身症状,往往出现败血休克,并出现少尿或尿闭。肾功能迅速损害,发生急性肾衰竭。肾区有压痛及腹膜刺激征,有时坏死的肾乳头脱落引起绞痛。本病多见于有尿路梗阻或糖尿病的尿路感染患者,病情凶险,应及时诊断,合理治疗。

慢性肾盂肾炎患者仅半数有急性肾盂肾炎发作史,起病往往隐匿或不典型,不少患者无尿路感染史,尿液中无细菌生长,亦无尿路梗阻病变。慢性肾盂肾炎的症状可能甚为轻微,仅有轻度腰部不适及膀胱刺激症状,低热和贫血有时是唯一的表现。其他一些患者则可表现反复尿路感染、高血压及尿毒症。尿的检查常不恒定,有时有白细胞及白细胞管型,有时则接近正常,类似无症状细菌尿,故应进行细菌计数培养以确定诊断。肾脏的浓缩功能减退为本病特点之一,有别于慢性肾小球肾炎。X线检查可见一侧或双侧肾脏变小,肾盏扩张变形,皮质萎缩。

2. 病因病理 致病菌。任何致病菌均可引起尿路感染,绝大多数为革兰阴性杆菌,如大肠杆菌、副大肠杆菌、变形杆菌、铜绿假单胞菌、产气杆菌等。急性与无并发症的尿路感染,约85%由大肠杆菌引起。球菌感染较少见,如葡萄球菌及粪链球菌等,主要为凝固酶阴性的白色葡萄球菌或称腐生葡萄球菌,过去认为这类细菌为非致病菌。

由于广谱抗生素的广泛应用,念珠菌性尿路感染的发病率日益增加,应引起注意。病毒也可能造成泌尿系感染,如腺病毒在男孩中可引起出血性膀胱炎。淋菌性尿道炎是世界性广为流行的性传染病,目前在我国有蔓延的趋势。由衣原体引起的非淋菌性尿道炎也是性传染病,20世纪60年代中期以来在欧美各国不断扩大流行,最近在我国也有发现。

3. 感染途径

(1)上行感染:致病菌从尿道口上行,进入膀胱而引起感染,然后再由膀胱经输尿管上行至肾脏而引起肾盂肾炎。这是膀胱和肾脏感染最主要的入侵途径。女性尿道短而直,长2～

4 cm,并接近阴道及直肠,易被污染。性交时更易将细菌带入膀胱,故女性尿路感染远比男性常见。健康男性前尿道 3～4 cm 处和女性尿道远端 1 cm 处都有不同数量的细菌寄居。女性尿路感染绝大多数是由粪便菌丛从会阴部上行至尿道的。在一般情况下,尿道前庭处往往有大量粪便菌丛繁殖,尿道前庭的细菌寄居繁殖为尿路感染创造了条件。

(2)血源性感染:任何部位的细菌形成的感染病灶所产生的菌血症或败血症,如果细菌毒力强而细菌数量多,加之肾组织有缺陷,则易引起肾盂肾炎。其主要致病菌常为金黄色葡萄球菌。

(3)淋巴感染:结肠内细菌可经淋巴管播散到肾脏。盆腔感染时,细菌可经输尿管周围淋巴管播散至膀胱或肾脏,然而通过淋巴途径所致的尿路感染较为少见。

(4)邻近组织感染的直接蔓延:这种感染方式非常少见。如阑尾炎脓肿、盆腔感染等偶可直接蔓延到泌尿系统。但感染机制目前尚不十分清楚,有人认为细菌进入膀胱后,大肠杆菌、变形杆菌可借助其菌伞与膀胱黏膜上的受体相结合,黏附于膀胱壁上滋长繁殖,引起膀胱炎,这种细菌黏附现象是引起尿路感染的一个重要环节。膀胱炎后可影响膀胱壁段输尿管及其管口功能,导致膀胱输尿管回流,使感染尿液逆流而上。细菌的内毒素可显著地降低输尿管蠕动,使输尿管内尿液郁滞,压力增高,形成生理性梗阻,这都有助于肾盂肾炎的发生。例如,大肠杆菌具有 O、H、K 3 种抗原,具有大量 K 抗原的大肠杆菌,特别是 K1 抗原者易引起肾盂肾炎,因 K 抗原具有抵制细胞吞噬的作用。

4. 易感因素

(1)膀胱易感因素。①残余尿量:肾脏生成的尿液不断地由输尿管流入膀胱,起到冲洗和稀释的作用,膀胱能够充盈和排空,使膀胱内细菌不能大量滋长繁殖。另外,膀胱黏膜有灭菌作用,或通过吞噬细胞,或通过循环抗体,也有人认为膀胱黏膜细胞产生或分泌有机酸和免疫球蛋白 A(IgA),具有杀菌作用。正常膀胱的残余尿量不超过 10 ml,在排尿后膀胱腔能完全闭合,则膀胱黏膜分泌液中的灭菌物质能直接与细菌接触而灭菌。人的尿液是细菌的良好培养基,因此残余尿量增多使膀胱不能闭合,有利于细菌滋长和繁殖。凡是下泌尿系梗阻性疾患,如尿道狭窄、前列腺肥大、神经性膀胱、结石或肿瘤等均可引起残余尿量增加,这些因素是尿路感染多次再发和不易治愈的主要原因。②特殊的生理状态:女性尿道由于解剖结构的特点,其发病率为男性的 8～10 倍,且好发于婴儿、青年及更年期后的妇女,特别是患有慢性妇科疾病,如阴道炎、宫颈炎、盆腔炎和附件炎等,可直接蔓延,或经淋巴途径,或分泌物污染尿道引起尿路感染。妊娠期菌尿发生率高达 7%,这可能与妊娠期雌激素及孕酮分泌增多,引起输尿管平滑肌张力降低,蠕动减弱;后期宫体膨大压迫输尿管及膀胱,导致尿流不畅等因素有关。产生由于阴道及子宫创伤、感染、全身抵抗力降低,或产程过长、难产等因素易引起尿路感染。③膀胱插管:男性尿道远端 2 cm 处有细菌寄居者约为 98%,5 cm 处为 49%;女性可能更高。因此,导尿或膀胱镜检查时,常把细菌带入膀胱,有可能引起上行性细菌感染。

(2)肾脏易感因素:

① 膀胱输尿管反流:是引起肾盂肾炎的重要因素,尤其是在婴儿期,在正常情况下,膀胱和输尿管接合处能起活瓣作用,尿液可以顺利地从输尿管进入膀胱,而阻止膀胱尿液尤其在排空时逆流入输尿管或上达肾脏。当此接合处功能缺陷时,则有利于尿路上行性感染。在先天性异常,完全性双输尿管、输尿管开口异常,输尿管囊肿,膀胱炎,神经性膀胱等疾患均容易出现逆行感染。

② 尿路梗阻:尿流不畅或尿路梗阻是肾盂肾炎的重要诱因。一般认为尿流不畅或停滞有利于细菌生长及在肾内播散。有人认为尿流不畅引起肾内组织压力增加,影响组织的血液循环和代谢变化,易引起细菌感染。如先天性肾发育不全、马蹄肾、多囊肾、肾肿瘤、前列腺肥大、结石等均易诱发肾盂肾炎。

③ 肾脏插管:如逆行造影、肾造瘘、肾穿刺时也易造成肾脏损伤及上行性感染。

(3) 全身性因素:糖尿病很易并发感染,尤其是尿路感染的发病率很高,主要是循环损害、糖代谢异常,以及血糖和尿糖浓度增高等因素,使机体抵抗力降低及对细菌的易感性增加。其他一些疾患如高血压,或长期使用肾上腺皮质类固醇等均易引起肾盂肾炎。

5. 诊断检查

(1) 除一般尿常规检查外,尿沉渣涂片革兰染色作细菌检查,必要时作 1 h 尿细胞排出率测定。方法:排空膀胱,收集 3 h 清洁尿,计算出 1 h 尿白细胞及非鳞状上皮细胞数。判断标准:细胞数<20 万者为正常,20 万~30 万为可疑,>30 万有诊断意义。此法较 12 h 尿沉渣计数法准确。

(2) 清洁中段尿行细菌培养、菌落计数及药物敏感度测定,革兰阴性杆菌菌落计数≥10 万/ml 者有诊断意义,1 万~10 万/ml 为可疑,<1 万/ml 大多为污染;经导尿或膀胱穿刺行尿培养,如菌落计数>1 万/ml 者即有诊断意义。革兰阳性球菌菌落计数 100~10 000 cfu/ml 即应考虑感染。

(3) 特殊培养及检查:对于常规细菌、真菌培养未能发现致病菌时,可采用高渗培养(0.3 mol/L蔗糖培养基),以除外 L -型细菌感染;采用厌氧培养以除外厌氧菌感染。必要时可行病毒、支原体及腐生寄生菌等检查。

(4) 肾功能检查包括肾小球滤过率测定及肾小管浓缩功能、酸化功能检查,慢性病例尚应查血及尿钾、钠、氯、钙、磷、镁、pH、动脉血气分析。

(5) 反复发作病例常规行双肾 B 超检查,酌情做静脉肾盂造影或逆行尿路造影,必要时行CT 检查。女性应行妇科检查,必要时行盆腔静脉造影,排除易感因素的存在。

(6) 诊断标准根据泌尿系感染发生部位常分为上、下尿路感染。上尿路感染即指肾盂肾炎,根据临床特征又可分成急、慢性肾盂肾炎。肾盂肾炎可伴下尿路感染,而下尿路感染常单独存在。

6. 护理

(1) 按肾脏病护理:常规护理,有高热者按要求常规护理。

(2) 尿常规、尿沉渣找细菌、真菌培养等均应留晨尿。对女性和包皮过长男性者,应先清洁外阴部尿道口。各种尿标本收集后,均应立即送检。

7. 治愈标准

(1) 临床治愈:症状消失,停药 72 h 后,每隔 2~3 d 作尿常规及细菌培养,连续 3 次阴性。

(2) 痊愈:临床治愈后,尿常规及细菌培养每月复查 1~2 次,连续半年均阴性。

8. 预防措施 人体对尿路感染既存在着不少易感因素,也存在着许多防御机制。因此,在日常生活中,要尽量避免各种易感因素,充分利用人体的防御机制。

(1) 坚持大量饮水:肾脏排泄的尿液对膀胱和尿道起着冲洗作用,有利于细菌的排出,每天大量饮水,2~3 h 排尿一次,能避免细菌在尿路的繁殖,可降低尿路感染的发病率,这是预防尿路感染最实用有效的方法。在疾病的发作或缓解阶段,每天大量饮水,亦有利于身体的恢复,饮茶水或淡竹叶代茶饮也有一定的预防作用。

(2) 注意个人卫生:女性阴部及尿道口寄居着大量细菌,是发生尿路感染的先决条件。因此,要经常注意阴部的清洁,要勤洗澡,且不要用池浴或盆浴,要勤换内裤,在新婚、月经、妊娠和产褥期,尤应注意。女婴要勤换尿布。

(3) 尽量避免使用尿路感染器械和插管:尿路器械易把尿道远端的细菌带入膀胱和上尿路,尿路插管后易发生持续性菌尿。因此,应尽量避免使用。在必须使用时,要严格消毒,在尿路器械使用48 h后,宜做尿培养,以观察是否发生尿路感染。用尿路器械检查之前,已经有细菌尿的患者,宜先控制感染。有些患者当时虽无细菌尿,但以前曾有反复发作的尿路感染史或有尿路异常,在尿路检查或前后48 h宜服用抗生素以预防感染。在留置导尿的前3 d,给予抗菌药可预防或延迟尿路感染的发生,但3 d后给药则无预防作用。另外,密闭式的引流系统连接尿路留置导尿管,可使尿路感染发生率明显下降。

(4) 去除慢性感染因素:糖尿病、慢性肾脏疾病、高血压等多种慢性疾病,全身抵抗力低,易发生尿路感染。因此,对上述疾病给予积极治疗,是平素日常生活中不可缺少的一个措施,也是治疗尿路感染的重要环节。

泌尿系统感染主要包括尿道炎、膀胱炎及肾盂炎等病症。女孩发病多于男孩,其主要原因是由于解剖生理特点而决定,如女孩尿道较短,1~2 cm;尿道口距肛门颇近,小儿又喜欢坐在地面玩耍,再加此期间穿开裆裤,细菌容易从尿道口侵入尿路而致感染;同时,婴幼儿的输尿管长而弯曲,其管壁发育尚不完善,容易造成尿潴留,从而有利于细菌在输尿管内生长、存留及繁衍。

新生儿发生泌尿系感染时多以表现淡漠、拒奶、啼哭,体重不增为主要表现,多有败血症、脑膜炎及全身中毒等情况下发生。

婴儿发病时以全身中毒症状为突出表现:骤然高热、食欲缺乏、面黄肌瘦、呕吐、腹泻、有的患儿出现精神萎靡、嗜睡、烦躁不安,重者发生惊厥;而尿急、尿频、尿痛等尿路刺激症状不明显。7~12周岁的小儿发病时出现尿急、尿频、尿痛、下腹坠痛,腰部及肾区叩击痛,并有发热、全身不适等症状。

(5) 预防泌尿系统感染应注意如下几点:①注意卫生,尤其女孩每晚要用温开水冲洗外阴,防止感染;新生儿便后要及时洗净臀部及外阴。②勤换尿布,勤换内裤,尽量不穿开裆裤。③不要让宝宝爬坐在地面上玩耍。④注意饮食营养,加强身体锻炼,提高抗病力。⑤积极治疗各种感染性疾病。

(6) 患泌尿系感染后,可采用以下几种方法调护小儿:①急性期应卧床休息,多饮水以增加尿量,以便排出细菌及毒素。②每日用温开水或1:5 000高锰酸钾温水冲洗外阴1~2次。③若有外阴部皮肤感染时,应尽早处理。可用野菊花30 g、金银花30 g、黄柏15 g、车前草30 g,煎汤,冷却后洗患处,每日3次。若皮肤有溃烂,洗后可用黄柏、枯矾各等分,加适量冰片,研细末擦敷;用冰硼散或锡类散涂敷亦可。

八、血液病医院感染的预防与控制

1. 设置调整 由于血液科同一病区住着不同病种的患者,对病员家属管理与环境要求也有所不同,极易发生院内交叉感染。首先根据医院及科室具体情况实行单病种管理,在门口设有鞋箱,患者、家属及工作人员出入均要换鞋,家属由专人负责管理,这样减少了人员的穿梭与走动,避免了因人员走动所造成的各种病原微生物的传播。其次改建了基础设施,卫生间冲水装置及洗手池改为感应水,同时在洗手池上方配有擦手纸,每个治疗车及监护车上都配有速干洗手液,以减少院内交叉感染。

2. 制定制度,严格管理

(1)建立科室感染监控管理小组:由于血液病患者是医院感染的易感人群,医院高度重视。由主任、护士长及本科室医师、护士组成的监控小组,根据科室特点制定医院感染工作制度、计划及各自的职责,并组织实施。小组成员负责监督检查并反馈科室抗生素使用情况,督促医师对感染病例留取标本行细菌培养及药敏试验,定期对科室进行医院感染发生状况的调查、统计、分类,并及时上报医院感染控制科。每周自查1次,对存在的问题寻找原因,有针对性地制定有效的防治对策。

(2)制定白血病特定的消毒隔离制度,并督促各级各类人员严格执行。对于化疗后粒细胞减少的患者,当白细胞计数<0.5×10⁹/L时或严重感染、多重耐药患者,应放置隔离间,实施床旁隔离。

(3)强化医务人员的感控意识,重视手卫生:医护人员的健康及清洁关系到患者的健康,因此,医护人员要保持自身的健康,如出现感冒等症状时应加强自我防护措施,增加口罩的层数,以防将疾病传染给患者。另外,医务人员的手是传播疾病的主要途径之一。因此,科室对工作人员手卫生尤为重视,严格执行六步洗手法,并实行全员培训。要求每操作完1例患者,应及时做好手的清洁与消毒。严格执行无菌操作规程,尽可能减少组织损伤。不论穿刺、动静脉置管、各种引流管护理等均要遵守无菌原则。各种置入体内的导管,每班严密观察,发现异常及时处理。

3. 加强环境及设施的消毒监测

(1)严格参观、探视制度:加强参观人员、探视人员的管理,集中探视时间,控制探视人数,出入病区人员要换鞋或穿一次性鞋套以免污染病室空气或带入病原菌。

(2)医护人员卫生要求:医护人员要严格执行无菌操作原则,进入病区要更换鞋,进行无菌操作前应戴口罩、帽子,洗手;上班时不得戴戒指、手镯,不能留长指甲;定期对工作人员的手做细菌培养。

(3)保持空气清新:室内如果用空调应保持在外循环状态,并按时通风换气,保持室内空气新鲜,每天开窗通风2次,15~30 min/次。有报道通风可以减少室内70%的细菌及病毒。

(4)保持病室内清洁:每天湿式擦床2次;每天擦地面2次;病房用物固定,包括拖把在内,保证一室一用一清洗;对于擦拭床头桌椅的抹布,做到一桌一用一清洗;每周擦墙围、刷地面1次;患者出院后用含氯消毒液如"84"消毒液或氯己定等对室内床头桌、床栏、治疗车、监护仪、呼吸机进行擦拭,防止交叉感染。

(5)改进洗手设施:不使用肥皂洗手,改用洗手液洗手,安装擦手装置。洗手均为感应水,避免了手与水龙头的接触,减少致病菌通过手传播导致的交叉感染。

(6)定期消毒和终末消毒:血液病区每周二进行大扫除,节假日将患者尽量集中,所有仪器、设备、床、柜均用消毒液擦拭,床垫则拿到室外曝晒;门、窗、地面、墙壁彻底刷洗,彻底大扫除后用过氧乙酸进行房间空气熏蒸,同时关闭门、窗,次日开窗通风。对血渍、污渍的被褥及时与后勤中心更换。

4. 严格各类物品及药品管理

(1)消耗性物品一次性使用,不再回收:如一次性注射器、输液器、静脉留置针,一次性吸痰管、鼻塞、手套等用品,均一用一丢弃,所有垃圾应分类放置,由感染控制科统一处理。护士在使用一次性物品前一定要检查物品包装的严密性,并查看物品的使用有效期,一旦发现或怀疑污染均不能使用。对于需反复使用的物品,如血压计、听诊器、体温计、血糖仪等用后均需用含氯消毒剂浸泡或擦拭后备用,防止交叉感染。

(2)合理使用抗生素:长期大量使用抗生素,不仅增加患者的经济负担,还会增加细菌对抗生素的耐药性,反而增加了感染的概率,尤其是对难以控制的真菌感染。因此,对于严重感染的患者,一般在经验性用药3 d后,应根据培养与药敏的结果选用敏感的抗生素。抗生素使用宜早期、足量,在使用过程中注意观察有无菌群失调征象。经常观察患者口腔、肛周黏膜和体温的变化情况,以及深静脉置管、各种引流管情况,发现问题及时准确,留取标本送检细菌涂片、培养及药敏。对于白细胞正常无明显感染灶而反复发热者,抗生素应用效果不佳时,应高度怀疑真菌感染的可能。

5. 加强基础护理,预防继发感染

(1)密切观察病情变化:如发热,每天应测量体温4次,必要时行连续性体温监测。做好化疗患者的饮食指导,加强营养支持,增强机体免疫力,提高抗病能力。

(2)加强皮肤口腔护理:口腔是病原菌侵入的主要途径,口腔内经常存在大量病原菌,由于患病时机体抵抗力低,饮水进食少,细菌大量繁殖引起口腔炎症反应、溃疡,有些患者长期应用抗生素,常可引起真菌感染。因此,口腔护理十分重要。每天餐后离子水、制霉菌素含漱液交替含漱,达到抑制细菌及真菌生长的作用。便后应坐浴,可及时发现肛周等部位的隐蔽病灶,预防新的感染灶发生。

(3)严密观察留置静脉导管:血液病患者由于长期输液、化疗,经常采用锁骨下静脉置管或经外周中心静脉置管(PICC)。护士应严格无菌操作原则,每周换药1次,有血迹时随时更换。

九、耐甲氧西林金黄色葡萄球菌感染的预防控制措施

耐甲氧西林金黄色葡萄球菌(MRSA)是院内感染的重要病原菌之一。随着新型及广谱抗生素的广泛应用,MRSA所造成的感染在医院感染中有上升趋势,占金黄色葡萄球菌的50%左右。MRSA除对甲氧西林耐药以外,还对临床上普遍使用的多种抗菌药物耐药,所致感染呈散发或暴发流行,治疗困难,病死率较高。由于该细菌分布广、传播快、耐药现象严重,容易产生暴发流行,给临床治疗及医院感染的控制带来新的课题。因此,有效地预防和控制MRSA医院感染具有重要意义。

控制MRSA需要医院内包括感染管理科、微生物室、临床科室的密切协作,适当地采取感染控制措施可以收到事半功倍的效果。

1. MRSA的特性

(1)不均一耐药性:MRSA菌落内细菌存在敏感和耐药,对甲氧西林高度耐药,在50 μg/ml甲氧西林条件下尚能生存,而菌落中大多数细菌对甲氧西林敏感,在使用抗生素后的几小时内大量敏感菌被杀死,但少数耐药菌株却缓慢生长,在数小时后又迅速增殖。

(2)广谱耐药性:MRSA除对甲氧西林耐药外,对其他所有与甲氧西林相同结构的β-内酰胺类和头孢类抗生素均耐药,MRSA还可通过改变抗生素作用靶位,产生修饰酶,降低膜通透性,对氨基糖苷类、大环内酯类、四环素类、氟喹诺酮类、磺胺类、利福平均产生不同程度的耐药,唯对万古霉素敏感。

（3）生长特殊性：MRSA 生长缓慢，在 30℃，培养基 pH 值为 7.0 及高渗（40 g/LNaCl 溶液）条件下生长较快。在 30℃时，不均一耐药株表现为均一耐药和高度耐药，在 37℃又恢复不均一耐药。均一耐药株在＞37℃或 pH 值＜5.2 时，均一耐药性可被抑制而表现为敏感。增加 NaCl 浓度、低温孵育和延长时间，可使不均一耐药株群体中敏感亚群的耐药性得到充分表达，即能耐受较高浓度的甲氧西林，而对其中的耐药亚群无影响。但最近也有报道，高渗下延长培养时间，会影响 MRSA 的检出结果，因为在高盐情况下，培养 48 h，对甲氧西林敏感的金黄色葡萄球菌（methicillin sensitive *Staphylococcus aureus*；MSSA）易产生大量 β-内酰胺酶，可缓慢水解甲氧西林，导致细菌生长，而误认为 MSSA。所以一般 MRSA 在高盐环境孵育 24 h，而耐甲氧西林凝固酶阴性葡萄球菌（MRCNS）由于耐药亚群菌数少于金黄色葡萄球菌，应孵育 48 h 观察结果。

（4）固有耐药：固有耐药是指由染色体介导的耐药，其耐药性的产生与细菌产生一种青霉素结合蛋白（PBP）有关。产生 5 种 PBP（1，2，3，3′ 和 4），它们具有合成细菌细胞壁的功能。它们与 β-内酰胺类抗生素有很高的亲和力，能共价结合于 β-内酰胺药物的活动位点上，失去其活性导致细菌死亡，而 MRSA 产生了一种独特的 PBP，这种相对分子量增加了 78～1 000 的 PBP，因其电泳率介于 PBP2 与 PBP3 之间，故称为 PBP2a 或 PBP2′。PBP2a 对 β-内酰胺类抗生素亲和力很低，因而很少或不被 β-内酰胺类药结合。在 β-内酰胺类抗生素存在的情况下，细菌仍能生长，表现出耐药性。PBP2a 的产生是受染色体甲氧西林耐药基因（mecA）调节的。

（5）获得性耐药：获得性耐药是质粒介导的耐药。某些菌株通过耐药因子产生大量 β-内酰胺酶，使耐酶青霉素缓慢失活，表现出耐药性，多为临界耐药。

2. MRSA 的分型　MRSA 分型对追踪传染源、研究型别与感染种类、耐药性的关系有重要作用。国外开展较早的噬菌体分型，将待测菌置于肉汤中，35℃孵育 6 h，涂于分型琼脂平板上，待干后将 23 种噬菌体注入琼脂平板中的小方格内，再置 35℃孵育 6 h 后移至室温过夜观察结果。用 4 组 23 种噬菌体，将 MRSA 分为 Ⅰ～Ⅳ 4 群，一般以 Ⅰ 群为最多，也有报告以 Ⅲ 群为多。噬菌体分型结果常不满意，且重复性差，不宜用于流行病学调查。质粒图谱分型较为可靠，可分为 18 个型，能准确分析菌株之间的相关性，将流行菌株与非流行菌株加以区别。国内 MRSA 广泛存在相对分子量为 $1.6×10^6$、$1.8×10^6$ 及 $2.67×10^6$ 的质粒，不同地区和不同医院会有特殊质粒带。免疫印迹分型法将 MRSA 分为 9 个型，以 B、C 型为最常见，各型含有特征性的分子带，该法比较稳定。染色体限制性内切酶分析可识别病原体 DNA 链上特异位点及核苷酸序列，能从基因水平显示病原体特征，MRSA 还可用血清学、凝固酶、耐药谱等方法分型。现在 Southern 印迹法也逐渐运用于 MRSA 的分型。

3. MRSA 的检测　由于 MRSA 的不均一耐药性，给其检测带来一定的困难，MRSA 的检出率受孵育温度、时间、培养基的 pH 值和 NaCl 浓度、菌液数量等多种因素的影响。

（1）纸片扩散法（K-B 法）：平皿中 MH 琼脂厚度为 4 mm，菌液调至 0.5 麦氏浊度，涂抹于上述平板，甲氧西林含量 5 μg/片，35℃孵育 24 h，抑菌圈≤11 mm 为耐药，≥17 mm 为敏感，由于 MRSA 通常对其他耐酶半合成青霉素也耐药，因此推荐用苯唑西林来代替检测 MRSA。苯唑西林在储存过程中药效不易降低，且对不均一耐药性检测效果更好，所以国内多数实验室都采用苯唑西林，苯唑西林含量为 1 μg/片，抑菌圈≤10 mm 为耐药，≥13 mm 为敏感，11～12 mm 为中介。质控菌株为金黄色葡萄球菌 ATCC 29213（耐药菌株），金黄色葡萄球菌 ATCC 25923（敏感菌株）。纸片扩散法最大优点是快速、简便、价格便宜，易被检验人员接受。

在合适的抗生素及培养温度、菌液的浓度、培养基厚度等条件下,检测 MRSA 是可行的。但 Leneastre 等对 K-B 法和特异性 mec A 基因 DNA 片段法鉴定 MRSA 的结果进行了比较,发现在 49 株用 K-B 法鉴定为 MSSA 的菌株,特异性 mec A 基因 DNA 片段法鉴定却有 11 株含 mec A 基因;59 株用纸片法鉴定为典型 MRSA 的菌株,有 10 株却没有特异性 mec A 基因,这两种方法有 18%~20% 的差异。Chipman 等研究也表明以 mec A 基因检测法为参考方法时,纸片扩散法的符合率为 88.2%。这可能与纸片法中的琼脂中没有 NaCl 成分,一些菌株的耐药性得不到完全表达有关。因此,为提高纸片扩散法检测 MRSA 的可靠性,最好在 MH 琼脂中加入 40 g/LNaCl。

(2) 肉汤稀释(MIC)法:肉汤培养基加 NaCl 至 20 g/L 浓度,同时加入 Ca、Mg 离子,将苯唑西林进行倍比稀释,从 0.125~16 μg/ml,菌浓度为 10^4/ml,35℃ 孵育 24 h,MIC<2 μg/ml 为敏感,>4 μg/ml 为耐药,该法检出率可达 95%,但操作较繁琐。

(3) 琼脂稀释(MIC)法:用含 20 g/LNaCl 的肉汤琼脂将苯唑西林倍比稀释为 12 个不同浓度并浇注平皿。苯唑西林量终浓度为 0.125~256 μg/ml。再将菌液(0.5 麦氏浊度)点种于含药平皿,35℃ 孵育 24 h。该法适用于大量菌株的 MRSA 检测,结果容易判断,重复性好,但耗时、费力。

(4) 琼脂筛选法:琼脂筛选法将肉汤培养基+NaCl(40 g/L)+苯唑西林(6 μg/ml),将菌液(0.5 麦氏浊度)点种或画线 35℃ 孵育 24 h,只要平皿有菌生长,即使一个菌落也是 MRSA,该法敏感度为 100%,常用作校正其他方法的标准,尤其适用于检测抑菌圈直径处于中介度的金黄色葡萄球菌。

(5) 浓度梯度(Etest)法:在含 20 g/LNaCl 的肉汤琼脂平板上,贴上苯唑西林的试条,菌液调至 0.5~1 麦氏浊度,35℃ 孵育 24 h,直接读取 MIC 值。MIC<2 μg/ml 为敏感,>4 μg/ml 为耐药。Etest 法结合了纸片扩散法和肉汤稀释法的优点,长塑料条含有连续的呈指数梯度变化的苯唑西林(0.016~256 μg/ml),故在检测低水平或中等程度耐药的 MRSA 时结果更为准确。用 Alamar 法和 Etest 法分别对 127 株 MRSA 进行检测,结果发现两者相关度较高。用 Etest 法检测的 127 株 MRSA 中,93 株 MIC>256 μg/ml,28 株在 6~256 μg/ml,检出率达 96%,Etest 法具有精确、可靠、稳定性好的特点,缺点是价格昂贵。

(6) 自动化药敏检测:自动化药敏检测是将菌液稀释后注入药敏板或孔内,然后通过检测菌液浊度,荧光指示剂的荧光强度或荧光底物的水解反应来判读结果。其优点是快速,但有时对生长缓慢或延迟表达耐药性的 MRSA,在 3~4 h 内难以达到检测水平,容易漏检或误报 MRSA。

4. MRSA 的治疗　MRSA 感染的治疗是临床上十分棘手的难题之一,关键是其对许多抗生素有多重耐药,万古霉素是目前临床上治疗 MRSA 惟一疗效肯定的抗生素。因为万古霉素是三环糖肽类抗生素,其具有抑制细胞壁合成,破坏细胞膜及阻碍细菌 RNA 合成的多种作用。1996 年,日本报道第 1 例对万古霉素中度敏感(MIC=8 μg/ml)的金黄色葡萄球菌。1997 年,美国也从一个腹膜炎患者体内分离出对万古霉素中度敏感的金黄色葡萄球菌。但是随着万古霉素的广泛使用,可能不久就会出现耐万古霉素的 MRSA,因此现在就必须适量地慎用万古霉素。除万古霉素外,还有壁霉素、香豆霉素等新药对 MRSA 有较强的抗菌活性。另外,万古霉素也可与磷霉素、利福平、氨基糖苷类、喹诺酮类药物合用,加强治疗效果。

5. MRSA 的预防　首先是合理使用抗生素。目前,临床滥用抗生素的现象增加了 MRSA 的传播与流行。因此,在选择抗生素时应慎重,以免产生 MRSA 菌株,如对大手术后预防深部葡萄球菌感染,使用第 1 代和第 2 代头孢菌素为好(如头孢唑啉、头孢呋肟等),第 3 代头孢菌素抗葡萄球菌效果反而不如第 1 代效果好。第 3 代头孢菌素的长期使用与 MRSA 的出现率呈平行关系。

(1)合理使用抗生素:流行病学调查表明,使用抗生素的种类、总剂量及疗程均与 MRSA 的检出率呈正相关。随着抗生素使用种类的增多,感染的危险性增大,联合用药或频繁更换抗生素易导致耐药菌产生,从而发生医院感染。因此,医院应严格按照卫生部《抗菌药物临床应用指导原则》的规定,建立抗菌药物的分级使用管理制度。医务人员合理使用抗生素的前提是要依据病原学药敏试验的结果,同时要严格按照使用权限开处方,原则上尽量选用窄谱抗菌药,联合用药以及使用万古霉素、广谱头孢菌素、碳青霉烯类等必须严格掌握用药指征。做到及时、准确诊断,正确选用抗菌药,选择最佳给药途径,使用适当剂量,确定适宜疗程,避免由于抗生素的滥用而导致耐药菌的产生。

(2)早期检出带菌者:医院应加强对新入院及 MRSA 易感者的检查,尤其是烧伤病区、ICU、呼吸病房、血液科和小儿科的患者。同时细菌室应选用准确的检测手段,发现 MRSA 及时向临床报告,以便控制感染和隔离治疗。

(3)加强培训:医院应将耐药菌的相关知识纳入医务人员的培训计划中,通过不同途径和方法对全体医务人员进行强化培训和指导,提高医护人员对 MRSA 的认识,使医护人员掌握 MRSA 感染的消毒、隔离、防护以及合理使用抗生素等预防和控制方法。

(4)严密监测高危人群:对于年老体弱及有严重基础疾病的免疫力低下患者,接受侵入性检查治疗,如气管切开患者、住院时间长以及接受过抗生素治疗的患者要高度关注。要正确采集标本,及时送检标本,提高实验室对 MRSA 的分辨率。收集 MRSA 标本的部位通常是鼻腔和会阴部,有时也从咽、喉、耳、眼伤口、压疮、置管处收集标本,痰、尿和血中也常发现 MRSA。对可疑感染者要严密监测。如发现住在大病房的患者带有 MRSA,则要对邻床的患者和该房间的易感患者进行 MRSA 检测。从外院转入的患者常规检测是否携带有 MRSA。对长期住院的患者适时进行 MRSA 检测。

(5)严格消毒隔离制度:

① 隔离严格:隔离是控制 MRSA 暴发流行的措施之一。对携带或感染 MRSA 的患者严密隔离,将患者置于单人间或将带有 MRSA 的患者安置在同一病房。若无条件可床边隔离,医疗用具如呼吸机、吸痰器、输氧管道、血压计、体温表等固定使用。减少工作人员和患者病房的转换,禁止陪护和探视。工作人员接触患者时,应穿隔离衣、戴口罩,必要时戴手套。

② 洗手:医护人员的手是导致 MRSA 在患者—医护人员—患者之间流行的重要因素。有研究表明,ICU 医护人员手部金葡菌带菌率为 72.6%,MRSA 占 68.9%。因此,洗手是 MRSA 感染极为重要的一项控制措施。工作人员接触 MRSA 患者前后必须彻底洗手,70% 酒精和 0.5% 的氯己定在 15~30 s 内可灭活 MRSA,可作为皮肤及手的首选消毒剂。

③ 消毒:室内保持空气新鲜,定时通风换气。保持病房清洁,可用含氯消毒剂擦拭门把手、电话机、床头、水龙头等,所用器械如呼吸机、雾化器等医疗器具应进行高水平消毒;床单、被褥等用紫外线照射;血液、体液污染的敷料或一次性用品等所有废弃物均按医疗废物严格处理。患者出院时要做好终末消毒。

④ 严格无菌操作:做气管切开、各种插管等侵袭性操作时,应实施严格的无菌操作技术,禁止使用体内留置容易发生细菌繁殖的橡胶气管、导管等。

（6）发挥微生物实验室在医院感染管理中的作用：微生物室对于预防病原菌的暴发流行起着不可忽视的重要作用。微生物室及时进行病原菌的鉴定及耐药谱分析，使临床医生了解医院中流行的主要病原菌及其耐药谱，特别是一些特殊病原菌的相关信息。微生物室在汇报药敏结果的同时，对结果进行解释，为临床用药提供科学依据。同时，微生物室应当建立MRSA 等特殊耐药菌信息的报告机制，除向临床反馈外，也要及时报告给医院感染控制部门，以便第一时间采取预防和控制措施，阻断传播。

（7）开展 MRSA 医院感染的流行病学调查：为全面掌握导致 MRSA 感染的原因及特点，及时控制其感染的发病和流行，医院感染管理专职人员应进行流行病学调查。感染管理专职人员在获得相关信息后，要立即到病房进行现场调查，了解感染 MRSA 的患者病史、病情及疾病的发展变化，感染发生时间，应用的抗生素种类、数量、时间及药敏结果等。同时对可疑的物品及环境进行生物学采样培养，调查是否存在环境污染。与医护人员共同分析病情和调查结果，指导护理人员消毒隔离，预防感染的传播，指导临床医生选择抗生素治疗，减少盲目用药，尽快治愈患者的感染。感染管理专职人员在调查后要及时写出调查报告，及时进行总结分析。

（8）消除定植：在暴发流行或集聚性发病期医护人员也可以携带 MRSA，成为传播者。因此，消除定植被认为是控制 MRSA 的综合控制措施之一，在暴发流行时可以有效。根据患者的实际情况可选用新霉素和莫匹罗星，如 MRSA 对莫匹罗星耐药，可用其他抗生素代替。总之，耐甲氧西林金黄色葡萄球菌医院感染既有内源性因素，也有外源性因素引起，一旦在医院出现，很难预测其后的过程或严重程度。加强重点科室监测，采取有效的消毒隔离方法，减少侵袭性操作，合理使用抗生素，早期确定高危人群，根据病情及早出院，是减少 MRSA 医院感染的重点管理施。

6. MRSA 的报告

（1）发现 MRSA 患者首先要报告科主任、护士长，及时隔离患者。

（2）如果是医院感染必须在 24 h 之内填卡上报医院感染管理科。

7. MRSA 的感染控制措施

（1）科室发现 MRSA 病例应首先报告科主任、护士长，医生开出隔离医嘱，及时隔离治疗；医院感染必须在 24 h 之内填卡上报医院感染管理科。

（2）在实行标准预防基础上，采取接触隔离，将感染或带定植菌的患者隔离于单间、隔离单位或将同类患者隔离于一个较大的病房。

（3）床尾挂接触传播隔离标记（即蓝色圆形牌）。

（4）将感染或带定植菌的患者单人隔离，同种病原菌感染者可同室隔离。将 MRSA 肺炎患者安置于带有气源性感染警示的房间内治疗。

（5）减少不必要的人员出入病室，限制探视人群并嘱探视者进行严格的洗手或手消毒。

（6）注意手的清洗和消毒，接触患者前后、脱去手套后、接触污染物后均洗手或用速干手消毒剂消毒，严格按照标准洗手六步法进行认真洗手；或用抗菌洗手液、速干手消毒剂消毒。

（7）接触患者时戴口罩、帽子；有可能污染工作服时穿隔离衣；有可能接触血液、体液、分泌物、排泄物等物质以及被其污染的物品、接触患者黏膜和非完整皮肤前均戴手套；近距离操作如吸痰、插管等戴防护镜。

（8）患者医疗护理器械、物品尽可能专用，使用后应清洁、消毒和（或）灭菌经高水平消毒后方可用于其他患者；不能专用的物品如轮椅，在每次使用后须消毒。

（9）采集的 MRSA 患者标本放在密闭容器运送。

（10）MRSA 患者的生活用品无特殊处理，MRSA 患者产生的医疗废物应装入双层黄色塑料袋有效封口，利器放入利器盒，袋外标识清楚及时密封，防渗漏密闭容器运送，送医疗废物暂存地。

（11）病室抹布、拖布尽可能专用，每天定期用 1 000 mg/L 含氯消毒液拖擦物表及地面、擦拭抹布，拖把用后消毒。

（12）患者出院后严格做好终末床单位消毒工作。

（胡永山　杨玉荣）

第五节　医院感染应急预案

一、医院感染暴发应急预案

为了提高医院感染暴发处置能力，及时有效地采取各种防控措施，最大限度地降低医院感染对患者造成的危害，保障医疗安全，根据《医院感染管理办法》制定本预案。

（一）适用范围

本方案适用于我院医院感染暴发或疑似暴发的应急处理工作。

（二）预警通告

按照《医院感染管理办法》，依据医院感染监测信息，分析可能发生医院感染暴发危险因素，提出预警通告。

（三）报告流程

（1）临床科室短时间内发生 3 例（含 3 例）以上院感染暴发，立即报告本科科主任、护士长，由科主任或护士长上报医院感染管理科（移动电话），休息日报总值班（总值班表上有人员、电话）。

（2）检验科在短时间内（一般为 7 d），在不同患者的同类标本中 3 次检出同一种病原体，或在同一病区的不同病例中，3 次检出同一病原体，或查出特殊的、重要的、多重耐药的病原体，立即上报医院感染管理科（电话同上），休息日报总值班（总值班人员）。

（3）医院感染管理科接到临床科室或检验科的报告后，立即向医院感染管理委员会报告，同时报告分管院长，医院感染管理委员会应同时向医务部、护理部、药剂科和后勤服务中心通报，以有利于有关部门及时采取应急处置措施。

（4）当初步确诊医院感染暴发时，分管院长向院长汇报，并于 2 h 内向市卫生局和市疾控中心报告。

（四）部门职责

1. 医院感染管理科　负责对感染病例发生地点、时间、涉及人数、主要症状和体征、可能原因等信息进行收集、整理和报告。

2. 医院感染管理委员会　统一领导指挥，组织协调应急处理工作。

3. 医务部　负责对疑似病例进行会诊、讨论、明确诊断，调动各科技术力量积极进行救治。

4. 护理部　负责调度护理人员，保证救治感染患者工作的开展。

（五）保障工作

1. 药剂科　负责救治药品、消毒用品的供应和采购。

2. 后勤服务中心　负责车辆、防护用品等物资的应急供应。

（六）应急处置

1. 医院感染管理委员会　组织流行病学调查，调度全院技术力量，采取医院感染控制措施，防止感染源传播和感染范围扩大，同时随着调查不断获取的新发现，及时调整控制措施。

2. 医院感染管理科　分析引起感染的因素对感染患者及相关人员进行详细流行病学调查。调查感染患者及周围人群发病情况、分布特点并进行分析，为医院感染暴发控制提供依据，并将处置过程整理成书面材料。

3. 检验科　查找感染源，对感染患者、接触者、可疑传染源、环境物品、医务人员及陪护人员等进行病原学检查。

4. 医务部　调动各科技术力量，对感染患者积极实施医疗救治，控制感染源，切断传播途径，必要时进行隔离。

5. 临床科室　对传染源污染的环境，采取正确的消毒处理措施，对易感人群实施保护措施，甚至暂停接收新患者。

6. 预案终止　在医院感染暴发事件隐患或相关危险因素被消除后，距离本院最后 1 例医院感染患者最长潜伏期后无新的病例出现，医院感染管理委员会责成技术专家组对医院感染暴发事件的发展态势进行评估，决定本预案是否终止。

（七）医院感染暴发报告流程图

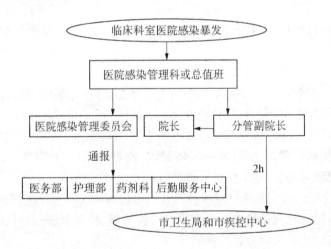

二、医院感染突发事件应急预案

为了贯彻落实卫生部《医院感染管理办法》，加强医院感染管理与控制工作，保护医患双方的身心健康，迅速、有效地处理医院感染突发事件，特制定本预案。

（一）适用范围

本方案适用于本院医院感染突发事件应急处理工作。

（二）预警分级

根据突发事件造成或可能造成危害范围大小，是局部还是全院，医院设定两个级别的预警,危害范围较小的突发事件定为黄色预警,危害范围较大的突发事件定为红色预警。

(三) 报告程序

(1) 医院临床科室出现医院感染流行或暴发趋势或污染源泄露等紧急情况时,应立即报告医院感染管理科(3821892)及医务部(3821807)。

(2) 医院感染管理科协同医务部派出专人组织现场调查,予以确认。并报告医院感染管理委员会、分管副院长。

(3) 分管副院长向院长汇报,及时向市卫生局和市疾控中心报告。

(四) 部门职责

(1) 感染管理科:负责组织进行流行病学调查,并负责指导各部门在消毒隔离措施中的技术。

(2) 检验科:负责可疑污染源和病原体的检测工作。

(3) 医务科:负责组织医疗专家会诊、讨论、明确诊断,调动各科技术力量积极进行救治。

(4) 护理部:负责组织传染源的隔离与污染物等用品的消毒处理。

(五) 应急保障

(1) 药剂科负责保障各类消毒剂及医疗用品的供应。

(2) 后勤服务中心负责保障防护用品的供应。

(六) 应急处理

(1) 科室感染管理领导小组:组织医师、护士积极查找原因,根据情况采取有效的控制措施。

(2) 感染管理科:进行调查分析,与临床科室沟通,对医院感染突发事件控制措施提供技术指导。

(3) 检验科:做好病原学的检测,及时将结果反馈给临床科室,为患者的救治提供第一手资料。

(4) 医务科:组织、指导临床的诊疗与抢救,确诊为传染病的医院感染,按《传染病防治法》的有关规定采取防治措施。

(5) 护理部:负责调度护理人员,保证救治感染患者工作的开展。

(6) 医院感染委员会:对其进行分析、总结,形成文字资料存档。

(七) 医院感染突发事件处置流程图

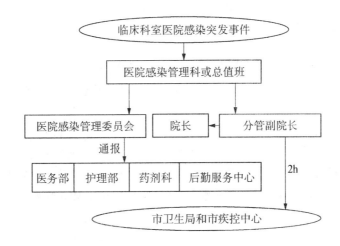

三、医疗废物流失、泄漏、扩散和意外应急预案

为了加强对医疗废弃物的管理,防止医疗废弃物意外泄露后造成环境污染、人员伤亡以及疾病的发生和传播,根据《医疗废弃物管理条例》《突发公共卫生事件应急条例》和《传染病防治法》,结合医院实际,制定本预案。

(一) 适用范围

本方案适用于我院医疗废物流失、泄漏、扩散和意外应急处理工作。

(二) 预警

医疗废弃物运送过程中有运送车倾翻致医疗废物溢出、泄漏、意外等危险,当事人应立即报告本科主任或护士长,同时禁止其他车辆和行人穿过,避免污染物扩散和对他人造成伤害。

(三) 报告程序

(1) 医疗废弃物运送过程或当科室发生医疗废物流失、泄漏、扩散和意外,立即报告科主任或护士长,由科主任或护士长上报医院感染管理科(61026),休息日报总值班(总值班表上有人员、电话)及医疗废物管理领导小组。

(2) 在接到科室报告后,医院感染管理科主任立即向医院感染管理委员会及分管院长报告,医院感染管理委员会向医务部、护理部、药剂科、后勤服务中心等通报,做好配合;医疗废物管理领导小组组织协调参与现场的应急处置。

(3) 必要时分管院长向院长汇报后,并及时向市卫生局和市中区环保局报告。

(四) 人员职责

(1) 成立医疗废物管理领导小组:

组　长:1 名(移动电话)

副组长:1 名(移动电话)

成　员:5 名以上及移动电话

(2) 领导小组职责:领导小组负责对事故处理的组织、指挥、协调和处理工作,尽可能减少对患者、医务人员、其他现场人员及环境的影响。

(五) 后勤保障

(1) 药剂科:负责救治药品、消毒用品的供应和采购。

(2) 后勤服务中心:负责车辆、防护用品等物资的应急供应

(六) 处理措施

(1) 确定流失、泄露、扩散的废物的类别、数量、发生时间、影响范围及严重程度。

(2) 疏散受威胁区内的人员,对受到伤害的人员开展医疗救护和现场救援,对可疑患者进行隔离。

(3) 立即组织有关人员对发生医疗废物泄漏、扩散的现场进行消毒、处理,对可能被污染的所有使用过的工具也应进行消毒,必要时封锁污染区域,以防止扩大污染。

(4) 在处置的同时,依照《医疗废物管理条例》规定立即报告市卫生局、市中区环保局。

(5) 在应急处置工作结束后,由医院感染管理科对意外原因进行调查,总结经验教训,并完善防范措施,预防类似事件的再度发生。

（七）处理流程

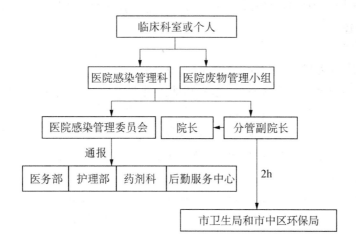

四、艾滋病病毒职业暴露应急预案

为维护我院艾滋病职业暴露人员的职业安全,降低职业暴露后感染艾滋病病毒的危险性,依据卫生部《医务人员艾滋病病毒职业暴露防护工作指导原则的通知》,特制定本预案。

（一）适用范围

本预案适用于本院所有医务人员在履行职业的过程中,因意外被艾滋病病毒感染者或艾滋病患者的血液、体液污染了破损的皮肤或被含有艾滋病病毒的血液、体液污染了的针头等刺破皮肤,而具有被艾滋病病毒感染可能性的情况。

（二）预警

（1）为认真贯彻执行卫生部《医务人员艾滋病病毒职业暴露防护工作指导原则的通知》精神,防止医务人员在医疗活动过程中被艾滋病病毒感染者感染。

（2）在对职业暴露者整个处理过程中,应做好保密工作。

（三）报告流程

（1）发生职业暴露的科室和个人要立即向医院感染管理科报告。

（2）医院感染管理科及时向分管院长及医院感染管理委员会报告。

（3）分管院长向院长汇报后立即向市卫生局及市疾控中心报告,以获取医疗和心理支持。

（四）部门职责

医院各科室要重视艾滋病病毒职业暴露问题,按照或参照卫生部《医务人员艾滋病病毒职业暴露防护工作指导原则》做好防护工作。

（1）向单位负责人报告。意外暴露后,无论暴露源感染状态如何,当事人应立即向科室主任或护士长报告。

（2）医务部及护理部应根据科室特点,制定艾滋病病毒职业暴露防护工作指导原则和操作规程,并组织培训,使医务人员正确掌握预防和控制艾滋病病毒职业暴露的防护技术。

（3）医院感染管理科为职业暴露人员提供职业暴露预防和发生职业暴露后如何处理的技

术支持和咨询。

（4）器械科采购提供有利防止艾滋病病毒职业暴露的安全技术设备。

（5）后勤服务中心为科室可能职业暴露的员工提供合格的防护物品。

（五）应急处理

1. 应急处理原则

（1）及时原则：意外暴露后应立即对暴露部位进行紧急局部处理。

（2）保密原则：当事人发生暴露后，有关知情人员应当依照《传染病防治法》的有关要求，为当事人严格保密，不得向外界和无关人员泄露任何相关情况。

（3）知情同意原则：如经过职业暴露评价需服用抗病毒药物，有关人员应告知当事人有关利益和风险，在知情同意和充分考虑利弊的基础上自愿选择是否使用。

2. 局部应急处理

（1）用肥皂液和流动水清洗污染的皮肤，用生理盐水冲洗黏膜，如有伤口，应当在伤口边缘轻轻挤压，尽可能挤出损伤处的血液，再用肥皂液和流动水进行冲洗，禁止进行伤口的局部挤压。

（2）受伤部位的伤口冲洗后，应用75％乙醇或0.5％聚维酮碘消毒液进行消毒，并包扎伤口；被暴露的黏膜应当反复用生理盐水冲洗干净。

（3）如需服用抗病毒药物，则越早越好。职业暴露事件的处理最好在24 h内完成。

（4）确认暴露源感染状态：暴露事件发生后，院感科协助发生科室留取暴露源样本或采集新的样本送至市疾控中心初筛实验室进行检测，以确认是否含有艾滋病病毒。

（5）职业暴露评估：医院感染管理委员会及医务部组织专家，汇同上级专家组对暴露进行评估、预防用药指导、心里支持和定期随访。事发人应主动配合。

（六）社会保障

一旦发生暴露感染艾滋病病毒情况下，对个人及家庭生活予以救助和提供必要的社会保障。

（七）艾滋病职业暴露发生后处理预案示意图

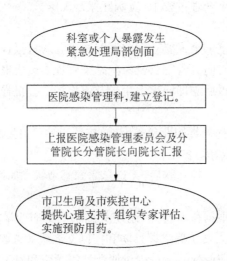

五、医护人员发生针刺伤时的应急预案

为维护医院医护人员职业安全,降低职业针刺伤危险性,防止血源性传播疾病的传播,特制定本预案。

(一) 适用范围

本预案适用于医院所有医务人员在履行职业的过程中不慎被乙肝、丙肝、艾滋病病毒污染的针头、锐器等刺破,而具有被相应病毒感染的可能的情况。

(二) 预警

为认真贯彻执行卫生部《血源性病原体职业接触防护导则》,防止医务人员在医疗活动过程中传染病患者血液、体液等感染。

(三) 报告流程

立即挤出伤口血液→反复冲洗、消毒、伤口处理→抽血化验检查,注射乙肝免疫高价球蛋白→上报医院感染管理科、医务部或护理部→医院感染管理科进行登记、半年追访→上报医院感染管理委员会及分管院长→向院长汇报。

(四) 部门职责

医院各科室要重视职业暴露问题,按照卫生部《血源性病原体职业接触防护导则》做好防护工作:

(1) 科室员工意外暴露后,当事人应立即向科室主任或护士长报告。

(2) 科室主任或护士长应向医务科或护理部汇报,医务部或护理部应根据科室特点,制定职业暴露防护工作指导原则和操作规程,并组织培训,使医务人员正确掌握预防职业暴露的防护技术。

(3) 医院感染管理科为职业暴露人员提供职业暴露预防和发生职业暴露后如何处理的技术支持和咨询。

(4) 器械科采购提供有利防止职业暴露的安全技术设备。

(5) 后勤服务中心为科室可能职业暴露的员工提供合格的防护物品。

(五) 应急处理

(1) 医护人员在进行医疗操作时应特别注意防止被污染的锐器划伤刺破。如不慎被乙肝、丙肝、HIV 污染的尖锐物体划伤刺破时,应立即挤出伤口血液,然后用碘酒和乙醇消毒,进行伤口处理。

(2) 被乙肝、丙肝阳性患者血液、体液污染的锐器刺伤后,应在 24 h 内去检验科抽血查乙肝、丙肝抗体,必要时注射乙肝免疫高价球蛋白,按 1、3、6 个月接种乙肝疫苗。

(3) 被艾滋病病毒阳性患者的血液、体液污染的锐器刺伤后,应在 24 h 内去检验科抽血查艾滋病病毒抗体,必要时同时抽患者血对比,按 1、3、6 个月复查,必要时按医嘱用药,并向医务科或护理部、医院感染管理科上报,医院感染管理科进行登记、上报、追访等。

(六) 社会保障

一旦发生暴露感染艾滋病病毒的情况下,对个人及家庭生活予以救助和提供必要的社会保障。

（七）针刺伤发生后处理预案示意图

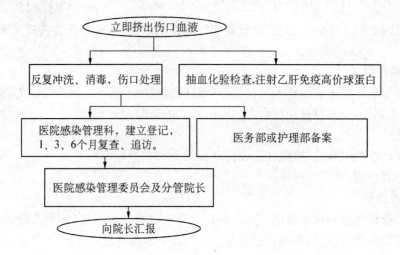

（吕　晓　徐　莉）

第十一章

医院感染职业防护

随着现代医疗技术的发展,各种侵入性检查和操作增多,医院感染问题也日益突出,已成为医院亟须解决的公共卫生问题。医院感染不仅增加了患者痛苦,同时也给医院造成巨大的经济损失。医院中有很多区域和工作环节对医务人员具有较高的感染危险性,所以医务人员必须做好职业防护。

第一节　医务人员职业防护

一、常见的职业伤害因素

1. **物理因素**　安瓿划伤和针刺伤居于职业伤害的前两位,发生这两种伤害的主要原因:一是护理用具不够完备,护理人员掰安瓿加药或抽药时嫌麻烦,不愿戴手套;二是给患者注射或采血时,精神患者受症状支配,不服从治疗,致护士手划伤或刺伤。

2. **职业因素**　调查结果表明,护士较医生易受伤害,护士受伤害是医生的近3倍,这是因为由于职业的不同,医生对于患者的治疗措施,都要通过护士去实施,实施到患者身上的操作都是风险性操作,而且精神科护士绝大部分时间是与患者在一起,护理与管理患者,极易成为患者伤害的对象。

3. **病人因素**　精神病患者是失去理智的人,入院初期大都不承认有病,不服从治疗,加之受幻觉妄想支配,常发生攻击行为,因此精神科医护人员易成为患者攻击的目标。而且精神病患者在家期间,不能正常的生活和饮食,身体抵抗力差,感染了其他疾病,也易传染给密切接触的医护人员。

4. **生物学因素**　医院是各种病原微生物聚集的场所,医护人员在接触具有转染性的血液、体液、分泌物、排泄物等医疗废物时也会造成感染。不论是否有明显的血迹污染或是否接触非完整的皮肤与黏膜,接触上述物质者必须采取防护措施。特别近几年来的手足口病、禽流感、甲型流感等呼吸道传染病全球性侵袭,若不注意个人防护,不仅会造成自身感染,还会成为转播的媒介。

二、医务人员防护的原则

1. **标准预防**

标准预防,是针对所有的患者,在未诊断之前采用的普遍预防措施,以降低医务人员和患者之间病原体传播的危险性。标准预防适于医务人员接触患者的血液、体液、分泌物、排泄物,不完整的皮肤、黏膜时应用。其主要内容有:

（1）洗手与手消毒。我国卫生部《医院感染管理规范》规定的洗手指征为：接触患者前后，特别是在接触有破损的皮肤、黏膜以及进行侵入性操作前后；进行无菌技术操作前后；戴口罩和穿脱隔离衣前后；接触患者的血液、体液、分泌物、排泄物及其污染物品时，不论其是否戴手套，都必须洗手。遇有下述情况必须立即洗手：摘除手套后（接触患者前后）可能污染环境或传染其他人时。其洗手方法：用清洁剂认真揉搓掌心、指缝、手背、手指关节、指腹、指尖、拇指、腕部，时间不少于 10～15 s，流动水冲洗净。手消毒指征为进入和离开隔离病房、接触特殊感染病原体后。手消毒方法：用快速手消毒剂揉搓双手，或用消毒剂浸泡双手 2 min。常用手消毒剂为氯己定—醇速效消毒剂、聚维酮碘溶液、75％乙醇溶液、乙醇—苯扎溴铵洗手剂。正确的洗手技术对消除手上的暂住菌具有重要意义，每日洗手频度应保持在医师多于 30 次，护士多于 35 次。正常的洗手类型为指端指间手心手背型，可保证双手各部位皮肤表面干净，从而达到国家要求的标准。在污染不严重时，一般用肥皂、清水冲洗；在严重污染时，应该用消毒剂洗手。洗手和手消毒后使用的擦手用具要防止再污染。

（2）戴手套：接触血液或其他体液，以及使用被血液或体液污染物品时，接触患者黏膜和非完整皮肤前均应戴手套；手套使用前后、接触无污染物品前以及下一个患者之前，应戴手套。对患者接触清洁部位，一旦接触了血液、体液、分泌物、排泄物等物质以及被其污染的物品后应当立即洗手，应更换手套。脱去手套手后立即洗手。

（3）医务人员的工作服、脸部及眼睛有可能被血液、体液、分泌物等物质喷溅到时，应当戴一次性外科口罩或者医用防护口罩、防护眼镜或者面罩，穿隔离衣或围裙，并穿防护衣，以防止医护人员皮肤、黏膜和衣服的污染。

（4）针筒、针头和锐器：用过的针头不要再套针帽，用过的针头、刀片或其他尖锐器械应立即放入有标签的耐刺容器内，针头不要用手弄弯或折断。如果患者的血液具有传染性，最好是用一次性注射器；如为重复使用的注射器，要放在防水耐刺的容器中收回，送消毒灭菌处理。使用带防御装置的注射器和翼状针可减少针刺伤发生。同时，应正确掌握尖锐器械和仪器的操作。

（5）被污染的医疗用品和仪器设备应及时处理，重复使用的医疗仪器设备应进行清洁和适当消毒。医护人员进行各项医疗操作、清洁及环境表面消毒时，应严格遵守各项操作规程，对患者用后的医疗器械、器具应当采取正确的消毒措施。

（6）污染的床单及时处理，防止接触患者的皮肤与黏膜，以防污染衣物及微生物传播。污染环境或不能保持环境卫生的患者应隔离。

2. 针对预防

针对预防，是针对已明确诊断、能够播散病原体的患者，医务人员对于这些病原体需要有除标准以外的预防措施。

（1）免疫计划：根据某种感染的危险程度和发生感染的频率进行预防接种，使用疫苗应尽量在医务人员进入高危区工作之前进行。可能与风疹患者或孕妇直接接触者，应采用预防风疹感染措施；凡与血液有接触的工种职工都应注射乙型肝炎疫苗；在可能发生流感流行前 1 年的秋季，应为全院职工接种流感疫苗；免疫学和血清检查证明为麻疹易感者，应接种麻疹疫苗。

（2）空气传播预防：既要应用空气处理和通风防止空气传播病原体，也要应用合适的呼吸道防护器具如口罩。需要空气预防的常见疾病有结核、麻疹、水痘等。空气消毒处理可选用紫外线灯、臭氧，或用过氧乙酸、含氯消毒剂熏蒸与喷雾。

（3）飞沫传播预防：飞沫传播是指含有病原体的呼吸道分泌物大颗粒飞沫接触眼睛、鼻腔、口腔黏膜等。这些飞沫是由咳嗽、打喷嚏或谈话传播，其传播途径需要与患者密切接触，因为这种飞沫不停留在空气中，故不需要特殊的空气处理。除了标准预防外，在与患者接触时应戴口罩。需要经飞沫传播预防的常见疾病有链球菌性咽炎、流行性腮腺炎、风疹、有些种类的脑膜炎、流感、白喉和百日咳等。

（4）接触预防：用来减少病原体通过直接或间接接触传播的危险性，主要是指皮肤黏膜暴露，即皮肤黏膜针刺、刀伤。在皮肤黏膜暴露于污染血后的应急处理中，伤者首先要保持镇静；迅速、敏捷地按常规脱手套；健侧手要立即从近心端向远心端挤压受伤部位，使部分血液排出，相对减少受污染的程度；同时用流动的净水冲洗；碘酊、乙醇消毒受伤部位；对溅、喷污染或浸泡所致污染，应迅速、敏捷地按常规脱去帽子、口罩、手术衣，同时用流动水冲洗污染部位。

（5）皮肤黏膜暴露后的药物预防：受甲型肝炎病毒污染者应注射免疫球蛋白每千克体重0.02 ml；受乙型肝炎病毒污染者应于 24 h 以内及 1 个月后各肌内注射乙肝免疫球蛋白 1 支，6个月中，分别皮下注射乙肝疫苗 30、20、20 μg 共 3 次，同时每月查肝功能和"两对半"，如果出现乙肝病毒感染，及早采用抗病毒治疗，如丙型肝炎，追踪抗 HCV，必要时用干扰素治疗；医务人员与脑膜炎奈瑟球菌感染或百日咳病菌感染者直接接触后，应用抗菌药物预防；受艾滋病病毒污染者，除需要随访血清艾滋病病毒感染转化至少半年以上外，还需要尽早服用齐多夫定等药物进行预防性治疗。关于齐多夫定的防治效果，国外学者曾进行过病例—对照研究，发现在皮肤黏膜暴露后服用齐多夫定可显著地降低感染艾滋病病毒的危险性。但国外也有研究者的结果相反，他们对 41 例在创伤性医疗操作中皮肤黏膜暴露后发生感染的医务人员进行随访发现，其中有 4 人在暴露后 1～2 d 开始服用齐多夫定作预防性治疗，但最终都在暴露后 6 周出现急性反转录病毒综合征，且在 6 个月内检出血清抗艾滋病病毒阳性，提示用此种方法预防艾滋病病毒感染的效果并不可靠。目前，齐多夫定在对乙肝病毒、丙肝病毒、艾滋病毒的预防中，人们仅认为其对乙肝病毒确实有效，因此其他两种病毒的预防用药品种有待作进一步研究。

三、防护措施

（一）医护人员的防护要求

1. 基本防护要求

（1）防护对象：在医疗中从事诊疗活动的所有医、护、技人员。

（2）着装要求：工作服、工作帽、医用口罩和工作鞋。

2. 加强防护要求

（1）防护对象：进行体液或可疑污染物操作的医护人员，传染病流行期在发热门诊工作的人员，转运疑似或临床诊断传染病的医务人员和司机。

（2）着装要求：在基本防护的基础上，可按危险程度使用以下防护用品：①隔离衣：进入传染病区时。②防护镜：有体液或其他污染物喷溅的操作时。③外科口罩：进入传染病区时。④手套：操作人员皮肤破损或接触体液或破损皮肤黏膜的操作时。⑤面罩：有可能被患者的体液喷溅时。⑥鞋套：进入传染病区时。

3. 严密防护要求

（1）防护对象：进行有创操作；对传染病尸体进行解剖的医务人员。

（2）防护要求：在加强防护的基础上，应使用面罩

(二) 防护措施

1. **防止传播** 既要防止血源性疾病的传播,也要防止非血源性疾病的传播,强调双向防护,既防止疾病从病人传至医务人员,又防止疾病从医务人员传至病人,根据疾病的主要传播途径采取相应的隔离措施,包括接触隔离、空气隔离和微粒隔离。

2. **加强职业安全教育** 目前在临床一线工作的护士,大多是工作时间不长,比较年轻的护士,她们经验不足,安全意识淡薄。因此,加强职业安全防护知识培训是非常必要的。上岗前及定期对她们进行职业安全教育,精神科护士是教育培训的重点人群,通过职业安全教育,增强其全面安全防护意识,以减少或避免不安全事件的发生。

3. **完善环境安全管理** 努力改善精神科病房的设施,尽量为患者创造一个宽敞、舒适、安全的休养环境,兴奋躁动的患者应住单房间,室内力求简单,以免患者收取到伤人的用物,多个兴奋躁动的患者应分室居住,避免相互间的影响,有条件的情况下尽可设置监控病房,既有利于观察患者的行为,又减少了工作人员直接与患者接触的频率,以降低职业伤害。

4. **提高个人应对能力** 职业伤害中,安瓿划伤是器具设计缺陷引起的,针刺伤可能与护士大意有关,精神科患者的冲动伤人有时防不胜防,但患者的冲动行为绝大多数是与工作人员的经验不足、观察病情不细、警惕性不高有关。因此,随着医学科学的发展,新的设备器具不断涌现,护士要善于学习,在遵守操作规程前提下要学会和掌握新设备器具的使用,要善于从患者的言行、情绪中预测可能发生的问题,严密观察患者的症状表现,一旦发现患者行为反常或冲动先兆,不要激惹患者,尽量避免与患者正面冲突,建议医生给予药物控制症状,必要时保护患者,预防患者的攻击行为。

5. **规范医疗废物管理** 有调查表明,医疗废物中含有多种医院感染的主要病原体,抽样检测医疗废物中有大量的乙肝病毒,大肠杆菌数高达 0.84×10 cfu/L,所以在医疗废物产生的场所,要规范医疗废物管理,严格分类收集,损伤性医疗废物应有防穿透防渗漏硬包装盛放,使用密闭的工具运送,在医疗废物暂存间内放置不得超过 2 d,按医疗废物管理条例正确处理,以阻止医源性病原体传播。

6. **医护人员的分级防护**

(1) 一级防护:适用于发热门(急)诊的医务人员。

①工作时应穿工作服、隔离衣、戴工作帽和防护口罩,必要时戴乳胶手套。②严格执行洗手与手消毒制度。③下班时进行个人卫生处置,并注意呼吸道与黏膜的防护。

(2) 二级防护:适用于进入传染性非典型肺炎留观室、传染性非典型肺炎专门病区的医务人员,接触从患者身上采集的标本,处理其分泌物、排泄物、使用过的物品和死亡患者尸体的工作人员,转运患者的医务人员和司机。

进入隔离留观室和专门病区的医务人员必须戴防护口罩,穿工作服、防护服或隔离衣、鞋套、戴手套、工作帽。严格按照清洁区、半污染区和污染区的划分,正确穿戴和脱摘防护用品,并注意呼吸道、口腔、鼻腔黏膜和眼睛的卫生与保护。

(3) 三级防护:适用于为患者实施吸痰、气管插管和气管切开的医务人员。

除二级防护外,还应当加戴面罩或全面型呼吸防护器。

第二节　医院感染职业防护

一、医院感染的基本概念

1. 医院感染的定义　医院感染是指住院患者在医院内获得的感染,包括在住院期间发生的感染和在医院内获得出院后发生的感染,但不包括入院前已开始或入院时已存在的感染;医院工作人员在医院内获得的感染也属医院感染。

2. 分类

(1) 外源性感染:病原体来源(交叉感染)散发、暴发的预防措施。

(2) 内源性感染:病原体来原(自身感染)散发的预防措施。

3. 医院感染现状

(1) 医院感染的影响:危害患者身心健康、医疗费用增加、医疗资源浪费阻碍现代医学发展。

(2) 最常见部位:呼吸道、胃肠道、泌尿道、手术部位。

(3) 发病率最高:ICU、老年科、血液科

4. 医院感染管理相关法规、医院感染管理办法、医院消毒技术规范、医院感染诊断标准、医疗废物管理条例、内镜清洗消毒技术规范、口腔诊疗器械清洗消毒技术规范。

5. 医院感染主要特征:流行病学特征。3个环节:

(1) 感染源:已感染的患者、病原携带者、医务人员、医院环境、患者的自身储菌库。

(2) 传播途径:空气传播、飞沫传播、接触传播、昆虫媒介等。

(3) 易感人群:免疫功能低下的人群,易感因素:免疫功能下降、侵入性操作、环境污染、抗菌药物滥用。

二、医院感染的预防

(一) 预防性隔离

预防医院感染的隔离是控制医院感染的基本方法。感染源、易感宿主和传播途径被称为感染链的三要素,若三者缺一,则感染无法发生。所以,控制感染发生的主要手段就是利用各种医疗措施来阻止感染链的形成。最简单、直接而有效的中断感染链的手段就是利用各种消毒隔离技术来切断传染途径,这就是控制感的基本原理和方法。

1. 预防性隔离的目的　防止微生物在患者、工作人员及媒介物中扩散。当诊断不明或可疑有严重传染病时,原则上说过分隔离比隔离不足要安全,一旦发现患者有需要隔离的情况时,首先要立即给予适当隔离,而不要等诊断明确才给予隔离,要既能及早控制感染的传播,又不致给患者过度精神压力。

2. 实施预防性隔离的责任

(1) 医院的责任:医院负有确保患者处于正确的隔离预防状态的责任。医院制定的管理政策中,必须明确指定医务人员负责对患者实施预防隔离,当发生问题时他就有权决定有关隔离预防的各项事宜。

（2）医院工作人员的责任：医院所有人员包括医生、护士、技术员、实习学生及其他人员，都有责任遵守隔离预防的各项规定，并必须及时地将观察到的违反规定的现象报告给有关负责人。患者的责任：患者也有义务遵守隔离预防。医生、护士要通过适当方法不断向患者解释隔离措施的意义，最重要的一条是患者在接触感染物后必须认真洗手。

（3）感染管理者的责任：

1）专职感染管理者的责任：必须由有关专业水平较高的医生或护师来担任，他们不但有权决定对某一患者是否实行隔离以及怎样隔离，而且也有责任参与有关隔离技术与无菌技术等管理与监督。

2）病区感染管理小组的责任：病区感染管理小组成员（科主任、护士长、监控医生和监控护士）应对管辖范围内的隔离制度落实负责，有关医务人员（包括医生、护士、技术人员及实习生等）都有配合隔离的义务。

（4）感染监控护士应参与制定有关隔离的各种规章制度，以及向患者及其家属说明有关隔离要求。专职和兼职感染管理者、感染管理小组成员，都应参与对有关隔离预防人员的培训和指导工作。

3. 预防医院感染的隔离技术　做好医院感染预防工作的关键是所有医务人员，尤其是护理人员，必须熟练掌握并善于应用有关的各项隔离技术，有不少隔离预防技术和建议不仅可应用于已发生感染或疑似感染的患者，而且也适用于对一般患者的护理。

4. 隔离的种类及原则，即以类目为特点的隔离、以疾病为特点的隔离和体内物质隔离、普遍预防和标准预防。

（1）以类目为特点的隔离

1）严格隔离：为预防高度传染性及致命性强毒力病原体感染而设计的隔离，以防止经空气和接触等途径的传播，接受隔离的患者染有强传染性疾病，主要有：咽部白喉、肺鼠疫、天花、免疫缺损患者的播散型带状疱疹及病毒性出血热。严格隔离的主要原则：①设专用隔离室，门窗关闭，感染同一病菌或病毒的患者可同居一室。②凡进隔离室内者均要戴口罩、帽子，穿隔离衣，戴手套。③接触患者或污染敷料及护理另一个患者前必须洗手。④小心利器，用后放入利器盒内统一回收处理。⑤污染敷料在隔离室内要立即装袋，在全部操作完成后，再将其装入隔离室外的另一袋中（双袋法），标记后由专人运送至医疗废物暂存处，集中焚烧，排泄物、分泌物应严格消毒后才能排入下水道。⑥探视者有必要进入隔离室时，应先通知值班护士，并采取相应隔离措施。⑦采用黄色隔离标记。

2）接触隔离：这是为预防高度传染性及有严重流行病学意义，并经接触途径（直接和间接飞沫）传播的感染而设计的隔离类型，其感染性微生物多集中于患者的分泌物、脓液及引流物中。

采用这类隔离的疾病主要有：新生儿淋球菌眼结合膜炎、葡萄球菌引起的新生儿脓疱病、新生儿播散性单纯疱疹病、风疹、狂犬病、皮肤白喉、大面积皮肤伤口和烧伤感染、有重要流行病学意义的多重耐药菌株感染或定植。接触隔离主要原则：①设隔离室，同种病原菌感染可同室隔离，在爆发流行时，婴幼儿具有相同的呼吸道症状，可同住一室。②接近患者时戴口罩、帽子。③在可能污染工作服时，应穿隔离衣。④接触传染性物质时戴手套。⑤接触患者或可能污染物品后，以及护理另一患者必须洗手。⑥污染物品应装袋并标记，送去焚烧或消毒处理。⑦探视者进入隔离室前应通知值班护士。⑧采用橙色标记。

3）呼吸道隔离：主要为防止传染病经空气中气溶胶（飞沫）短距离传播而设计的隔离，隔离的疾病主要有儿童嗜血流感杆菌会厌炎或脑膜炎双球菌脑膜炎、脑膜炎双球菌肺炎、脑膜炎双球菌菌血症、麻疹、腮腺炎、百日咳、传染性红斑等。呼吸道隔离主要原则：①要设隔离室，但同一病原菌感染者可同住一室。②接近患者戴口罩、帽子。③不要求穿隔离衣。④不要求戴手套。⑤接触患者或可能污染物品后，以及护理下一个患者前，要洗手。⑥污染敷料应装袋、标记，集中焚烧处理。⑦探视者进入隔离室前应通知值班护士。⑧采用蓝色标记。

4）结核菌（病）隔离：针对结核患者（痰涂片结核菌阳性或阳性的X线检查证实为活动性结核）而设计的隔离，婴幼儿肺结核一般不要求此类隔离，因很少咳嗽，其支气管分泌物中所含抗酸杆菌（AFB）也很少。结核菌（病）隔离主要原则：①要有特别通风的隔离室，门要关闭，可同种疾病患者合居一室。②在密切接触患者时应戴口罩。③在防止工作服弄脏时才穿隔离衣。④一般可不戴手套。⑤接触患者或污物后或护理下一患者前洗手。⑥用过的敷料装袋并标记送焚烧。⑦探视者入室前应先通知值班护士。⑧采用灰色标记。

5）肠道隔离：用于通过直接或间接接触感染性粪便而传播的疾病，目的是切断粪—口传播途径，应施行这类隔离的疾病主要有：霍乱、副霍乱、甲型肝炎、戊型肝炎、脊髓灰质炎、传染性腹泻或胃肠炎等。隔离措施主要原则：①患者卫生状况差时应住隔离室，同种病原体感染者可同居一室。②在环境被污染易沾污工作服时需要穿隔离衣。③不要求戴口罩。④接触污物时需戴手套。⑤接触污物或患者后或护理下一个患者前必须严格洗手。⑥被粪便污染的物品要随时消毒或装袋，并标记后运送焚烧处理。⑦室内应无蝇、无蟑螂。⑧探视者进入室内应先通知值班护士。⑨采用棕色标记。

6）引流物、分泌物隔离：为防止通过或间接接触传染性脓液或分泌物的传染，包括轻型皮肤伤口及烧伤感染（重型的则需要接触隔离）而设计的隔离，适用此类隔离的主要疾病有：轻型脓肿及烧伤感染、结合膜炎、小面积感染性溃疡、皮肤及伤口感染等。隔离的基本原则：①可不设隔离室。②不要求戴口罩（换药或接触感染性物质时才戴）。③有可能污染工作服时才穿隔离衣。④接触患者或污染物后，以及护理下一位患者前要洗手。⑤接触污染物时戴手套。⑥污染物品应装入有标记的污物袋，并封闭后送去洗消灭菌处理或焚烧。⑦探视者接触患者前，应先通知值班护士。⑧采用绿色标记。

7）血液、体液隔离：防止通过直接或间接接触传染性血液及体液的感染而设计的隔离，适用于病毒性肝炎（乙型肝炎、丙型肝炎、乙型肝炎表面抗原携带者）、艾滋病、第一期和二期梅毒（具有皮肤黏膜病灶者）、疟疾、钩端螺旋体病、回归热、登革热、黄热病、鼠咬热等。隔离的主要原则：①同种病原感染者可同室隔离，但若患者卫生状况差、不能自理，或出血不能控制易造成环境污染者应单人隔离。②可不戴口罩，但在防止血溅污染时则应戴口罩及护目镜或面罩。③在血液、体液可能污染工作服时应穿隔离衣。④接触血液、体液时需戴手套。⑤在手与血液、体液接触或可能接触后应立即洗手，必要时用消毒液洗手。⑥被血液、体液污染的敷料应装袋标记，并送焚烧处理。⑦小心防止注射针头等利器伤害，患者用过的针头不要戴帽，应放入利器盒内，直接焚烧处理。⑧被患者血液污染之处应立即用含有效氯（1 000～2 000）×10^{-6}的消毒液清洗。⑨要求探视者应先与值班护士联系。⑩采用红色标记。

（2）以疾病为特点的隔离：按疾病施行的隔离预防方法，采用的隔离措施是根据每种疾病的需要单独考虑的，即依病选择其隔离措施。隔离原则：一般患有同样性质感染的患者可安置在同一病房内。对某些疾病，只有在接近病人时（1 m之内）才需戴口罩，只有在处理污物或接触感染性材料时才需要穿隔离衣、戴手套等，不管病人是否感染性疾病，为了防止传染性物质扩散，在护理患者前后洗手均是必不可少的预防手段。

（3）体内物质隔离：体内物质隔离又称为全面性屏障隔离，实际上就是对血液和体液实施全面屏障隔离。隔离的对象为"所有"的患者，对医护人员而言，不管对象是已知或未知为血液或体液感染的患者，都应采用屏障隔离措施。

1）体内物质隔离的范围主要指血液、精液、阴道分泌液、脑脊液、心包液、腹膜液、胸膜液、滑膜液和羊水，但不包括汗液、泪液、唾液、粪便、鼻分泌物、尿液、痰和呕吐物。

2）体内物质隔离措施（全面屏障隔离）手套当手可能接触到患者的体内物质、损伤的皮肤和黏膜组织时应戴手套，塑胶围裙当工作服可能受到体内物质污染时应穿围裙，口罩、眼罩、面罩当病人的体内物质可能溅到眼睛及黏膜组织时，应戴口罩、眼罩或面罩。空针及尖锐物品，使用后针头不再套回针帽内，针头及尖锐物品应放于利器盒内，且该利器盒应放置在治疗区附近。洗手应经常并严格地洗手，要特别注意手指附近、指甲缝及手指间的洁净。废弃物和用过的布单及其他污物，应放入不会渗透的污物袋内，严格执行医疗废物管理制度。标本以适当及安全的方法操作，保持容器清洁与干燥，盖子应确实盖紧。任何人在进入隔离室前必须先向护士站报告。医院应有方便而实用的洗手设备，使医护人员能在必要时及时洗手。护目镜、面罩的应用是近年来才采用的新预防隔离措施，有关医护人员都应配备一副护目镜或面罩，以供必要时使用，原来戴眼镜者一般可不戴护目镜。

（4）普遍预防：普遍预防指非胃肠道、黏膜和不完整皮肤暴露于经血液传播的病原体。普遍预防措施和屏障隔离措施相似，做 HBV 免疫接种，作为暴露于血液者普遍预防措施的一种重要辅助手段。普遍预防是针对医务人员在处置传染性疾病时而制定的防护措施，是假定所有人的血液或分泌物都具有潜在的传染性，因而在处理时要采取防护措施。普遍预防措施可大大减少医务人员感染 HBV、HCV、HIV 等血液传播疾病的机会。在消除传染源或污染源、切断传播途径的同时医务人员的个人防护对预防职业感染十分重要。医护人员个人防护应采取分级防护原则，分级防护原则一般分为 3 级防护。一级防护针对门急诊医护人员，二级防护针对进入隔离留观室的工作人员，三级防护针对与患者密切接触、对患者实施特殊治疗的医务人员。

1）一级防护：①用于发热门诊的医务人员。②穿工作服、隔离衣、戴工作帽和 12 层以上棉纱口罩（N95 口罩）。③每次接触患者后应立即洗手和消毒。手的消毒用 0.3%～0.5%聚维酮碘消毒液或快速干手消毒剂，揉搓 1～3 min。

2）二级防护：①适用于进入隔离留观室的医务人员，接触从患者身上采集的标本、处理其分泌物、排泄物、患者使用过的物品和死亡患者尸体的工作人员、转运患者的医务人员和司机等。②进入隔离留观室必须戴 12 层以上棉纱口罩或 N95 口罩，每 4 h 更换 1 次或潮湿时更换，戴手套、帽子、鞋套、穿隔离衣。③每次接触患者后立即进行洗手和消毒。手的消毒用 0.3%～0.5%聚维酮碘消毒液或快速消毒剂揉搓 1～3 min。④对患者实施近距离操作时要戴防护眼镜。

3）三级防护：①适用于为患者实施吸痰、气管切开和气管插管的医务人员，除应采取二级防护外，还应当戴全面型呼吸防护器。②个人防护措施：

（i）洗手：洗手是预防感染的最简单有效的措施，是第一道防线，通过洗手患者避免将疾病传播给医务人员和其他患者，因此为了保护患者同时也保护自己，必须认真坚持洗手制度，即使操作时戴着手套,脱去手套后也应及时洗手。如果身体的其他部位被患者的血液、体液人体组织污染,亦应立即清洗。(ii)戴手套:在大多数情况下,手上的细菌绝大部分可以通过洗手去除所以只要注意洗手,可有效防止疾病经"手"传播。但是许多医务人员尚未养成正确洗手的习惯,戴手套变成了预防经"手"感染的一个有效方法。对一些可能接触患者血液、体液、分泌物、排泄物或污染物的操作,必须戴手套,以减少皮肤直接接触的机会。医务人员手上有伤口时更要戴手套。虽然戴手套不能完全防止针刺伤,但可以减少患者血液通过损伤皮肤进入人体的量从而减少感染机会。操作中手套破损后要立即更换,脱手套后仍须立即彻底洗手。在抽血、静脉穿刺、伤口换药、处理被血液污染的器械和持拿血液标本时均须戴手套。目前常用的手套有乳胶手套、聚氯乙烯手套和橡胶手套等几种。戴手套可根据使用目的分为3种情况,清洁保护手套,用于检查患者及治疗时。消毒过的外科手套,用于外科手术及比较精细的触诊时橡胶手套,用于清洗器械、擦洗操作台及处理化学物品时。(iii)口罩、护目镜及面罩的应用:患者打喷嚏或咳嗽或医疗操作中产生的气溶胶可携带大量病原体。为了避免吸入气溶胶和防止患者的体液、血液等传染性物质溅入医护人员眼睛、口腔及鼻腔内,医护人员可戴口罩、面罩及护目镜。口罩应盖住口鼻部,且只能用一次,潮湿后隔离效果差,应及时更换,护目镜每次用后应及时进行清洗消毒。(iv)穿隔离衣:在可能接触有传染性的分泌物、渗出物时必须穿隔离衣,进入隔离室的所有人员也必须穿隔离衣。隔离衣样式同手术衣,不可用前面对襟的工作衣代替。隔离衣只穿1次,潮湿后应立即更换,湿后病原可透过,因此最好使用一次性防水隔离衣。隔离衣脱掉时应将污染面向里,然后放在污衣袋内,做上隔离标记,送到洗衣房消毒、清洁处理。(v)处置过程中物品、标本及废物处理:锐物处理对所有锐利器械和物品的处理应特别小心,用过后的针头或其他锐器应及时放人专门的利器盒中。操作后要自己亲自处理这些锐利器械和物品,以免他人在清理器械或物品时被刺伤。不要徒手去处理破碎的玻璃,以免被刺伤。血渍清理:地面、墙壁、家具上有血渍时不能直接用抹布或拖把擦拖,应先用1:10的含氯石灰(漂白水)浸润在血渍上 15~30 min,然后戴手套用抹布擦拭,擦后立即彻底洗手。血标本的处理化验标本应放在带盖的试管内,再放到密封的容器内送到化验室,以防止标本在送检过程中溢出,手持化验标本时戴手套。医疗废物的处理所有废弃的医疗用品,包括一次性的锐利器械、各种废弃的标本、污染敷料及手术切除的组织器官等,应放在有生物危害标记的专门容器内,送往规定地点进行焚烧处理。

(5)标准预防是近年来推荐实施的隔离预防措施

1)标准预防概念:认定患者的血液、体液、分泌物均具有传染性,须进行隔离,不论是否有明显的血迹污染或是否接触非完整的皮肤与黏膜,接触上述物质者,必须采取防护措施。标准预防的概念包括3个基本方面:①是针对所有患者的预防性措施,视所有患者的血液、体液、分泌物、排泄物均具有传染性以及患者损伤的皮肤、黏膜和被这些物质污染的物品,具有潜在感染而采取的标准水平的消毒隔离等预防措施。因此,它既能防止血源性疾病的传播,也能防止非血源性疾病的传播。②既强调防止疾病从患者传至医护人员,也强调防止疾病从医务人员传至患者和从患者传至医务人员再传至患者。因此,既保护医务人员,又保护病人即双向防护。③其隔离措施是根据各种疾病的主要传播途径(接触、空气、微粒、常规工具和虫媒5种)而建立的。

2)标准预防的内容:①医务人员在接触病人的血液、体液、分泌物、排泄物及其污染物品时,不论其是否戴手套,都必须洗手。②摘除手套后,接触两病人之间,可能污染环境或传染其他人时,医务人员接触患者的上述物质及其污染物品时,接触病人黏膜和非完整皮肤前均应戴手套,对同一患者既接触清洁部位,又接触污染部位时应更换手套。③与普遍预防相同,在上述物质有可能发生喷溅时应戴眼罩、口罩并穿防护衣,以防止医务人员皮肤、黏膜和衣服的污染。④被上述物质污染的医疗用品和仪器设备应及时处理,以防止其暴露及污染其他病人、医务人员、探视者及物品,防止病原微生物在其他患者、医务人员、探视者与环境间的传播。重复使用的医疗仪器设备在用于下一患者前应进行清洁和适当消毒。⑤医务人员在进行各项医疗操作、清洁及环境表面,包括病人床及床旁仪器。消毒时,应严格遵守各项操作规程。⑥污染的床单及时处理,防止接触患者的皮肤与黏膜,以防污染衣服及微生物传播。⑦锐利仪器和针头应小心处置,以防刺伤。操作时针头套不必重新套上,当必须重新套上时应用器具而不用手。针头不应用手从注射器上取下、折弯、破坏或进行其他操作。一次性应用的注射器、针头、刀片和其他锐器应置于适当防水耐穿的容器内,此容器尽可能的置于工作处,需重复使用的锐利器械也应置于适当防水耐穿的容器内,以便运输至再处理部门。⑧容器、复苏袋或其他呼吸装置应置于需复苏操作处。⑨污染环境或不能保持环境卫生的患者应隔离。

3)标准预防的具体措施:①进行有可能接触患者血液、体液、分泌物、排泄物等操作时必须戴手套,操作完毕脱去手套后立即洗手,必要时进行手消毒。②在有可能发生血液、体液、分泌物等物质喷溅到医务人员的面部时,应当戴手套、具有防渗透性能的口罩和防护眼镜或者面罩。③在有可能发生血液、体液、分泌物等物质喷溅到医务人员的身体时,应穿具有防渗透性能的隔离衣或围裙。④医务人员手部皮肤发生破损时,必须处理戴双层手套。⑤使用所有的锐器时应当特别注意,防止被刺伤。⑥对患者用后的医疗器械、器具应当采取正确消毒措施。⑦禁止将针罩罩回针头。⑧将用过的针头或锐器放入耐刺的利器盒中。⑨禁止用手直接接触使用后的针头、刀片等锐。

4)特殊传播方式的额外预防,空气或飞沫传播的预防,戴高效防护口罩,防止喷溅或脸有可能污染带护目镜。进行有创及高危险性操作,如给 SARS 患者进行气管插管、气管切开、尸体料理、吸痰以及口腔护理时应戴防护面具。

(二)传染病区的医学防护

传染病严重威胁人民的健康,尤其是新发传染病,工作中注意消毒隔离,在医疗实践中提高对传染病的防护意识,自觉执行各项消毒隔离措施,可以有效预防传染病对人类造成的危害。

1. 传染病的特点

(1)传染病是由各种致病性的病原体,其中包括微生物和寄生虫所引起的一组有传染性的疾病。

(2)传染人体同病原体相互作用,相互斗争的过程叫传染,也称感染。

(3)构成传染的 3 个因素:构成传染过程必须具备 3 个因素,即病原体、人体宿主和它们所处的环境、社会因素和自然因素。在传染过程中,病原体是变化的条件,人体是变化的根据,病原体要通过人体而起作用,起决定作用的是人体。

(4)传染病的基本特征:①有病原体。②有传染性。③有地方性、季节性和流行性。④疾病发展具有潜伏期、前驱期、发病期症状明显期、恢复期和慢性期等规律性。⑤有免疫性。

(5)传染病流行的 3 个环节:传染病传播或流行必须具备 3 个必要的条件,即传染源、传播途径、易感人群。

（6）新出现传染病概念：新出现传染病是 20 世纪 70 年代以来新发现的传染病和过去已被控制但因传播到新的地区，或是抗药性产生等原因又重新抬头、发病率明显上升的传染病。

1）新发现的传染病：①某种疾病或综合征早已存在并被人们所认识，但未被认为是传染病，直到发现了它的病原体才被认为是传染病。如幽门螺杆菌引起的消化性溃疡病、人疱疹病毒 6 型引起的突发性玫瑰疹、人嗜 T 淋巴细胞病毒 I 型引起的 T 细胞淋巴瘤白血病等。②可能早已存在但未被人们所认识的某些疾病或综合征，直到发现和鉴定出了病原体才被确认为传染病。如军团病、莱姆病、丙型肝炎、戊型肝炎等。

2）新出现的传染病：过去可能不存在，确实是新出现的传染病。如艾滋病、传染性非典型肺炎。

3）重新出现的传染病：指那些已为人们所熟悉且发病率一度降到极低水平，现在发病率又显著上升的传染病。如结核、霍乱、登革热、黄热病、梅毒和淋病等。

2. **传染病区的医学防护**

医学防护对硬件设施的要求：为适应传染病的隔离，传染病医院及综合医院的传染病区在建筑上应有严格要求，病区内应划分为清洁区、半污染区、缓冲区和污染区，并严格进行区域管理。

（1）三区划分：①清洁区：不接触传染病患者或疑似患者的区域，设有更衣室、卫生通过间、值班室、小库房、小药房、配餐间。②半污染区：有可能直接或间接接触污染源的区域，包括内走廊、医师办公室、治疗室、处置室、护士站。③污染区：直接或间接接触传染患者或疑似患者的区域，包括各病室、患者卫生间及浴室、入院室、污衣污物间、垃圾存放处。

（2）建筑布局的特殊要求：①传染病区应设内外走廊，方便患者和医务人员的各自通道。②病室及内走廊之间应有二道间，方便医务人员洗手和穿脱隔离衣。③病室及内走廊之间应有递物窗，观察病情、送饭、送药等，以减少工作人员和患者的密切接触频率。

3. **呼吸道传染病区的特殊建筑要求**

（1）建立负压病房采取房间隔离，使整个病区的空气有组织流动，空气流向从办公区、走廊—缓冲间—隔离病房。

（2）如为高层建筑，呼吸科病房应设在建筑的上层。

（3）三区之间必须有实际隔离屏障，既隔断墙必须直达楼顶板。各隔断墙上的门必须错开，以形成空气迷路。

（4）呼吸道隔离适用于病原微生物随呼吸道分泌物及飞沫排出而传播的法定呼吸道传染病。预防感染经空气传播（如接触结核、水豆、麻疹等传染病，飞沫核 5 μm）。①尽可能使用负压病房，门窗紧闭，每小时至少换气 6 次，污染空气由管道排除室。②工作人员在病室内戴高效口罩。③患者只能呆在室内预防感染经飞沫传播，如接触细菌性脑膜炎、白喉、呼吸道合胞病毒、SARS 等感染的患者。④同一病种的患者可住同一病室，但两床距离应在 1 m 以上，避免飞沫直接传播。⑤患者口鼻分泌物和痰液中含有大量病原微生物，患者的痰液必须吐在戴盖的一次性痰盒中，集中焚烧处理。⑥患者口鼻分泌物接触过的用具，如食具、毛巾洗消毒。⑦严格遵守隔离技术规定，污染的手不能触摸非污染物品及自己的五官，直接接触和间接接触患者及污染物品后，必须认真洗手。

（5）没有负压病房条件，应安装大功率排风扇进行强行通风，呼吸道病区的送风流程为送风到清洁区。半污染污染区，各病室回风形成负压，但要注意避免送风和回风口距离过近，导致空气交叉污染。

4. 消化道传染病硬件设施的要求

(1) 非手触式洗手设备。

(2) 防虫害设施。

(3) 严格区域划分。

5. 传染病区医学防护对消毒隔离的要求

(1) 各种传染病的消毒隔离要求：为便于对各类传染病的管理,不同的传染病按其病原微生物排出途径和传播媒介的不同,需采取不同的隔离方法。①严密隔离,适用于对人类健康危害极大的烈性法定传染病。如鼠疫、霍乱、肺炭疽等及疑似患者,均需严密隔离。②患者要求分室隔离,相同菌种感染患者可同居一室。③患者的分泌物、排泄物及接触过的一切物品,均需随时严格消毒。④进出严密隔离室的工作人员应进行登记并严格防护。⑤接触患者或污染物品后必须洗手。⑥废弃污物必须装袋进行焚烧处理。⑦接触者尽可能注射疫苗或采取预防措施。

(2) 隔离制度对其他方面的要求：①传染患者尽量不设陪护,陪护者应严格防护着装,并按污染对象进行管理。②严格限制探视,如病情危重确需探视,需在工作人员指导下戴好帽子、口罩、穿上探视服,在病室门口或活动推窗外探视,并限定探视时间。最理想的是电视电话探视。③区内所需清洁物资皆应送货到病区,如食堂送饭、供应室送物、药房送药等。④医技科室到临床服务。如需患者去医技科室要走划定的污染路线,使污染不易扩散。⑤患者出院或死亡后病室及一切用具均需进行终末消毒处理,彻底消灭病原微生物。

(3) 医务人员的保护性着装要求：所用防护用品必须符合国家医用标准,常用的防护用品有防护口罩、帽子、工作服、隔离衣、手套、护目镜、工作鞋和鞋套、防水围裙、防护面具等。

三、医务人员职业防护措施

根据《中华人民共和国职业病防治法》《医院感染管理办法》以及《医务人员艾滋病病毒职业暴露防护工作指导原则》的相关规定,为了保证全院职工的职业健康安全,防止血源性传播疾病对全院职工的感染,特制定医务人员职业防护实施措施。

1. 医务人员职业防护实施措施　全院职工在从事医疗救治、实验检测及医疗垃圾处理等过程中,必须采取正确的自我防护措施,防止因操作不当可能造成的职业伤害。

(1) 热力灭菌、干热灭菌时应防止烧伤或灼伤。压力蒸汽灭菌应防止发生爆炸事故及可能对操作人员造成的灼伤事故。

(2) 采用紫外线消毒时应避免对人体的直接照射。

(3) 采用气体化学消毒时应防止有毒、有害气体的泄露经常检测消毒环境中该气体的浓度确保自身安全。

(4) 使用液体化学消毒时应防止过敏和可能对皮肤、黏膜造成的损伤。

(5) 处理锐利器械和用具时应采取有效的防护措施以避免可能对人体的刺、割等伤害。

2. 医院每年对医务人员进行健康体检　进行必要的免疫接种并建立健康档案,各科为医护人员和工作人员准备必要的防护设施。

3. 各类人员必须严格执行医院感染管理制度　做好个人防护和公共环境的保护,完成操作或离开工作区域时应及时摘手套、洗手。严禁工作人员穿工作服进食堂、会议场所、图书室等非工作场所。

4. 职业伤害或职业暴露时的处理措施　工作人员工作中发生职业伤害或职业暴露时应立即采取正确的处理措施,并及时报告科室感染管理小组、医院感染管理科、医院感染管理科报分管院长,并填写相应的报告表、卡。

5. 发生针刺伤的补救措施

(1) 立即止血,清洗伤口,使用消毒药剂、无菌敷料包扎伤口。

(2) 尽可能了解锐器是否沾染了有传染性疾病的体液或血液。

(3) 立即报告感染管理科同时填写《职工锐器刺伤登记表》。

(4) 如被患者血液、体液污染的锐器刺伤应根据以下情况进行针对性处理:①受伤医务人员未注射疫苗且患者为 HBV 阳性时,应在 24 h 内免费注射乙肝免疫球蛋白并且皮下注射乙肝疫苗,按 0、1、6 个月间隔,同时进行血液乙肝标志物检查。②受伤医务人员 HBsAg 或接种过乙肝疫苗者视具体情况制定处理方案。

四、锐器伤的职业防护

1. 锐器伤的概念　锐器伤是指一种由医疗利器,如注射器针头、缝针、各种穿刺针、手术刀、剪刀、碎玻璃、安瓿等造成的意外伤害,造成皮肤深部的足以使受伤者出血的皮肤损伤。锐器伤的另一个危害是对伤者的心理伤害,由于担心患上经血液传播的肝炎、艾滋病等疾病,整天忧心忡忡,影响食欲、睡眠和工作,忙于做各种化验、检查,寻求各种预防、治疗方法。严重者会患上焦虑症,在今后的工作中过于小心谨慎,甚至再也不敢从事这项工作。有的护士因为感染上肝炎、艾滋病,不仅身体健康受到很大影响,而且不得不放弃护士职业,面临着再次找工作的巨大压力,甚至在从事其他工作时亦受到他人的歧视。

2. 锐器伤的流行病学特点

(1) 发生锐器伤的职业分布包括护士、医生、护理员、技术员、回收医疗垃圾的工人等,其中护士位于首位。因为临床护士经常使用注射器、穿刺针进行治疗操作,在溶药、抽吸药的过程中易被刺伤,掰安瓿也是发生锐器伤的常见原因。此外,手术室、供应室的护士经常接触和传递刀、针、剪也易发生锐器伤。医生、技术员主要在进行有创操作时受伤,外科医生在术中操作被误伤者较多。护理员主要是在整理治疗室、处理垃圾时被污染的针头刺伤。回收医疗垃圾的工人常被突出垃圾袋外的锐器所伤,主要是因为医疗垃圾分类不彻底、装锐器的容器不合要求、回收人员未戴专用手套有关。

(2) 发生锐器伤的地点分布,常见于急诊室、手术室、监护室、病房治疗室、医疗垃圾回收站等。急诊室、监护室护士发生锐器伤的概率较大,因为患者多、病情变化快,经常遇到紧急抢救,由于护士人力不足,往往在紧急情况中被针头、碎安瓿所伤,有时来不及整理包扎自己,直到抢救结束,才发现自己的手有破口被污染。手术室护士因为器械摆放不规范、利器包扎不到位,传递操作不规范,不熟悉手术步骤在忙乱时受伤。病房的治疗操作多在治疗室进行,集中治疗期间工作忙乱容易被注射器针头或安瓿所伤。

(3) 引发锐器伤的利器种类注射器针头、玻璃安瓿、缝针、手术刀、留置针针芯、输液器的针头、一次性塑料镊子等。在医院感染管理中规定这些锐器都要求放置在防水、耐磨、坚固密封的一次性锐器桶内 3/4 满时要封闭容器,且密封后不能打开取出,防止意外伤害。

3. 容易发生针刺伤的环节

(1) 操作前,准备物品的过程中被误。

（2）操作中掰安瓿、抽吸药液的过程中，各种注射、拔针时患者不配合误伤自己等等。

（3）操作后整理用物时整理治疗盘或治疗室台面时被裸露的针头或碎玻璃扎伤。

（4）丢弃过程中部分医院要求护士将注射器、输液器毁型后才能丢弃，不少护士有双手回套针帽的习惯，据调查这是发生锐器伤的首要因素之一。

（5）废物处置垃圾分类不彻底，有的护士因工作忙，将所有垃圾堆放在一起，过后再去处理，或者将锐器随手扔在黄色垃圾袋内，导致处理垃圾的护理员或工人被扎伤。

4. 伤口处理流程

（1）伤口处理流程：

1）立即从近心端向远心端挤出伤口部位的血，避免在伤口局部来回挤压，避免产生虹吸现象，反而将污染血液吸入血管，增加感染机会。

2）用肥皂水清洗伤口并在流动水下冲洗 5 min。

3）用碘酒、乙醇消毒伤口。

4）向主管部门汇报并填写锐器伤登记表。

5）请有关专家评估锐器伤并指导处理，根据患者血液中含病毒的多少和伤口的深度、暴露时间、范围进行评估，做相应的处理。

（2）受伤护理人员血液监测流程：

1）患者为 HBs 抗原，受伤护理人员为 HBs 抗原或 HBs 抗体或 HBc 抗体者，不需注射疫苗或 HBIG，受伤护理人员为 HBs 抗原或 HBs 抗体未注射疫苗者，24 h 内注射 HBIG 并注射疫苗，刺伤后 6 个月、1 年时需要监测白冬氨酸氨基转移酶（ALT），GPTHBs 抗原、HBs 抗体、HBc 抗体。

2）患者为 HCV anti -受伤护理人员为 HCV 抗体者，3 个月后取血查 HCV 抗体和肝功能。

3）患者为 HIV 受伤护理人员 HIV 抗体：经过专家评估后可立即服用预防用药，并进行医学观察 1 年。于刺伤后 6 周、3 个月、6 个月、12 个月时检查 HIV 抗体。预防性用药的原则：若被艾滋病病毒污染的针头所刺伤，应在 4 h 内，最迟不超过 24 h 进行预防用药，可用反转录酶抑制剂、蛋白酶抑制剂给予预防。即使超过 24 h，也应当实施预防性用药。

5. 护士锐器伤职业危害风险的相关因素

（1）刺伤相关因素：刺伤越深、接触血量越多，危险越大。刺伤锐器物是否被污染与职业危害风险密切相关，如果是被清洁的锐器刺伤，只要保护好受伤皮肤，危害不是很大；如果被严重污染的锐器所伤，则要根据相关病种，采取不同的防治方案，严格消毒并包扎好伤口。

（2）患者相关因素：患者的疾病阶段及病情不同，血液中病毒的存在与否和浓度高低的不同，护士因锐器所伤接触患者血液后，感染的概率有明显差异。所以发生锐器伤后，护士都特别在意患者的相关化验指标、病情严重程度，其担心的程度亦随之改变。

（3）护理人员相关因素：与护理人员接受的安全教育、防护意识、预防接种、接触频率、安全用具的使用、防护措施等有关。由于在校学生接受安全教育较少，故实习护士刚进临床时发生的锐器伤较多，随着实习时间的延长，发生概率逐渐减少。对临床护士的调查发现，高年资护士比低年资护士发生锐器伤的频率明显减少。这充分说明护士的职业安全教育需要引起各界的重视，培养护士的防护意识。目前，有的医院护理部已把预防锐器伤作为一项重要的岗前培训项目，教会新毕业护士如何预防锐器伤，如何处理及报告的流程，介绍安全用具的使用，重视对护士的安全培训。感染科对发生锐器伤可疑被污染人员进行监控,建立个人健康档案,通过工会对这些护士进行相应的意外伤害补偿。职工保健科应加强对医护人员的预防接种,定期组织护士进行体检,发现问题及时诊治。

6. 医院管理人员锐器伤职业危害风险的相关因素　医院管理人员,特别是护理部、护士长的观念对护士锐器伤的发生率有较大的影响。有的病房准备的一次性手套不充足,使得护士在许多操作中不敢轻易戴手套,害怕被护士长批评,被认为是怕脏。护士的各级管理人员应从保护护士的角度,要求勤洗手、强调标准洗手法,鼓励护士在接触患者的血液、分泌物及可能被污染的物品时戴手套,准备好高质量的手消毒液放置在治疗室、治疗车上,便于护士及时消毒手,防止交叉感染。

7. 完善防护措施

1) 建立防护制度:加强对护理人员的预防锐器伤的特殊教育,使护理人员养成良好的工作习惯,增强护理人员的自我防护意识,纠正导致护士锐器伤的危险行为。教育的内容包括护士进行有可能接触患者血液、体液的诊疗和护理操作时必须戴手套,操作完毕,脱去手套后立即洗手,必要时进行手消毒。

2) 手部皮肤发生破损:在进行有可能接触患者血液、体液的诊疗和护理操作时必须戴双层手套。

3) 在进行侵袭性诊疗、护理操作过程中,要保证充足的光线,器械传递时要娴熟规范,并特别注意防止被针头、缝合针、刀片等锐器刺伤或者划伤。

4) 使用后的锐器应当直接放入耐刺、防渗漏的利器盒,以防刺伤;也可使用具有安全性能的注射器、输液器等医用锐器。

5) 禁止将使用后的一次性针头重新套上针头套。禁止用手折弯或弄直缝合针,禁止用手直接接触使用后的针头、刀片等锐器。

6) 及时处理使用过的锐器:禁止双手回套针帽,禁止用手分离污染过的针头和注射器。

7) 严格执行医疗护理操作常规和消毒隔离制度。执行全面性防护措施,规范操作行为,培养良好的操作素质。禁止直接传递锐器物,可以使用小托盘,避免手与手的直接接触。禁止手持裸露的锐器物指向他人,建立安全管理理念。

8) 严格管理医疗废弃物:提供随手可得的符合国际标准的锐器物收集器,严格执行医疗垃圾分类标准。锐器不应与其他废物混放,在操作处置场所设置特定的锐器收集箱,锐器用后应稳妥安全地置入锐器盒内,锐器盒应有大小不同的型号。大的放在锐器废物较多的地方,如手术室、注射室、治疗室。锐器盒进口处要便于投入锐器,与针头相连接的注射器可能会一起丢弃,所以容器应可一起处理针头和注射器。锐器盒应具有如下特点:①防漏刺,质地坚固耐用。②便于运输,不易倒出或泄漏。③有手柄,手柄不能影响使用。④有进物孔缝,进物容易且不会外移。⑤有盖。⑥在装入 3/4 容量处应有“注意! 请勿超过此线”的水平标志。⑦当采用焚烧处理时应可焚化。⑧标以适当的颜色。⑨用文字清晰标明专用字样,如“锐器收集盒”。⑩地标以国际标志符号如“生物危险品”。分散的污物袋要定期收集集中。废物袋应每日运出病房或科室,无标志的废物袋不应搬出,而且应保证安全,防止泄漏。封好的锐物容器或圆形废物桶搬出病房或科室之前应有明确的标志,便于监督执行。清运工人应戴较厚的专用长手套搬运垃圾,防止被锐器所伤。

8. 加强护理人员健康管理　护理人员在工作中发生锐器损伤后,应立即做好局部的处理,再根据情况进行防治。建立护士健康档案,定期为护理人员进行体检,并接种相应的疫苗,如定期注射乙肝疫苗。建立损伤后登记上报制度,建立医疗锐器伤处理流程,建立受伤工作人员监控体系,追踪伤者健康状况,降低感染发生率。由于护士在发生皮肤锐器伤时有可能产生焦虑、紧张甚至悲观、恐惧心理,特别是被乙肝、丙肝、艾滋病患者血液、体液污染针头刺伤时其表现的心理问题更为明显。所以,管理层领导应积极关心伤者,及时有效地采取预防补救措施。同时,做好伤者的心理疏导,以增强护士战胜恐惧、战胜疾病的信心。

9. 锐器使用的防护 抽吸药液时严格使用未接触患者的无菌针头,抽吸后必须立即单手操作套上针帽。静脉给药时须去除针头经三通给予。使用安瓿制剂时,先用砂轮划道再掰安瓿,可采用垫棉花或纱布以防损伤皮肤。注射器用后处理必须戴针帽毁去针头等。手术室护士制定一套手术中刀、剪、针摆放及传递的规定,规范每名护士的基本操作,规范手术患者术前生化检查项目,准确了解其肝炎病毒携带情况,并重点做好此类手术围手术期的安全防护。

10. 使用具有安全装置的医疗护理用具 为减少护士锐器伤,医院应尽量使用新研发出来的安全护理产品,如可自动毁型的安全注射器、安全输液器、安全留置针,这些护理用具在注射或穿刺完毕后针头可自动毁型,大大减少了针刺伤的发生。使用无针连接系统,如一次性无针头输液管路,通过中心静脉输液、抽血,使用保留桡动脉来抽血气,尽量减少护士接触锐器的机会,从而减少锐器伤的发生。在治疗车上放置许多针座,抽血完毕后护士可直接将注射器插在针座上,减少护士被污染针头所伤的机会。另外,使用带有砂轮和掰不同孔径安瓿的组合启瓶器工具,方便护士操作,减少被安瓿扎伤的概率。

第三节　医务人员职业安全防护

一、手卫生

医务人员职业安全防护

(一) 防护原则

在标准预防原则的基础上,依据感染性疾病不同的传播方式增加额外预防防护,根据导致感染的危险性程度采取分级防护。

(二) 主要措施

1. 手卫生 为洗手、卫生手消毒和外科手消毒的总称。洗手:指用肥皂/液和流动水洗手的过程,洗手能去除手部皮肤污垢、碎屑和部分致病菌。卫生手消毒:指用手消毒剂揉搓双手的过程。它能有效地减少手部的暂住菌。

手是病菌播散的主要途径之一,医院感染的60%是由手引起的,洗手是切断病菌传播,降低院内感染发生最经济有效、简便易行的方法。

医务人员在下列情况下应当洗手:直接接触每位患者前后,从同一患者身体的污染部位移动到清洁部位时接触患者黏膜、破损皮肤或伤口前后,接触患者的血液、体液、分泌物、排泄物、伤口敷料之后,穿脱隔离衣前后,摘手套后,进行无菌操作、接触清洁、无菌物品之前,接触患者周围环境及物品后,处理药物或配餐前。

2. 洗手及卫生手消毒指征

(1) 接触患者血液体液和分泌物以及被传染性致病微生物污染的物品后。

(2) 直接为传染病患者进行检查、护理、治疗或处理传染患者污物后。

(3) 医务人员洗手的方法,采用流动水洗手,使双手充分浸润,取适量肥皂或者皂液,均匀涂抹至整个手掌、手背、手指和指缝,认真揉搓双手至少 15 s,应注意清洗双手所有皮肤,清洗指背,指尖和指缝,

(4) 具体揉搓步骤:①掌心相对,手指并拢,相互揉搓;②手心对手背沿指缝相互揉搓,交换进行;③掌心相对,双手交叉指缝相互揉搓;④右手握住左手大拇指旋转揉搓,交换进行;⑤弯曲手指使关节在另一手掌心旋转揉搓,交换进行;⑥将 5 个手指尖并拢放在另一手掌心旋转揉搓,交换进行;在流动水下彻底冲洗双手,擦干,取适量护手液护肤。

3. 洗手注意事项　指甲、指尖、指甲缝和指关节等部位,彻底清洗戴戒指等饰物的部位,随时清洁水龙头开关,干手方式,防止再次污染,盛装肥皂或皂液的容器每周进行清洁,肥皂应当保持干燥。

二、物理屏障物的使用

主要有口罩、防护镜、手套、隔离衣、防护服等。使用的防护用品应当符合国家有关标应当按照《医院隔离技术规范》要求,正确使用防护用品。

(一) 口罩

1. 作用　预防经空气、飞沫传播的疾病;戴口罩可减少患者的血液、体液等传染性物质溅入医护人员的口、鼻腔;同时防止医务人员将病原体传染给患者。

2. 常用口罩分类　纱布口罩、医用防护口罩、外科口罩。

(1) 纱布口罩:可阻止一部分病毒侵袭,但与人面部密合性差,防毒效率低。

(2) 外科口罩:将口罩下方带系于颈后,上方带系于头顶上方;将双手指尖放在鼻夹上,从中间位置开始,用手指向内按压,并逐步向两侧移动,根据鼻梁形状塑造鼻夹根据颜面部形状;调整系带的松紧度。外科口罩分 3 层,外层有阻水作用,可防止飞沫进入口罩里面,中层有过滤作用,可阻隔空气中 5 μm 颗粒>90%,近口鼻的内层有吸湿作用。

(3) 医用防护口罩:如 N95 过滤率达到 95% 非油性颗粒物。

3. 应用指征　根据不同区域的操作要求选用不同的口罩,一般医疗活动佩戴一次性外科口罩,在发热门急诊戴一次性外科口罩,在留观室戴医用防护口罩,佩戴方法。

医用防护口罩:一手托住防护口罩,有鼻夹的一面向外;将防护口罩罩住鼻、口及下巴,鼻夹部位向上紧贴面部;用另一只手将下方系带拉过头顶,放在颈后双耳下;再将上方系带拉至头顶;将双手指尖放在金属鼻夹上,从中间位置开始,用手指向内按鼻夹,并分别向两侧移动和按压,根据鼻梁的形状塑造鼻夹。

4. 注意事项

(1) 使用医用防护口罩或外科口罩时不要用一只手捏鼻夹,防止口罩鼻夹处形成死角漏气,降低防护效果,同时使口罩与面部有良好的密合。

(2) 外科口罩应一次性使用。

(3) 口罩潮湿后应立即更换。

(4) 口罩受到患者血液、体液污染后应及时更换。

（5）每次佩戴防护口罩进入工作区域之前，应进行密合性检查。检查方法为：将双手完全盖住防护口罩，快速的呼气，若鼻夹附近有漏气应按佩戴方法步骤调整鼻夹，若漏气位于四周，应调整到不漏气为止。

（二）防护镜、防护面罩

1. 作用　有效地防止患者的血液、体液等物质溅入医务人员眼睛、面部皮肤及黏膜。

2. 分类　根据其形状和作用分为防护眼镜、防护面罩。

3. 应用指征

（1）在诊疗、护理操作中可能发生患者血液、体液、分泌物等喷溅时。

（2）近距离接触经飞沫传播的传染患者时。

（3）为呼吸道传染患者进行气管切开、气管插管等近距离操作，可能发生患者血液、体液、分泌物喷溅时，应使用全面型防护面罩。

4. 注意事项

（1）防护镜或防护面罩用后应清洁与消毒。

（2）在佩戴防护镜或防护面罩前应检查防护镜是否破损，佩戴装置是否松懈。

（三）手套

（1）根据不同操作的需要，选择合适种类和型号的手套。

（2）接触患者的血液、体液、排泄物、分泌物、呕吐物和污染物品时应戴清洁手套。

（3）手部皮肤破损时应戴乳胶手套。

（4）进行无菌操作或接触患者黏膜或破损皮肤时应戴无菌手套。

（四）隔离衣、防护服

（1）防护服应符合 GB 19082 的规定。

（2）隔离衣应后开口，能遮盖住全部衣服和外露的皮肤。

① 隔离衣：接触经接触传播的感染性疾病患者如多重耐药菌感染患者等，对患者实行保护性隔离时，如大面积烧伤患者等诊疗和护理，可能受到患者血液体液排泄物喷溅时。

② 防护服：接触甲类或按甲类传染病管理的传染病患者时；接触经空气传播或飞沫传播的传染病患者，可能受到患者血液、体液、排泄物、分泌物喷溅时。

③ 通风：通风减少空气中微生物数量是提高防护效能的重要环节，开窗通风，加强空气流通，并根据气候条件适时调节。必要时安装通风设备，加强通风，可采用循环风式空气消毒机进行空气消毒。

（3）污染的医疗设备或物品的处理　污染的医疗设备或物品的处理是将重复使用的进行集中回收、清洗、消毒或灭菌，以减少由此产生的感染机会。

（4）一次性使用的按医疗废物处理　处理被血液、体液、分泌物、排泄物污染的物品时防止职业暴露。

（吴　静　张晓培）

第十二章

医院感染管理综合质量考评

项目	分值	项目要求	考评方法	得分
一、组织建设	10	(1) 有医院感染管理委员会,至少每年召开两次工作会议,有会议记录或会议简报 (2) 有医院感染管理科,配备专兼职人员,负责医院感染管理工作,负责人为副高及以上专业技术职称者 (3) 有科室医院感染管理小组,成员要求为5年以上兼职医师、护师、技师及以上职称者,负责科室医院感染管理质量控制 (4) 有医院感染管理委员会、医院感染管理科及医院感染管理小组有明确职责,相关人员知晓本部门、本岗位职责并履行 (5) 医院感染管理纳入医院总体工作规划和质量与安全管理目标。并依据上级部门与医院感染的有关要求,制定工作实施计划并落实 (6) 有院科两级医院感染管理组织工作及制度落实情况的监督检查,定期召开专题会议,对感染管理现状进行分析,对存在问题有反馈及改进措施 (7) 对上级主管检查中发现的问题,及时整改,并调整完善工作计划和内容 (8) 院科两级医院感染组织机构健全,医院感染管理科(每250张床位配备1人) (9) 无重大医院感染责任事件	(1) 查阅资料,医院感染管理委员会会议及有会议记录或会议简报,少一次各扣1分 (2) 有医院感染管理科未配备专兼职人员,负责医院感染管理工作或负责人技术职称不符合要求扣1分 (3) 查阅个人档案,科室医院感染管理小组负责科室医院感染管理质量控制,小组成员技术职称或工作年限不符合要求扣1分 (4) 医院感染管理委员会、医院感染管理科及医院感染管理小组职责不明确,提问相关人员对本部门、本岗位职责回答不全扣1分 (5) 医院感染管理未纳入医院质量与安全管理目标方案。医院感染管理科未有本年度工作实施计划并落实及总结各扣1分 (6) 查阅资料,未有院科两级医院感染管理组织工作及制度落实情况的监督检查,定期专题会议,或对感染管理现状进行分析及对存在问题有反馈、改进措施各扣1分 (7) 未对上级主管检查中发现的问题及时整改,未调整完善工作计划和内容扣1分 (8) 院科两级医院感染组织机构不健全、医院感染管理科床位人员配备不恰当各扣1分 (9) 有重大医院感染责任事件扣10分	
二、制度管理	10	(1) 有根据相关法律法规不断修订和完善医院感染的预防与控制制度 (2) 有针对医院所有医疗活动制定的具体措施,并落实 (3) 医院感染管理相关人员熟知相关制度、工作流程及所管辖部门医院感染的特点 (4) 全体员工熟知本部门、本岗位有关医院感染管理相关制度及要求,并执行	(1) 查阅资料,无结合本院实际制定医院感染管理的相关规章制度扣1分 (2) 无医院所有医疗活动制定的具体措施或不落实各扣1分 (3) 提问医院感染管理相关人员相关制度、工作流程及所管辖部门医院感染的特点,回答不上来扣1分 (4) 提问员工本部门、本岗位有关医院感染管理相关制度及要求,回答不上来扣1分	

（续表）

项目	分值	项目要求	考评方法	得分
		（5）院科两级医院感染管理组织对相关制度落实情况有指导、检查,对发现问题及缺陷及时反馈,有持续改进措施 （6）有评价持续改进有成效	（5）院科两级医院感染管理组织对相关制度落实情况有指导、检查,对发现问题及缺陷及时反馈,有持续改进措施等缺1项扣1分 （6）无评价持续改进有成效扣1分	
三、学习培训	10	（1）有针对各级各类人员制定的医院感染管理培训计划、培训大纲和培训教材 （2）相关人员医务人员掌握相关知识与技能 （3）落实培训计划,有完善的培训、考试及考核管理,相关资料完整 （4）有培训及考核成绩总结评价 （5）对培训效果进行追踪与成效评价,培训后的医务人员医院感染预防与控制知识与岗位技能达到岗位要求	（1）对各级各类人员制定的医院感染管理培训计划、培训大纲和培训教材缺1项扣1分 （2）相关人员未掌握培训知识技能,每人次扣1分 （3）未落实培训计划,培训、考试及考核管理,相关资料不完整各扣1分 （4）无培训及考核成绩总结评价扣一分 （5）未对培训效果进行追踪与成效评价,或培训后医务人员医院感染预防与控制知识与技能未达到岗位要求均扣1分	
四、手卫生	10	（1）有手部卫生管理相关制度和实施规范 （2）手卫生设施配置有效、齐全、使用便捷;配备洗手液、干手纸等 （3）医护人员掌握洗手指征和手卫生依从性,医院全员手卫生依从性≥95% （4）职能部门有对手卫生设备和手卫生依从性进行督导、检查、总结、反馈,有改进措施 （5）定期开展手卫生知识与技能的培训,并有记录 （6）有手卫生相关要求（手清洁、手消毒、特殊检查、治疗洗手操作规程等）的宣教、图示 （7）医护人员熟练掌握六步洗手法,六步洗手法正确率≥95% （8）职能部门有对规范洗手进行督导、检查、总结、反馈,有改进措施	（1）无手部卫生管理相关制度和实施规范扣1分 （2）洗手设备无效或设施不清洁,未配备洗手液、干手纸等均扣1分 （3）现场提问及查看,医护人员未掌握洗手指征或手卫生依从性知识,手卫生依从性低于1%各扣1分 （4）职能部门未对手卫生设备和手卫生依从性进行督导检查、总结反馈,无改进措施各扣1分 （5）未进行手卫生知识与技能的培训或不能提供手卫生培训记录扣1分 （6）按手卫生相关要求（手清洁、消毒、特殊检查、治疗洗手操作规程等）无宣教,图示扣1分 （7）医护人员熟练掌握六步洗手法,六步洗手法正确率＜1%扣1分 （8）职能部门对规范洗手进行督导、检查、总结、反馈以及有改进措施,缺1项扣1分	
五、消毒隔离	10	（1）有全院和重点部门（供应室、门诊治疗室、检验科等）消毒与隔离工作制度 （2）有对医务人员进行相关知识、消毒与隔离技术的教育与培训,有培训考核记录	（1）无全院和重点部门（供应室、门诊治疗室、检验科等）消毒与隔离工作制度扣1分 （2）无对医务人员进行相关知识、消毒与隔离技术的教育与培训,或无培训考核记录各扣1分	

（续表）

项目	分值	项目要求	考评方法	得分
		（3）有保障重点部门落实消毒与隔离制度落实措施，并执行 （4）治疗室、换药室紫外线消毒每天一次有记录，紫外线灯管半月擦拭一次有记录 （5）各种消毒液配制浓度符合要求，每天监测有记录 （6）氧气湿化瓶、吸氧管一人一用，每周消毒2次湿化瓶；长期吸氧患者湿化瓶每日更换，鼻导管清洁 （7）冰箱清洁无过期污染物品，不得存放私人物品 （8）严格执行一人一针一管一带一洗手，查房、换药一患者一洗手 （9）严格执行一床一套一桌一布，患者被服清洁无污迹 （10）按要求进行床单元终末消毒处理，不在病房走廊清点污被服 （11）抹布分开使用，标记清楚，定点放置，用后消毒 （12）止血带、体温表、氧气湿化瓶、面罩、吸引管等用后消毒、存放符合要求 （13）消毒灭菌合格率100%，消毒灭菌物品在有效期内（冬春秋季节2周，夏季1周），过期及时更换 （14）治疗室、换药室分区合理，清洁整齐，无菌物品与非无菌物品分区存放，标识清楚，无菌包干燥，外观清洁，标识清楚，分类放置，无过期 （15）无菌纱布棉球、棉签等一经打开，在24h内使用，在容器外注明开启时间 （16）药物现用现配，抽出的药液、开启的静脉输入液体注明时间，超过2h不得使用 （17）进入治疗室在治疗台前整理无菌物品、加药、注射等，操作时戴口罩 （18）一次性物品不得重复使用，一次性无菌物品存放在清洁干燥区，已去除外包装的灭菌物品需入无菌橱或无菌容器 （19）碘酊、聚维酮碘、乙醇小瓶每周灭菌2次。液体每周更换2次，应密封保存	（3）有保障重点部门落实消毒与隔离制度落实措施，未执行扣1分 （4）治疗室、换药室每天紫外线消毒无记录，紫外线灯管半月擦拭无记录或少一次各扣1分 （5）消毒液配制每天无浓度监测或监测无记录各扣1分 （6）氧气湿化瓶、吸氧管一人一用，每周少消毒1次湿化瓶；长期吸氧患者湿化瓶每日不更换，鼻导管不清洁各扣1分 （7）冰箱不清洁有过期污染物品，或存放私人物品各扣1分 （8）未执行一人一针一管一带一洗手，查房、换药一患者一洗手一人次扣1分 （9）未执行一床一套一桌一布，或患者被服清洁有污迹各扣1分 （10）不按要求进行床单元终末消毒处理，或在病房走廊清点污被服各扣1分 （11）抹布未分开使用，标记不清楚，不定点放置，用后未消毒各扣1分 （12）止血带、体温表、氧气湿化瓶、面罩、吸引管等用后消毒存放不符合要求各扣1分 （13）消毒灭菌合格率达不到100%，或消毒灭菌物品未执行（冬春秋季节2周，夏季1周），过期及时更换各扣1分 （14）治疗室、换药室不清洁整齐，无菌物品与非无菌物品未分区存放，标识不清楚，无菌包不干燥，或外观不清洁，标识不清楚，未分类放置，过期等各扣1分 （15）无菌纱布棉球、棉签等一经打开，在24h内使用，在容器外注明开启时间少一项扣1分 （16）药物现用现配、开启的静脉输入液体注明时间，超过2h等1项不符合要求扣1分 （17）进入治疗室在治疗台前整理无菌物品、加药、注射等，不执行无菌操作技术扣1分 （18）一次性物品重复使用，一次性无菌物品未存放在清洁干燥区，已去除外包装的灭菌物品未入无菌橱或无菌容器各扣1分	

项目	分值	项目要求	考评方法	得分
		(20) 职能部门进行检查、分析、反馈,对存在的问题进行及时整改 (21) 有满足消毒要求的消毒设备、设施与消毒剂;定期对有关设备设施进行检测;医用耗材、消毒隔离相关产品符合国家的有关要求,证件齐全,质量和来源可追溯 (22) 职能部门、药剂科联合对持续改进的情况进行追踪与成效评价,有记录	(19) 碘酊、聚维酮碘、乙醇小瓶每周灭菌少1次,液体未每周更换2次,未密封保存各扣1分 (20) 职能部门进行检查、分析、反馈,对存在的问题及时整改少1项扣1分 (21) 查看资料,有未满足消毒要求的消毒设备、设施与消毒剂;未定期对有关设备设施进行检测;医用耗材、消毒隔离相关产品证件不全,无质量和来源追溯各扣1分 (22) 职能部门、药剂科联合对持续改进的情况进行追踪与成效评价,记录少一项扣1分	
六、医院感染病例	10	(1) 建立医院感染病例登记簿,并要求专人负责 (2) 散发医院感染病例由经治医生填写医院感染病例调查表,24 h内上报(最长不超过3 d),暴发病例及时上报 (3) 医院感染病例调查表填写项目齐全,无漏项 (4) 医院感染发病率≤8%～10%;医院感染漏报率≤12%～20%;医院感染病原学检测送检率>50% (5) 检查医院资料记录,在过去3年内,监测医院感染聚集性发生或者医院感染暴发情况,以及调查与控制总结(如无相关记录,检查人员以医院感染暴发案例实地考察和提问医院感染部门的调查与控制能力	(1) 无医院感染病例登记簿及专人负责各扣1分 (2) 查阅资料科室医院感染散发病例迟报1人次(3 d以上)扣1分,漏报1人次或暴发病例未及时上报医院感染科各扣2分 (3) 医院感染病例调查表填写项目不全或有漏项,1人次扣1分 (4) 医院感染发病率>8%～10%及医院感染漏报率>12%～20%或医院感染病原学检测送检率≤50%各扣1分 (5) 检查医院在过去3年时间内,监测医院感染聚集性发生或者医院感染暴发情况,以及调查与控制总结(如无相关记录,检查人员以医院感染暴发案例实地考察和提问医院感染部门的调查与控制能力),措施不力或回答不全面扣1分	
七、消毒效果监测	10	(1) 供应室、化验室及门诊治疗室等重点科室空气、物体表面、医护人员手每月监测1次有记录。供应室高压锅生物监测每周1次有记录 (2) 申请单及报告单填写项目齐全、规范(一律用钢笔或签字笔填写),无涂改 (3) 使用中消毒剂监测,有效浓度含氯每日1次,戊二醛有效浓度每周1次 (4) 紫外线日常监测,灯管使用时间,累计照射时间,签名等记录项目填写齐全 (5) 全院医院感染情况、耐药菌感染监测应与有关部门沟通、反馈	(1) 检查全院重点科室(供应室、化验室及门诊治疗室等)空气、物体表面、医护人员手、高压锅监测,每项少1次或无记录各扣1分 (2) 申请单或报告单填写项目不全、不规范(未用钢笔或签字笔填写)或有涂改,一处不符合要求各扣1分 (3) 使用中消毒剂无有效浓度(含氯消毒剂、戊二醛等)监测扣2分,少1次扣1分 (4) 紫外线日常监测,灯管使用时间,累计照射时间,签名少1项或缺1次扣1分 (5) 全院医院感染情况耐药菌感染监测不与有关部门沟通、反馈扣1分	

（续表）

项目	分值	项目要求	考评方法	得分
		(6) 每日监测效果符合要求,超标后有追踪 (7) 查阅资料,医院是否开展医院感染监测并根据监测发现问题的改进措施	(6) 监测效果不符合要求或超标后无追踪扣1分 (7) 查阅资料,医院未开展医院感染监测或监测发现问题无改进措施各扣1分	
八、医疗废物	10	(1) 医疗废物集中处置,查看医疗机构与医疗废物处置中心的合同(1分) (2) 医疗废物分类放置正确,容器使用规范,有标识,用黄色塑料袋包装,出科交接齐全,有封签 (3) 损伤性医疗废物防渗漏、防穿透硬包装到位,锐利针头使用利器盒盛装 (4) 传染性医疗废物用双层黄色塑料袋包装,并注明名称、日期、生产科室 (5) 医疗废物交接登记填写项目齐全,交接及时(不超过2d) (6) 医疗废物暂存间建筑符合要求,有警示标识;有防蝇、防蚊、防鼠、防盗设施,有清洁消毒设施;专职人员防护到位,能掌握基本消毒知识 (7) 无非储存地点倾倒、堆放医疗废物,生活垃圾置入黑色垃圾袋,生活垃圾不得混入医疗废物 (8) 有污水处理设施(或站)且运转正常,污水处理应进行消毒效果监测并记录 (9) 设置负责医疗废物管理的监控部门或者专(兼)职人员 (10) 各种资料保存3年	(1) 医疗废物集中处置,查看医疗机构与医疗废物处置中心的合同,无合同扣1分 (2) 查看医疗废物分类放置、容器使用、标识、黄色塑料袋、出科交接及封签等1项不符合要求各扣1分 (3) 损伤性医疗废物防渗漏、防穿透硬包装不到位或锐利针头未使用利器盒盛装扣1分 (4) 传染性医疗废物未使用双层黄色塑料袋包装,或未注明名称、日期、生产科室各扣1分 (5) 医疗废物交接登记填写项目不全,或交接不及时(超过2d)各扣1分 (6) 现场查看及提问,医疗废物暂存间建筑、警示标识不符合要求;防蝇、防蚊、防鼠、防盗设施不到位,无清洁消毒设施;专职人员不能掌握基本消毒知识各扣1分 (7) 在非储存地点倾倒、堆放医疗废物,生活垃圾未置入黑色垃圾袋,生活垃圾混入医疗废物等各扣1分 (8) 无污水处理设施(或站)或不能正常运转,或污水处理未进行消毒效果监测并记录各扣1分 (9) 未设置负责医疗废物管理的监控部门或未有专(兼)职人员各扣1分 (10) 3年内资料保存不全扣1分	
九、抗生素应用	10	(1) 有抗菌药物合理使用管理组织、抗菌药物分级管理制度及具体措施 (2) 有职能部门与相关部门共同监管的协作机制,各职能部门职责分工明确 (3) 开展抗菌药物合理使用相关知识培训和考核,有记录 (4) 相关人知晓抗菌药物分级使用的原则并落实	(1) 查阅抗菌药物分级管理制度,发现1处越级或手续不全使用抗菌药物的处方和医嘱扣2分 (2) 无职能部门与相关部门共同监管的协作机制,或各部门职责分工不明确扣1分 (3) 无抗菌药物合理使用相关知识培训和考核记录扣1分 (4) 相关人抗菌药物分级使用原则不知晓或未落实扣1分	

（续表）

项目	分值	项目要求	考评方法	得分
		(5) 有各科室使用抗菌药物的情况并定期公布，并有促进抗菌药物合理使用考核机制 (6) 职能部门对抗菌药物合理使用进行检查，对科室存在问题与缺陷改进措施的落实情况进行督导 (7) 有将抗菌药物使用纳入信息化管理措施，提高管理效率和成效 (8) 抗菌药物合理使用管理组织，对抗菌药物合理使用有追踪与成效评价持续改进，效果明显 (9) 三级医院应建立抗菌药物临床应用监测和细菌耐药监测，建立抗菌药物临床应用和细菌耐药预警管理机制	(5) 无科室使用抗菌药物的情况并定期公布或无促进抗菌药物合理使用考核机制扣 1 分 (6) 职能部门对抗菌药物合理使用情况无检查，对科室存在问题与缺陷无改进措施督导各扣 1 分 (7) 未将抗菌药物使用纳入信息化管理措施扣 1 分 (8) 抗菌药物合理使用管理组织，对抗菌药物合理使用有追踪与成效评价及持续改进缺 1 项扣 1 分 (9) 三级医院应未建立抗菌药物临床应用监测和细菌耐药监测，未建立抗菌药物临床应用和细菌耐药预警管理机制各扣 1 分	
十、职业防护	10	(1) 掌握防护原则、标准预防和防护措施，掌握洗手指征，正确执行六步洗手法 (2) 掌握消毒技术，合理使用防护用品 (3) 规范使用利器盒，一次性锐器用后即入利器盒 (4) 掌握预防利器伤的方法及有利器伤应急处理预案 (5) 正确处理污染的医疗设备、物品及一次性医疗废物，防止职业暴露伤害	(1) 不能掌握防护原则、标准预防、防护措施及掌握洗手指征，六步洗手法不正确各扣 1 分 (2) 消毒不规范，使用防护用品不到位各扣 1 分 (3) 锐器医疗废物未用利器盒或一次性锐器用后不入利器盒扣 1 分 (4) 预防利器伤的方法不正确及无利器伤应急处理预案扣 1 分 (5) 处理污染的医疗设备、物品及一次性医疗废物及防止职业暴露 1 项不符合要求扣 1 分	

（曹艳楠　徐　莉）

第十三章

重点科室医院感染管理质量考评

第一节　消毒供应中心(室)医院感染质量考评

项目	分值	项目要求	考评方法	得分
一、仪表	5	(1) 医护人员仪表整洁,举止端庄,挂牌上岗	(1) 医护人员仪表、举止、挂牌上岗,1项不符合要求扣1分	
二、制度职责	10	(2) 根据工作实际制定本科医院感染管理工作制度、各岗位人员职责	(2) 查阅资料,是否制定了本科工作制度、各岗位人员职责,无制度或无职责各扣1分	
三、知识培训	10	(3) 每月组织全科人员感染知识学习1次,有记录,内容详实	(3) 查阅全科人员感染知识学习记录,缺1次扣1分	
四、布局流程	10	(4) 供应室布局合理,三区明确 (5) 人流、物流分开,工作流程应符合环境卫生学和医院感染控制要求	(4) 查看供应室布局三区不明确扣1分 (5) 人流、物流不分开及工作流程不符合环境卫生学和医院感染控制要求扣1分	
五、手卫生	15	(6) 具备足够的非接触性洗手设施,备有洗手液,干手用物等 (7) 医护人员操作前后要洗手,认真执行六步洗手法	(6) 查看无足够的非接触性洗手设施、洗手液、干手用物等,缺1项扣1分 (7) 观察医护人员操作前后是否洗手,六步洗手法不正确扣2分	
六、消毒灭菌	15	(8) 大、中、小手术器械包的大小、外包装、标识等合格,包内所有器械的清洗状况良好,包内卡符合要求,灭菌方法、灭菌效果的检测等合格 (9) 手工清洗消毒流程符合要求,内镜、腹腔镜或关节镜灭菌包内镜子的关节部位无污垢 (10) 根据物品的性质灭菌方式,如电刀、电锯、液状石蜡、油纱等物品的灭菌方式正确	(8) 现场抽查大、中、小手术器械包各1件,观察器械包的大小、外包装、标识、包内所有器械的清洗状况及包内卡灭菌方法、灭菌效果等1项不符合要求扣1分 (9) 查看手工清洗消毒流程,抽查腹腔镜或关节镜灭菌包1个,镜子的关节部位有污垢扣2分 (10) 现场抽查电刀、电锯、液状石蜡、油纱等物品灭菌方式,灭菌方式不正确扣2分	

（续表）

项目	分值	项目要求	考评方法	得分
七、物品存放	10	(11) 无菌物品及一次性物品存放符合要求 (12) 下送车洁污分开,及时清洁消毒,并放在固定处	(11) 无菌物品及一次性物品的存放不符合要求各扣1分 (12) 下送车洁污未分开,清洁消毒不及时扣1分	
八、医疗废物	10	(13) 医疗废物的处置符合规范 (14) 工作人员在不同区域采取相应的防护措施	(13) 医疗废物的处置不规范扣1分 (14) 工作人员在不同区域个人防护不到位扣1分	
九、监测资料	10	(15) 高压灭菌锅及环境卫生学监测资料齐全	(15) 监测资料缺1项扣2分,缺1次扣1分	
十、评价	5	(15) 有感染管理持续改进措施	(15) 无感染管理持续改进措施扣1分	

第二节　重症监护病房医院感染管理质量考评

项目	分值	项目要求	考评方法	得分
一、仪表	5	(1) 医护人员仪表整洁,举止端庄,挂牌上岗	(1) 医护人员仪表、举止、挂牌上岗,1项不符合要求扣1分	
二、制度职责	10	(2) 根据工作实际制定本科医院感染管理工作制度、各岗位人员职责	(2) 查阅资料,是否制定了本科工作制度、各岗位人员职责,无制度或无职责各扣1分	
三、知识培训	10	(3) 每月组织全科人员感染知识学习一次,有记录,内容详实	(3) 查阅全科人员感染知识学习记录,缺1次扣1分	
四、布局流程	10	(4) 布局及工作流程符合环境卫生学和医院感染控制要求	(4) 布局及工作流程不符合环境卫生学和医院感染控制要求各扣1分	
五、手卫生	15	(5) 有洗手设施,备有洗手液,干手纸等用物 (6) 掌握洗手指征,医护人员手卫生依从性符合要求,六步洗手法正确率≥95%	(5) 洗手设施不符合要求或无洗手液、干手纸等扣1分 (6) 医护人员手卫生依从性不符合要求,六步洗手法不正确1人次扣2分	
六、消毒隔离	15	(7) 呼吸机的使用管理:呼吸机湿化装置及管路的清洗消毒等符合要求 (8) 呼吸机相关性肺炎、血管内导管所致血行感染、留置导尿管感染控制措施到位 (9) 医护人员对耐药菌感染患者的隔离措施符合要求	(7) 对呼吸机管理:呼吸机湿化装置及管路的清洗消毒等不符合要求扣1分 (8) 呼吸机相关性肺炎、血管内导管所致血行感染、留置导尿管感染等控制措施,1项不符合要求扣1分 (9) 对耐药菌感染患者的隔离措施不符合要求扣1分	

（续表）

项目	分值	项目要求	考评方法	得分
		（10）医务人员对 MRSA 或 VRE 耐药菌医院感染控制符合要求,其中包括诊断、报告、抗菌药物合理应用、消毒措施、接触隔离措施(标识)等均符合要求	（10）医务人员对 MRSA 或 VRE 耐药菌医院感染控制,其中包括诊断、报告、抗菌药物合理应用、消毒措施、接触隔离措施(标识)等,1 项不符合要求扣 1 分	
七、无菌技术	10	（11）物品或器械的使用及处理应符合要求 （12）无菌物品及一次性物品存放符合要求	（11）物品或器械的使用及处理不符合要求扣 1 分 （12）无菌物品及一次性物品的存放不符合要求各扣 1 分	
八、环境监测	10	（13）每月进行空气、物品表面、医务人员手监测符合要求,资料齐全	（13）每月进行空气、物品表面、医务人员手监测有资料可查,缺 1 项或 1 次扣 1 分	
九、医疗废物	10	（14）医疗废物分类放置,标识醒目,放置时间符合规范要求	（14）医疗废物未分类放置,无标识,放置时间不符合规范要求各扣 1 分	
十、评价	5	（15）有医院感染管理持续改进措施	（15）无感染管理持续改进措施扣 1 分	

第三节　手术室医院感染管理质量考评

项目	分值	项目要求	考评方法	得分
一、仪表	5	（1）医护人员仪表整洁,举止端庄,挂牌上岗	（1）医护人员仪表、举止、挂牌上岗,1 项不符合要求扣 1 分	
二、制度职责	10	（2）根据工作实际需要应制定本科医院感染管理工作制度、各岗位人员职责	（2）查阅资料,是否制定了本科工作制度、岗位人员职责,无制度或无职责各扣 1 分	
三、知识培训	10	（3）每月组织全科人员感染知识学习 1 次,有记录,内容详实	（3）查阅全科人员感染知识学习记录,缺 1 次扣 1 分	
四、布局流程	10	（4）手术室布局合理,三区划分明确,本着从洁到污的原则 （5）工作流程应符合环境卫生学和医院感染控制要求	（4）现场查看,手术室布局不合理或三区划分不明确扣 1 分 （5）工作流程不符合环境卫生学和医院感染控制要求扣 1 分	
五、洗手设施	15	（6）具备足够的非接触性洗手设施和外科手消毒装置,备有洗手液、干手纸等用物 （7）医护人员操作前后的手卫生符合要求,认真执行六步洗手法	（6）查看是否有足够的非接触性洗手设施和外科手消毒装置,洗手液、干手纸等用物缺 1 项扣 1 分 （7）观察医护人员操作前后洗手,六步洗手法不正确扣 1 分	

（续表）

项目	分值	项目要求	考评方法	得分
六、消毒灭菌	15	(8) 大、中、小手术器械包的大小、外包装、标识等合格，包内所有器械的清洗状况良好，包内卡符合要求，灭菌方法、灭菌效果的检测等合格 (9) 手工清洗消毒流程符合要求，内镜、腹腔镜或关节镜灭菌包内镜子的关节部位无污垢 (10) 根据物品的性质对电刀、电锯、液状石蜡、油纱等物品的灭菌方式正确	(8) 现场抽查大、中、小手术器械包各1件，观察器械包的大小、外包装、标识、包内所有器械的清洗状况及包内卡等1项不符合要求扣1分 (9) 查看手工清洗消毒流程，抽查腹腔镜或关节镜灭菌包1个，镜子的关节部位清洗不彻底或有污垢扣1分 (10) 现场抽查电刀、电锯、液状石蜡、油纱等物品的灭菌方式，灭菌方式不正确扣1分	
七、无菌技术	10	(11) 严格遵守无菌原则和无菌技术操作规范 (12) 无菌物品及一次性物品存放符合要求	(11) 现场查看，无菌原则不强和无菌技术操作不规范扣2分 (12) 无菌物品及一次性物品的存放不符合要求各扣1分	
八、医疗废物	10	(13) 医疗废物分类放置，有标识，处理符合规范	(13) 医疗废物未分类放置、无标识及处理不规范各扣1分	
九、卫生学监测	10	(14) 每月进行空气、物品表面、工作人员手监测，有资料可查	(14) 每月的空气、物品表面、工作人员手监测资料不齐全或少1次扣1分	
十、评价	5	(15) 工作人员在不同区域采取相应的防护措施 (16) 有感染管理持续改进措施	(15) 工作人员在不同区域个人防护不到位扣1分 (16) 无感染管理持续改进措施扣1分	

（高　烨　张晓培）

第四节　内镜室医院感染管理质量考评

项目	分值	项目要求	考评方法	得分
一、仪表	5	(1) 医护人员仪表整洁，举止端庄，挂牌上岗	(1) 医护人员仪表、举止、挂牌上岗，1项不符合要求扣1分	
二、制度职责	10	(2) 根据工作实际制定本科医院感染管理工作制度、各岗位医务人员职责	(2) 查阅资料，是否制定了本科工作制度、各岗位人员职责，无制度或无职责各扣1分	

（续表）

项目	分值	项目要求	考评方法	得分
三、知识培训	10	(3) 每月组织全科人员感染知识学习一次,有记录,内容详实	(3) 查阅全科人员感染知识学习记录,缺1次扣1分	
四、手卫生	15	(4) 具备非接触性洗手设施,备有洗手液、干手纸等用物 (5) 医护人员操作前后手卫生符合要求,认真执行六步洗手法	(4) 查看非接触性洗手设施,洗手液、干手纸等用物,缺1项扣1分 (5) 观察医护人员操作前后洗手,六步洗手法不正确扣1分	
五、消毒流程	15	(6) 手工清洗、消毒内镜流程符合要求 (7) 内镜清洗消毒登记本记录规范,填写项目齐全	(6) 现场查看,手工清洗、消毒流程不符合要求扣1分 (7) 内镜清洗消毒登记不规范,填写项目缺项各扣1分	
六、内镜存放	10	(8) 内镜存放及活检钳等物品灭菌合格	(8) 内镜存放及活检钳灭菌不合格各扣1分	
七、职业防护	10	(9) 清洗消毒人员的有必要的防护用品与使用方法正确	(9) 查看,清洗消毒人员的防护用品与使用方法,1项不符合要求扣1分	
八、医疗废物	10	(10) 医疗废物的处置符合规范	(10) 医疗废物的处置不规范扣1分	
九、卫生学监测	10	(11) 每月进行空气、物品表面、工作人员手监测,有资料可查	(11) 每月空气、物品表面、工作人员手监测资料不齐全或少1次扣1分	
十、评价	5	(12) 有感染管理持续改进措施	(12) 无感染管理持续改进措施扣1分	

第五节　血透室医院感染管理质量考评

项目	分值	项目要求	考评方法	得分
一、仪表	5	(1) 医护人员仪表整洁,举止端庄,挂牌上岗	(1) 医护人员仪表、举止、挂牌上岗,1项不符合要求扣1分	
二、制度职责	10	(2) 根据工作实际制定本科医院感染管理工作制度、各岗位人员职责	(2) 查阅本科工作制度、岗位人员职责,无制度或无职责各扣1分	
三、知识培训	10	(3) 每月组织全科人员感染知识学习1次,有记录,内容详实	(3) 查阅全科人员感染知识学习记录,缺1次扣1分	
四、布局流程	10	(4) 布局及工作流程符合要求,分区明确,标识清晰,传染病患者透析分区、分机进行	(4) 布局及工作流程不符合要求,分区不明确,标识不清晰,传染病患者透析未分区、分机使用各扣1分	

（续表）

项目	分值	项目要求	考评方法	得分
五、手卫生	15	(5) 有洗手设施,备有洗手液、干手纸等用物 (6) 医护人员手卫生依从性符合要求,六步洗手法正确率≥95%	(5) 洗手设施不符合要求或无洗手液、干手纸等扣1分 (6) 医护人员手卫生依从性不符合要求,六步洗手法不正确,1人次扣2分	
六、透析液配制	10	(7) 水处理质量检测:按要求进行前处理检测(细菌培养每月检测1次,内毒素每3个月检测1次,化学污染物监测合格) (8) 透析液配制符合要求	(7) 水处理质量检测:进行前处理检测如细菌培养每月检测一次,内毒素每3个月检测1次,不按要求或少1次扣1分,化学污染物监测不合格扣1分 (8) 透析液配制不符合要求扣1分	
七、消毒隔离	15	(9) 透析器复用消毒剂及使用前进行痕量消毒剂残留检测符合要求 (10) 隔离措施到位,传染病患者有专用的透析用品车 (11) 两班透析之间对透析区内的透析机、物体表面及地面等进行消毒擦拭以及更换床单、被单 (12) 护理不同患者时应更换手套,洗手或用手消毒剂擦手,接通管路和回血符合操作规范	(9) 透析器复用消毒剂及使用前进行痕量消毒剂残留检测不符合要求各扣1分 (10) 传染病患者与其他患者透析用品车未分开使用扣2分 (11) 两班透析之间未对透析区内的透析机、物体表面及地面消毒擦拭以及未更换床单、被单各扣1分 (12) 护理不同患者时不更换手套、洗手或不用手消毒剂擦手等各扣1分;接通管路和回血不符合操作规范扣1分	
八、卫生学监测	10	(13) 每月进行空气、物品表面、医务人员手监测符合要求,资料齐全,填写规范	(13) 每月进行空气、物品表面、医务人员手监测有资料可查,缺1项或1次扣1分	
九、医疗废物	10	(14) 医疗废物分类放置,标识醒目,放置时间符合规范要求	(14) 医疗废物未分类放置,无标识,放置时间不符合规范要求各扣1分	
十、评价	5	(15) 有感染管理持续改进措施	(15) 无感染管理持续改进措施扣1分	

第六节   产房医院感染管理质量考评

项目	分值	项目要求	考评方法	得分
一、仪表	5	(1) 医护人员仪表整洁,举止端庄,挂牌上岗	(1) 医护人员仪表、举止、挂牌上岗,1项不符合要求扣1分	

（续表）

项目	分值	项目要求	考评方法	得分
二、制度职责	10	（2）根据工作实际制定本科医院感染管理工作制度、各岗位人员职责	（2）查阅资料，是否制定了本科工作制度、各岗位人员职责，无制度或无职责各扣1分	
三、知识培训	10	（3）每月组织全科人员感染知识学习1次，有记录，内容详实	（3）查阅每月全科人员感染知识学习记录，无学习记录扣2分，缺1次扣1分	
四、布局流程	10	（4）布局及工作流程符合要求，分区明确，标识清晰醒目	（4）布局及工作流程不符合要求、分区不明确、标识不清晰，各扣1分	
五、手卫生	10	（5）具备非接触性洗手设施、备有洗手液、干手纸等用物 （6）医护人员操作前后要洗手，认真执行六步洗手法	（5）查看有无非接触性洗手设施、洗手液、干手纸等用物，缺1项扣1分 （6）观察医护人员操作前后洗手，六步洗手法不正确扣1分	
六、消毒灭菌	15	（7）灭菌物品如：脐带环扎线、胎头吸引器的灭菌方式正确 （8）产科包外包装、标识及包内所有器械的清洗状况均符合要求 （9）无菌物品的存放、使用符合要求	（7）现场抽查脐带环扎线、胎头吸引器的灭菌方式不正确扣2分 （8）抽查一个产科包观察外包装、标识及包内所有器械的清洗状况，1项符合要求扣1分 （9）无菌物品的存放、使用不符合要求扣1分	
七、无菌技术	15	（10）严格遵守无菌原则和无菌技术操作规范 （11）无菌物品及一次性物品存放符合要求	（10）现场查看，无菌原则不强和无菌技术操作不规范扣2分 （11）无菌物品及一次性物品的存放不符合要求各扣1分	
八、医疗废物	10	（12）医疗废物的处置符合规范	（12）医疗废物的处置不规范扣1分	
九、监测资料	10	（13）各种监测资料齐全	（13）监测资料不全扣1分	
十、评价	5	（14）有感染管理持续改进措施	（14）无感染管理持续改进措施扣1分	

第七节　新生儿病房医院感染管理质量考评

项目	分值	项目要求	考评方法	得分
一、仪表	5	（1）医护人员仪表整洁、举止端庄、挂牌上岗	（1）医护人员仪表、举止、挂牌上岗，1项不符合要求扣1分	

（续表）

项目	分值	项目要求	考评方法	得分
二、制度职责	10	(2) 根据工作实际制定本科医院感染管理工作制度、各岗位人员职责	(2) 查阅科室工作制度、各岗位人员职责，无制度或无职责各扣1分	
三、知识培训	10	(3) 每月组织全科人员感染知识学习1次，有记录，内容详实	(3) 查阅全科人员感染知识学习记录，缺1次扣1分	
四、布局流程	10	(4) 新生儿病房布局合理，每床面积（不少于 3 m²）、床间距（不小于1 m）、NICU 每张床位面积（不少于一般新生儿床位的 2 倍） (5) 工作流程应符合环境卫生学和医院感染控制要求	(4) 现场查看，新生儿病房布局，每床面积（不少于 3 m²）、床间距（不小于1 m）、NICU 每张床位面积（不少于一般新生儿床位的 2 倍）等，1 项不符合要求扣1分 (5) 工作流程不符合环境卫生学和医院感染控制要求扣1分	
五、手卫生	15	(6) 有洗手设施、备有洗手液、干手纸等用物 (7) 医护人员手卫生依从性符合要求，六步洗手法正确率≥95%	(6) 洗手设施不符合要求或无洗手液、干手纸等扣1分 (7) 医护人员手卫生依从性不符合要求，六步洗手法不正确1人次扣2分	
六、消毒隔离	15	(8) 新生儿专用沐浴、配奶区域、沐浴用具、衣物消毒、配奶操作及奶瓶、奶嘴、暖箱、吸氧用物等物品的清洗与消毒符合要求 (9) 消毒措施、接触隔离措施（标识）等符合要求 (10) 有专门的高危新生儿抢救区域，并有保护性隔离措施	(8) 新生儿专用沐浴、配奶区域、沐浴用具、衣物消毒、配奶操作及奶瓶、奶嘴、暖箱、吸氧用物等物品的清洗与消毒等，1 项不符合要求扣1分 (9) 消毒措施、接触隔离措施（标识）等，1 项不符合要求扣分 (10) 有高危新生儿抢救区域，无保护性隔离措施扣1分	
七、控制措施	10	(11) 有严格的探视制度，应限制探视人数 (12) 工作人员掌握 MRSA 或 VRE 的控制措施，并达到耐药菌医院感染控制要求，其中包括如何发现诊断、报告、抗菌药物合理应用等	(11) 探视制度执行不力或不限制探视人数扣1分 (12) 现场随机考核 2 名工作人员 MRSA 或 VRE 控制措施，及耐药菌医院感染控制要求诊断、报告、抗菌药物合理应用等，1 项不符合要求扣分	
八、环境监测	10	(13) 每月进行空气、物品表面、医务人员手监测符合要求，资料齐全，填写规范	(13) 空气、物品表面、医务人员手监测有资料可查，缺1项扣2分，少1次扣1分	
九、医疗废物	10	(14) 医疗废物分类放置，标识醒目，放置时间符合规范要求	(14) 医疗废物未分类放置，无标识，放置时间不符合规范要求各扣1分	
十、评价	5	(15) 有感染管理持续改进措施	(15) 无感染管理持续改进措施扣1分	

（张晓培　邢　燕）

第八节　感染疾病科医院感染管理质量考评

项目	分值	项目要求	考评方法	得分
一、仪表	5	(1) 医护人员仪表整洁,举止端庄,挂牌上岗	(1) 医护人员仪表、举止、挂牌上岗,1项不符合要求扣1分	
二、制度职责	10	(2) 根据工作实际制定本科医院感染管理工作制度、各岗位人员职责	(2) 查阅资料,是否制定了本科工作制度、各岗位人员职责,无制度或无职责各扣1分	
三、知识培训	10	(3) 每月组织全科人员感染知识学习1次,有记录,内容详实	(3) 查阅全科人员感染知识学习记录,缺1次扣1分	
四、布局合理	10	(4) 建筑布局应设在相对独立的区域,远离儿科、重症监护室及生活区,三区两通道明确,并有标识 (5) 不同种类的感染性疾病患者应分室安置;每间病室不应超过4人,病床间距不少于1.1 m;病房应通风良好,自然通风或安装通风设施	(4) 现场查看,布局不合理或未设在相对独立的区域,远离儿科、重症监护室及生活区,三区两通道无明确标识扣1分 (5) 不同种类的感染性疾病患者不分室安置;每间病室超过4人,病床间距应少于1.1 m;病房应通风不良或未安装通风设施,1项不符合要求扣1分	
五、洗手设施	15	(6) 具备非接触性洗手设施和外科手消毒装置,备有洗手液,干手纸等用物 (7) 医护人员操作前后手卫生符合要求,认真执行六步洗手法	(6) 查看有无非接触性洗手设施和外科手消毒装置,洗手液,干手纸等用物,缺1项扣1分 (7) 观察医护人员操作前后手卫生及六步洗手法,不正确扣2分	
六、消毒隔离	15	(8) 可重复使用物品的清洁消毒符合要求,工作人员消毒液的正确配制和使用 (9) 隔离病室应有隔离标志,并限制人员的出入	(8) 可重复使用物品的清洁消毒及工作人员对消毒液的配制和使用方法等1项不符合要求扣2分 (9) 隔离病室无隔离标志或有隔离标志不限制人员的出入各扣1分	
七、防护措施	10	(10) 根据疾病传播方式制定防护措施,并认真落实	(10) 无防护措施或有防护措施执行落实不到位各扣1分	
八、医疗废物	10	(11) 医疗废物分类放置,有标识,处理符合规范	(11) 医疗废物未分类放置、无标识及处理不规范各扣1分	
九、卫生学监测	10	(12) 每月进行空气、物品表面、工作人员手监测,有资料可查	(12) 监测资料不齐全或少监测1次扣1分	
十、评价	5	(13) 有感染管理持续改进措施	(13) 无感染持续改进措施扣1分	

第九节　传染病科医院感染管理质量考评

项目	分值	项目要求	考评方法	得分
一、仪表	5	(1) 医护人员仪表整洁,举止端庄,挂牌上岗	(1) 医护人员仪表、举止、挂牌上岗,1项不符合要求扣1分	
二、制度职责	10	(2) 根据工作实际制定本科医院感染管理工作制度、人员职责	(2) 查阅科室工作制度、各岗位人员职责,无制度或无职责各扣1分	
三、知识培训	10	(3) 每月组织全科人员感染知识学习1次,有记录,内容详实	(3) 查阅全科人员感染知识学习记录,缺1次扣1分	
四、布局流程	10	(4) 传染病科布局合理,本着从洁到污的原则 (5) 工作流程应符合要求	(4) 现场查看,传染病科布局不合理扣1分 (5) 工作流程不符合要求扣1分	
五、手卫生	10	(6) 具备足够的非接触性洗手设施和外科手消毒装置,备有洗手液、干手用物等 (7) 医护人员操作前后手卫生符合要求,认真执行六步洗手法	(6) 查看无足够的非接触性洗手设施和外科手消毒装置,以及洗手液、干手用物等,缺1项扣1分 (7) 观察医护人员操作前后洗手,六步洗手法不正确扣1分	
六、疫情报告	15	(8) 有专门部门或者人员承担传染病疫情报告 (9) 传染病报告卡填写规范、完整、按规定保存 (10) 工作日志、传染病登记本记录规范、完整 (11) 疫情报告及时无漏报、瞒报、缓报	(8) 无专门部门或者人员承担传染病疫情报告扣1分 (9) 传染病报告卡填写不规范或不按规定保存扣1分 (10) 工作日志、传染病登记本记录不完整扣1分 (11) 疫情报告不及时或缓报扣1分,漏报、瞒报扣2分	
七、隔离消毒	15	(12) 不同传染病患者分室居住,病人用物专人专用,用后消毒 (13) 患者体液、血液、排泄物及一次性用物消毒后倒掉,必要时深埋或焚烧处理 (14) 房间、地面、物品等每天定时消毒,有记录 (15) 医护人员做好职业防护,防止交叉感染 (16) 一次性使用物品的使用及存放符合要求,不得重复使用	(12) 不同传染病患者未分室居住、用物专人专用及用后消毒各扣1分 (13) 患者体液、血液、排泄物及一次性用物不按规定处理或处理不符合要求扣1分 (14) 房间、地面、物品等消毒、记录不符合要求扣1分 (15) 医护人员做好职业防护不符合要求扣1分 (16) 一次性使用物品的使用及存放不符合要求,或重复使用各扣1分	
八、医疗废物	10	(17) 医疗废物分类放置,有标识,处理符合规范	(17) 医疗废物未分类放置、无标识及处理不规范各扣1分	

（续表）

项目	分值	项目要求	考评方法	得分
九、卫生学监测	10	（18）每月进行空气、物品表面、工作人员手监测，有资料可查	（18）空气、物品表面、工作人员手监测资料不齐全或少监测1次扣1分	
十、评价	5	（19）有感染管理持续改进措施	（19）无感染持续改进措施扣1分	

第十节 口腔科医院感染管理质量考评

项目	分值	项目要求	考评方法	得分
一、仪表	5	（1）医护人员仪表整洁，举止端庄，挂牌上岗	（1）医护人员仪表、举止、挂牌上岗，1项不符合要求扣1分	
二、制度职责	10	（2）根据工作实际制定本科医院感染管理工作制度，各岗位人员职责	（2）查阅资料，是否制定了本科工作制度、各岗位人员职责，无制度或无职责各扣1分	
三、知识培训	10	（3）每月组织全科人员感染知识学习一次，有记录，内容详实	（3）查阅全科人员感染知识学习记录，缺1次扣1分	
四、布局流程	5	（4）口腔科布局合理，本着从洁到污的原则 （5）工作流程应符合环境卫生学和医院感染控制要求	（4）现场查看，口腔科布局不合理扣1分 （5）工作流程不符合环境卫生学和医院感染控制要求扣1分	
五、洗手设施	15	（6）具备足够的非接触性洗手设施和外科手消毒装置，备有洗手液、干手纸等用物 （7）医护人员操作前后手卫生符合要求，认真执行六步洗手法	（6）查看无足够的非接触性洗手设施和外科手消毒装置，以及洗手液、干手纸等用物，缺1项扣1分 （7）观察医护人员操作前后洗手，六步洗手法不正确扣1分	
六、消毒灭菌	15	（8）手机、钻头、拔髓针、扩大针的灭菌方式正确，托盘（正畸模型）的消毒方式正确 （9）口腔器械包外包装、标识等合格，包内所有器械的清洗状况符合要求	（8）抽查手机、钻头、拔髓针、扩大针灭菌及托盘（正畸模型）的消毒方式，1项不正确扣1分 （9）抽查一个口腔器械包观察外包装、标识及查看包内所有器械的清洗状况，1项不符合要求扣1分	
七、无菌技术	10	（10）严格遵守无菌原则和无菌技术操作规范 （11）无菌物品及一次性物品存放符合要求	（10）现场查看，无菌原则不强和无菌技术操作不规范扣2分 （11）无菌物品及一次性物品的存放不符合要求各扣1分	

（续表）

项目	分值	项目要求	考评方法	得分
八、医疗废物	10	（12）医疗废物分类放置，有标识，处理符合规范	（12）医疗废物未分类放置、无标识及处理不规范各扣1分	
九、卫生学监测	10	（13）每月进行空气、物品表面、工作人员手监测，有资料可查	（13）监测资料不齐全或少监测1次扣1分	
十、评价	5	（14）有感染管理持续改进措施	（14）无感染管理持续改进措施扣1分	

（李　红　吕克梅）

第十四章

基本科室医院感染管理质量考评

第一节　门诊注射室医院感染管理质量考评

项目	分值	项目要求	考评方法	得分
一、仪表	5	(1) 医护人员仪表整洁,举止端庄,挂牌上岗	(1) 医护人员仪表、举止、挂牌上岗,1项不符合要求扣1分	
二、制度职责	10	(2) 根据工作实际制定本科室医院感染管理工作制度、各岗位人员职责	(2) 查阅资料,是否制定了本科工作制度、各岗位人员职责,无制度或无职责各扣1分	
三、知识培训	10	(3) 每月组织本科人员感染知识学习1次,有记录,内容详实	(3) 查阅科室人员学习记录,缺1次扣1分	
四、布局流程	10	(4) 注射室布局合理,本着从洁到污的原则 (5) 工作流程应符合环境卫生学和医院感染控制要求	(4) 现场查看,注射室布局不合理扣1分 (5) 工作流程不符合环境卫生学和医院感染控制要求扣1分	
五、手卫生	10	(6) 具备非接触性洗手设施,水池清洁无污,备有洗手液、干手用物等 (7) 医护人员操作前后的手卫生符合要求,认真执行六步洗手法	(6) 查看有无非接触性洗手设施,是否备有洗手液、干手用物等,缺1项扣1分 (7) 观察医护人员操作前后洗手,六步洗手法不正确扣1分	
六、消毒隔离	15	(8) 治疗室每天按时紫外线消毒有记录,紫外线灯半月擦拭有记录 (9) 每日消毒液监测有记录,并每周更换2次 (10) 严格执行无菌操作规程,做到一人一针一管一消毒 (11) 治疗桌每日用消毒液擦拭,保持操作台清洁明亮	(8) 治疗室不能按时紫外线消毒或无记录各扣1分 (9) 每日消毒液监测无记录或不能定期更换扣1分 (10) 不能严格执行无菌操作规程,针管混用扣2分 (11) 现场查看,治疗桌每日不用消毒液擦拭扣1分	
七、无菌技术	10	(12) 严格遵守无菌原则和无菌技术操作规范 (13) 无菌物品及一次性物品存放符合要求	(12) 现场查看,无菌原则不强和无菌技术操作不规范扣2分 (13) 无菌物品及一次性物品的存放不符合要求各扣1分	

(续表)

项目	分值	项目要求	考评方法	得分
八、医疗废物	10	(14) 医疗废物分类放置,有标识,处理符合规范	(14) 医疗废物未分类放置、无标识及处理不规范各扣1分	
九、卫生学监测	10	(15) 每月进行空气、物品表面、工作人员手监测,有资料可查	(15) 监测资料不齐全或少监测1次扣1分	
十、评价	5	(16) 有感染管理持续改进措施	(16) 无感染持续改进措施扣1分	

第二节　门诊换药室医院感染管理质量考评

项目	分值	项目要求	考评方法	得分
一、仪表	5	(1) 医护人员仪表整洁,举止端庄,挂牌上岗	(1) 医护人员仪表、举止、挂牌上岗,1项不符合要求扣1分	
二、制度职责	10	(2) 根据工作实际制定本科室医院感染管理工作制度、人员岗位职责	(2) 查阅资料,是否有本科管理工作制度、人员岗位职责,无制度或无职责各扣1分	
三、知识培训	10	(3) 每月组织本科室人员感染知识学习1次,有记录,内容详实	(3) 查阅科室人员学习记录,缺1次扣1分	
四、布局流程	10	(4) 换药室布局合理,本着从洁到污的原则 (5) 工作流程应符合环境卫生学和医院感染控制要求	(4) 现场查看,换药室布局不合理扣1分 (5) 工作流程不符合环境卫生学和医院感染控制要求扣1分	
五、手卫生	10	(6) 具备非接触性洗手设施,水池清洁,备有洗手液,干手器或干手用物等 (7) 医护人员操作前后的手卫生符合要求,认真执行六步洗手法	(6) 查看是否有非接触性洗手设施,是否备有洗手液、干手器或用物等,缺1项1分 (7) 观察医护人员操作前后洗手,六步洗手法不正确扣1分	
六、消毒隔离	15	(8) 治疗室每日按时紫外线消毒有记录,紫外线灯半系擦拭有记录 (9) 每日消毒液监测有记录,并每周更换2次 (10) 治疗桌每日用消毒液擦拭,保持操作台清洁明亮	(8) 治疗室不能按时紫外线消毒或无记录各扣1分 (9) 每日消毒液监测无记录或不能定期更换扣1分 (10) 现场查看,治疗桌每日不用消毒液擦拭扣1分	
七、无菌技术	10	(11) 严格遵守无菌原则和无菌技术操作规范 (12) 无菌包打开未用完,按原折痕包好,均需注明时间及第一次打开的时间,24 h有效 (13) 无菌物品及一次性物品存放符合要求	(11) 现场查看,无菌原则不强和无菌技术操作不规范扣2分 (12) 无菌包打开未用完,未注明第一次打开时间,或超过24 h有效期仍用各扣2分 (13) 无菌物品及一次性物品的存放不符合要求各扣1分	

（续表）

项目	分值	项目要求	考评方法	得分
八、医疗废物	10	（14）医疗废物分类放置，有标识，处理符合规范	（14）医疗废物未分类放置、无标识及处理不规范各扣1分	
九、卫生学监测	10	（15）每月进行空气、物品表面、工作人员手监测，有资料可查	（15）监测资料不齐全或少监测1次扣1分	
十、评价	5	（16）有感染管理持续改进措施	（16）无感染持续改进措施扣1分	

第三节　病房临床科室医院感染管理质量考评

项目	分值	项目要求	考评方法	得分
一、仪表	5	（1）医护人员仪表整洁，举止端庄，挂牌上岗	（1）医护人员仪表、举止、挂牌上岗，1项不符合要求扣1分	
二、制度职责	10	（2）根据工作实际制定本科室医院感染管理工作制度、各岗位人员职责	（2）查阅资料，是否制定了本科工作制度、各岗位人员职责，无制度或无职责各扣1分	
三、知识培训	10	（3）每月组织本科人员感染知识学习1次，有记录，内容详实	（3）查阅科室人员学习记录，缺1次扣1分	
四、布局流程	10	（4）病房布局合理，本着从洁到污的原则 （5）工作流程应符合环境卫生学和医院感染控制要求	（4）现场查看，病房布局不合理扣1分 （5）工作流程不符合卫生学和医院感染控制要求扣1分	
五、手卫生	10	（6）具备足够的洗手设施，备有洗手液、干手用物等 （7）医护人员操作前后的手卫生符合要求，认真执行六步洗手法	（6）查看洗手设施、洗手液、干手用物等，缺1项扣1分 （7）观察医护人员操作前后洗手，六步洗手法不正确扣1分	
六、消毒隔离	20	（8）治疗室每日按时紫外线消毒有记录，紫外线灯半月无水乙醇棉球擦拭有记录 （9）每日消毒液监测有记录，并每周更换2次 （10）严格执行无菌操作规程，做到一人一针一管；做到一桌一巾，一床一套一消毒 （11）服药杯、餐具及病房每周消毒，病室、走廊、厕所拖把分开使用，及时晾晒	（8）治疗室不能按时紫外线消毒或无紫外线灯消毒及紫外线灯擦拭记录各扣1分 （9）每日消毒液监测无记录或不能定期更换扣1分 （10）不能严格执行无菌操作规程，针管混用扣2分；未做到一桌一巾，一床一套一消毒扣1分 （11）现场查看，服药杯、餐具及病房未按期消毒，病室、走廊、厕所拖把未分开使用扣1分	

（续表）

项目	分值	项目要求	考评方法	得分
七、无菌技术	10	(12) 严格遵守无菌原则和无菌技术操作规范 (13) 无菌物品及一次性物品存放符合要求	(12) 现场查看，无菌原则不强和无菌技术操作不规范扣 2 分 (13) 无菌物品及一次性物品的存放不符合要求各扣 1 分	
八、医疗废物	10	(14) 医疗废物分类放置，有标识，处理符合规范	(14) 医疗废物未分类放置、无标识及处理不规范各扣 1 分	
九、卫生学监测	10	(15) 定期进行空气、物品表面、工作人员手监测，有资料可查	(15) 现场查看无监测资料或未定期检测扣 1 分	
十、评价	5	(16) 有感染管理持续改进措施	(16) 无感染持续改进措施扣 1 分	

第四节　老年病科医院感染管理质量考评

项目	分值	项目要求	考评方法	得分
一、仪表	5	(1) 医护人员仪表整洁，举止端庄，挂牌上岗	(1) 医护人员仪表、举止、挂牌上岗，1 项不符合要求扣 1 分	
二、制度职责	10	(2) 根据工作实际制定本科室医院感染管理工作制度、各岗位人员职责	(2) 查阅资料，是否制定了本科工作制度、各岗位人员职责，无制度或无职责各扣 1 分	
三、知识培训	10	(3) 每月组织本科人员感染知识学习 1 次，有记录，内容详实	(3) 查阅科室人员学习记录，缺 1 次扣 1 分	
四、布局流程	10	(4) 老年病科布局合理，本着从洁到污的原则 (5) 工作流程应符合环境卫生学和医院感染控制要求 (6) 卫生间装有方便老人的扶手，铺防滑地板	(4) 现场查看，老年病科布局不合理扣 1 分 (5) 工作流程不符合卫生学和医院感染控制要求扣 1 分 (6) 卫生间无扶手及防滑地板各扣 1 分	
五、手卫生	10	(7) 具备足够的洗手设施，备有洗手液、干手用物等 (8) 医护人员操作前后的手卫生符合要求，认真执行六步洗手法	(7) 查看洗手设施、洗手液、干手用物等，缺 1 项扣 1 分 (8) 观察医护人员操作前后洗手，六步洗手法不正确扣 1 分	
六、消毒隔离	20	(9) 治疗室每日按时紫外线消毒有记录，紫外线灯半月擦拭有记录 (10) 每日消毒液监测有记录，并每周更换 2 次 (11) 严格执行无菌操作规程，做到一人一针一管；做到一桌一巾，一床一套一消毒	(9) 治疗室不能按时紫外线消毒或无紫外线灯消毒及紫外线灯擦拭记录各扣 1 分 (10) 每天消毒液监测无记录或不能定期更换消毒液扣 1 分 (11) 不能严格执行无菌操作规程，针头混用扣 2 分；未做到一桌一巾，一床一套一消毒扣 1 分	

（续表）

项目	分值	项目要求	考评方法	得分
		（12）服药杯、餐具及病房每周消毒，病室、走廊、厕所拖把分开使用，及时晾晒 （13）脸盆、便盆专人专用，定期消毒	（12）现场查看，服药杯、餐具及病房未按期消毒，病室、走廊、厕所拖把未分开使用扣1分 （13）脸盆、便盆未做到专人专用，定期消毒扣1分	
七、无菌技术	10	（14）严格遵守无菌原则和无菌技术操作规范 （15）无菌物品及一次性物品存放符合要求	（14）现场查看，无菌原则不强和无菌技术操作不规范扣2分 （15）无菌物品及一次性物品的存放不符合要求各扣1分	
八、医疗废物	10	（16）医疗废物分类放置，有标识，处理符合规范	（16）医疗废物未分类放置、无标识及处理不规范各扣1分	
九、卫生学监测	10	（17）定期进行空气、物品表面、工作人员手监测，有资料可查	（17）现场查看无监测资料或未定期检测扣1分	
十、评价	5	（18）有感染管理持续改进措施	（18）无感染持续改进措施扣1分	

第五节　精神科病房医院感染管理质量考评

项目	分值	项目要求	考评方法	得分
一、仪表	5	（1）医护人员仪表整洁，举止端庄，挂牌上岗	（1）医护人员仪表、举止、挂牌上岗，1项不符合要求扣1分	
二、查对制度	10	（2）制定本科室医院感染管理制度及工作查对制度，做好"三查八对"，特别注意查对中的相貌查对	（2）查阅资料，是否制定了本科工作制度及查对制度，现场考察护理人员掌握患者三查八对情况，缺1项扣1分	
三、知识培训	10	（3）每月组织本科人员感染知识学习1次，有记录，内容详实	（3）查阅科室人员学习记录，缺1次扣1分	
四、布局流程	10	（4）科室布局合理，本着从洁到污的原则 （5）工作流程应符合环境卫生学和医院感染控制要求	（4）现场查看，科室布局不合理扣1分 （5）工作流程不符合卫生学和医院感染控制要求扣1分	
五、手卫生	10	（6）具备足够的洗手设施，备有洗手液、干手用物等 （7）医护人员操作前后的手卫生符合要求，认真执行六步洗手法	（6）查看洗手设施、洗手液、干手用物等，缺1项扣1分 （7）观察医护人员操作前后洗手，六步洗手法不正确扣1分	

（续表）

项目	分值	项目要求	考评方法	得分
六、消毒隔离	20	(8) 治疗室每日按时紫外线消毒及消毒液监测有记录 (9) 每日定时通风换气，床间距离保持1.1 m以上，必要时做好双向呼吸道隔离	(8) 治疗室紫外线消毒或消毒液监测记录缺1次扣1分 (9) 床间距离低于1.1 m，呼吸道患者未有必要的呼吸道隔离措施扣2分	
七、安全防护	10	(10) 保护患者时不能过紧，以免擦伤或淤血引起组织坏死，造成感染 (11) 做好床边守护，防止患者他伤	(10) 现场查看，保护带过紧或不符合要求（保护带与肢体间隙伸进一指为宜）扣1分 (11) 未做到床边守护患者扣1分	
八、医疗废物	10	(12) 医疗废物分类放置，有标识，处理符合规范	(12) 医疗废物未分类放置、无标识及处理不规范各扣1分	
九、卫生学监测	10	(13) 定期进行空气、物品表面、工作人员手监测，有资料可查	(13) 现场查看无监测资料或未定期检测扣1分	
十、评价	5	(14) 有感染管理持续改进措施	(14) 无感染持续改进措施扣1分	

（卜娟娟　吕克梅）

第十五章

中医重要科室医院感染管理质量考评

第一节 中医针灸理疗科医院感染质量考评

项目	分值	项目要求	考评方法	得分
一、仪表	5	(1) 医护人员仪表整洁,举止端庄,挂牌上岗	(1) 医护人员仪表、举止、挂牌上岗,1项不符合要求扣1分	
二、制度职责	10	(2) 根据工作实际制定本科医院感染管理工作制度及人员职责	(2) 查阅科室工作制度及科室人员职责,无制度或无职责各扣1分	
三、知识培训	10	(3) 每月组织全科人员感染知识学习1次,有记录,内容详实	(3) 查阅科室人员学习记录,缺1次扣1分	
四、布局流程	5	(4) 针灸科布局合理,清洁区、污染区划分明确,有标识	(4) 现场查看,针灸科清洁区、污染区布局不合理、无标识各扣1分	
五、手卫生	15	(5) 有非接触性洗手设施,备有洗手液、干手纸等用物 (6) 医护人员操作前后的手卫生符合要求,认真执行六步洗手法	(5) 查看无非接触性洗手设施、洗手液、干手纸等用物,缺1项扣1分 (6) 观察医护人员操作前后洗手,六步洗手法不正确扣1分	
六、消毒灭菌	15	(7) 聚维酮碘、乙醇密封保存,每周更换2次,容器每周消毒1次,均有更换或消毒日期 (8) 无菌物品(针灸针、纱布等)置于无菌储槽中,一经打开,使用时间不得超过24 h	(7) 聚维酮碘、乙醇密封保存、每周更换、容器每周消毒不符合要求或无更换消毒日期各扣1分 (8) 无菌物品包(针灸针、纱布等)或无菌储槽中,一经打开,使用时间超过24 h扣1分	
七、无菌技术	10	(9) 严格遵守无菌原则和无菌技术操作规范 (10) 无菌物品及一次性物品存放符合要求	(9) 现场查看,无菌原则不强和无菌技术操作不规范扣2分 (10) 无菌物品及一次性物品的存放不符合要求各扣1分	
八、防护措施	10	(11) 医务人员严格执行无菌技术操作规程和标准预防措施	(11) 医务人员严格执行无菌技术操作规程和标准预防措施。扣1分	
九、医疗废物	10	(12) 医疗废物分类放置,标识醒目,放置时间符合规范要求	(12) 医疗废物未分类放置,无标识,放置时间不符合规范要求各扣1分	

（续表）

项目	分值	项目要求	考评方法	得分
十、卫生学监测	10	(13) 每月进行空气、物品表面、医务人员手监测符合要求，资料齐全	(13) 每月进行空气、物品表面、医务人员手监测有资料可查，缺1项或1次扣1分	

第二节 中医心脑血管科医院感染管理质量考评

项目	分值	项目要求	考评方法	得分
一、仪表	5	(1) 医护人员仪表整洁，举止端庄，挂牌上岗	(1) 医护人员仪表、举止、挂牌上岗，1项不符合要求扣1分	
二、制度职责	10	(2) 根据工作实际制定本科医院感染管理工作制度及人员职责	(2) 查阅资料，是否制定了本科工作制度及科室人员职责，无制度或无职责各扣1分	
三、知识培训	10	(3) 每月组织全科人员感染知识学习1次，有记录，内容详实	(3) 查阅学习记录，缺1次扣1分	
四、布局流程	5	(4) 科室布局合理，清洁区、污染区划分明确，有标识	(4) 现场查看科室清洁区、污染区布局不合理、无标识各扣1分	
五、手卫生	15	(5) 有洗手设施，备有洗手液、干手纸等用物 (6) 医护人员操作前后的手卫生符合要求，认真执行六步洗手法	(5) 查看有无洗手设施、洗手液、干手纸等用物，缺1项扣1分 (6) 观察医护人员操作前后洗手，六步洗手法不正确扣2分	
六、提前预防	10	(7) 医务人员严格执行无菌技术操作规程和标准预防措施 (8) 注意患者饮食卫生及根据季节变化及时为患者增减衣服 (9) 加强对患者的躯体及各部位功能锻炼，以增强抵抗力，有记录	(7) 医务人员不能严格执行无菌技术操作规程和标准预防措施。扣1分 (8) 不注意患者饮食卫生及季节变化及时为患者增减衣服扣1分 (9) 查看无对患者的躯体及各部位功能锻炼记录扣1分	
七、消毒灭菌	15	(10) 聚维酮碘、乙醇密封保存，每周更换2次，容器每周消毒1次，均有更换或消毒日期 (11) 无菌物品置于无菌储槽中，一经打开，使用时间不得超过24 h (12) 无菌物品及一次性物品存放符合要求	(10) 聚维酮碘、乙醇密封保存、每周更换、容器每周消毒不符合要求各扣1分 (11) 无菌物品包或无菌储槽，一经打开，时间超过24 h仍用扣2分 (12) 无菌物品及一次性物品的存放不符合要求各扣1分	
八、医疗废物	10	(13) 医疗废物分类放置，标识醒目，放置时间符合规范要求（48 h内）	(13) 医疗废物未分类放置，无标识，放置时间不符合规范要求各扣1分	

（续表）

项目	分值	项目要求	考评方法	得分
九、卫生学监测	10	（14）每月进行空气、物品表面、医务人员手监测符合要求,资料齐全	（14）每月进行空气、物品表面、医务人员手监测有资料可查,缺1项或1次扣1分	
十、评价	5	（15）有感染管理持续改进措施	（15）无感染持续改进措施扣1分	

（张晓培　李怡萱）

第十六章

辅检科室医院感染管理质量考评

第一节 检验科医院感染管理质量考评

项目	分值	项目要求	考评方法	得分
一、仪表	5	(1) 医护人员仪表整洁,举止端庄,挂牌上岗	(1) 医护人员仪表、举止、挂牌上岗,1项不符合要求扣1分	
二、制度职责	10	(2) 根据工作实际制定本科医院感染管理工作制度、各岗位人员职责	(2) 查阅资料,是否制定了本科工作制度、各岗位人员职责,无制度或无职责各扣1分	
三、知识培训	10	(3) 每月组织全科人员感染知识学习1次,有记录,内容详实	(3) 查阅科室人员学习记录,缺1次扣1分	
四、布局流程	10	(4) 检验科布局合理,本着从洁到污的原则 (5) 工作流程应符合环境卫生学和医院感染控制要求	(4) 现场查看,检验科布局不合理扣1分 (5) 工作流程不符合卫生学和医院感染控制要求扣1分	
五、手卫生	10	(6) 具备足够的非接触性洗手设施和外科手消毒装置,备有洗手液、干手用物等 (7) 医护人员操作前后的手卫生符合要求,认真执行六步洗手法	(6) 查看无足够的非接触性洗手设施和外科手消毒装置,是否备有洗手液、干手用物等,缺1项扣1分 (7) 观察医护人员操作前后洗手,六步洗手法不正确扣1分	
六、危急值	15	(8) 严格执行"危急值"报告流程,危急值上报率达到100%	(8) 无"危急值"报告流程扣2分,危急值上报率低于1%扣1分	
七、安全管理	15	(9) 严格麻精药品、放射性药品、医疗用毒性药品、高浓度电解质、化疗药品等特殊药品管理,按规定存放,标识符合要求 (10) 制定标本采集、储存、运输、处理规定和操作规程,认真落实 (11) 储血冰箱应定时温度记录、擦拭消毒记录 (12) 实验室人员应配备必要安全设备及防护用品,如生物安全设备(手套、防护服、鞋、口罩、帽子等)	(9) 麻精药品、放射性药品、医用毒性药品、高浓度电解质、化疗药品等特殊药品管理,不按规定存放、标识各扣1分 (10) 未制定操作规程或未认真落实各扣1分 (11) 储血冰箱无定时温度记录、擦拭消毒记录各扣1分 (12) 实验室无生物安全设备扣2分,无必要防护用品(手套、防护服、实验用鞋、口罩、帽子)扣1分	

（续表）

项目	分值	项目要求	考评方法	得分
八、医疗废物	10	(13) 医疗废物分类放置,有标识,处理符合规范	(13) 医疗废物未分类放置、无标识及处理不规范各扣1分	
九、卫生学监测	10	(14) 每月进行空气、物品表面、工作人员手监测,有资料可查	(14) 空气、物品表面、工作人员手监测资料不齐全或少监测1次扣1分	
十、评价	5	(15) 有感染管理持续改进措施	(15) 无感染管理持续改进措施扣1分	

第二节　病理科医院感染管理质量考评

项目	分值	项目要求	考评方法	得分
一、仪表	5	(1) 医护人员仪表整洁,举止端庄,挂牌上岗	(1) 医护人员仪表、举止、挂牌上岗,1项不符合要求扣1分	
二、制度职责	10	(2) 根据工作实际制定本科医院感染管理工作制度、各岗位人员职责	(2) 查阅资料,是否制定了本科工作制度、各岗位人员职责,无制度或无职责各扣1分	
三、知识培训	10	(3) 每月组织全科人员感染知识学习1次,有记录,内容详实	(3) 查阅科室人员学习记录,缺1次扣1分	
四、布局流程	10	(4) 病理科布局合理,本着从洁到污的原则 (5) 工作流程应符合环境卫生学和医院感染控制要求	(4) 现场查看,病理科布局不合理扣1分 (5) 工作流程不符合卫生学和医院感染控制要求扣1分	
五、手卫生	10	(6) 具备非接触性洗手设施和外科手消毒装置,备有洗手液,干手用物等 (7) 医护人员操作前后的手卫生符合要求,认真执行六步洗手法	(6) 查看有无非接触性洗手设施和外科手消毒装置,洗手液,干手用物等,缺1项扣1分 (7) 观察医护人员操作前后洗手,六步洗手法不正确扣1分	
六、清洁消毒	15	(8) 保持取材台清洁,每班应对取材台清洁消毒 (9) 各区域按房间面积每天空气消毒及消毒液监测,有记录	(8) 现场查看,取材台不清洁、消毒扣1分 (9) 房间无空气消毒及消毒液监测记录扣2分,缺1次扣1分	
七、安全管理	15	(10) 严格麻精药品、放射性药品、医疗用毒性药品、高浓度电解质、化疗药品等特殊药品管理,其按规定存放、标识符合要求	(10) 麻精药品、放射性药品、医疗用毒性药品、高浓度电解质、化疗药品等特殊药品管理,不按规定存放、标识不符合要求各扣1分	

（续表）

项目	分值	项目要求	考评方法	得分
		（11）制定标本采集、储存、运输、处理规定和操作规程，认真落实 （12）储血冰箱应定时温度记录、擦拭消毒记录 （13）实验室人员应配备必要安全设备及防护用品，如生物安全设备（手套、防护服、鞋、口罩、帽子等）	（11）未制定操作规程或未认真落实各扣1分 （12）储血冰箱无定时温度记录、擦拭消毒记录各扣1分 （13）验室无生物安全设备扣2分，无必要防护用品（手套、防护服、实验用鞋、口罩、帽子）扣1分	
八、医疗废物	10	（14）医疗废物分类放置，有标识，处理符合规范	（14）医疗废物未分类放置、无标识及处理不规范各扣1分	
九、卫生学监测	10	（15）每月进行空气、物品表面、工作人员手监测，有资料可查	（15）空气、物品表面、工作人员手监测资料不齐全或少监测1次扣1分	
十、评价	5	（16）有感染管理持续改进措施	（16）无感染管理持续改进措施扣1分	

第三节　心电、脑电图室医院感染管理质量考评

项目	分值	项目要求	考评方法	得分
一、仪表	5	（1）医护人员仪表整洁，举止端庄，挂牌上岗	（1）医护人员仪表、举止、挂牌上岗，1项不符合要求扣1分	
二、制度职责	10	（2）根据工作实际制定本科医院感染管理工作制度、各岗位人员职责	（2）查阅资料，是否制定了本科工作制度、各岗位人员职责，无制度或无职责各扣1分	
三、知识培训	10	（3）每月组织全科人员感染知识学习1次，有记录，内容详实	（3）查阅科室人员学习记录，缺1次扣1分	
四、布局流程	10	（4）科室布局合理，本着从洁到污的原则 （5）工作流程应符合环境卫生学和医院感染控制要求	（4）现场查看，科室布局不合理扣1分 （5）工作流程不符卫生学和医院感染控制合要求扣1分	
五、手卫生	10	（6）有洗手设施，备有洗手液、干手设施或用物等 （7）医护人员操作前后手卫生符合要求，认真执行六步洗手法	（6）现场查看无洗手、干手设施或用物及洗手液各扣1分 （7）观察医护人员操作前后洗手，六步洗手法不正确扣1分	

（续表）

项目	分值	项目要求	考评方法	得分
六、临床服务	15	(8) 有质控标准及自查记录 (9) 提高临床服务效率,尽力缩短报告时间,急诊心电图报告不超过5 min,脑电图不超过30 min,动态心电、脑电图按规定时间及时出报告	(8) 不按质控标准自查记录扣1分 (9) 急诊心电图报告超过5 min,脑电图超过30 min,动态心电、脑电图不按规定时间出报告或者报告时间过长及不符合要求各扣1分	
七、清洁消毒	15	(10) 保持座椅或床铺清洁,每班清洁消毒 (11) 房间每周两次空气消毒及橡皮球或头帽消毒,有记录	(10) 现场查看,座椅或床铺不清洁扣1分 (11) 房间无定期空气消毒及橡皮球或头帽消毒各扣2分	
八、医疗废物	10	(12) 医疗废物分类放置,有标识,处理符合规范	(12) 医疗废物未分类放置、无标识及处理不规范各扣1分	
九、卫生学监测	10	(13) 每季进行空气、物品表面、工作人员手监测,有资料可查	(13) 监测资料不齐全或少监测1次扣1分	
十、评价	5	(14) 有感染管理持续改进措施	(14) 无感染持续改进措施扣1分	

第四节　彩超、TCD室医院感染管理质量考评

项目	分值	项目要求	考评方法	得分
一、仪表	5	(1) 医护人员仪表整洁,举止端庄,挂牌上岗	(1) 医护人员仪表、举止、挂牌上岗,1项不符合要求扣1分	
二、制度职责	10	(2) 根据工作实际制定本科医院感染管理工作制度、各岗位人员职责	(2) 查阅资料,是否制定了本科工作制度、各岗位人员职责,无制度或无职责各扣1分	
三、知识培训	10	(3) 每月组织全科人员感染知识学习1次,有记录,内容详实	(3) 查阅科室人员学习记录,缺1次扣1分	
四、布局流程	10	(4) 科室布局合理,本着从洁到污的原则 (5) 工作流程应符合环境卫生学和医院感染控制要求	(4) 现场查看,科室布局不合理扣1分 (5) 工作流程不符合卫生学和医院感染控制合要求扣1分	
五、手卫生	10	(6) 有洗手设施,备有洗手液、干手设施或用物等 (7) 医护人员操作前后手卫生符合要求,认真执行六步洗手法	(6) 现场查看无洗手、干手设施或用物及洗手液各扣1分 (7) 观察医护人员操作前后洗手,六步洗手法不正确扣1分	

（续表）

项目	分值	项目要求	考评方法	得分
六、临床服务	15	(8) 有质控标准及自查记录 (9) 提高临床服务效率,尽力缩短报告时间,急诊超声报告不超过 10 min,TCD 不超过 15 min	(8) 不按质控标准自查记录扣 1 分 (9) 急诊超声报告超过 10 min,TCD 超过 15 min 或不符合要求各扣 1 分	
七、清洁消毒	15	(10) 保持床铺清洁,每班清洁消毒,枕皮、床单及时更换 (11) 房间每周两次空气消有记录	(10) 现场查看,床铺不清洁扣 1 分 (11) 房间无定期空气消毒毒扣 2 分	
八、医疗废物	10	(12) 医疗废物分类放置,有标识,处理符合规范	(12) 医疗废物未分类放置、无标识及处理不规范各扣 1 分	
九、卫生学监测	10	(13) 每季进行空气、物品表面、工作人员手监测,有资料可查	(13) 监测资料不齐全或少监测 1 次扣 1 分	
十、评价	5	(14) 有感染管理持续改进措施	(14) 无感染持续改进措施扣 1 分	

第五节　放射、影像科医院感染管理质量考评

项目	分值	项目要求	考评方法	得分
一、仪表	5	(1) 医护人员仪表整洁,举止端庄,挂牌上岗	(1) 医护人员仪表、举止、挂牌上岗,1 项不符合要求扣 1 分	
二、制度职责	10	(2) 根据工作实际制定本科医院感染管理工作制度、各岗位人员职责	(2) 查阅资料,是否制定了本科工作制度、各岗位人员职责,无制度或无职责各扣 1 分	
三、知识培训	10	(3) 每月组织全科人员感染知识学习 1 次,有记录,内容详实	(3) 查阅科室人员学习记录,缺 1 次扣 1 分	
四、布局流程	10	(4) 科室布局合理,本着从洁到污的原则 (5) 工作流程应符合环境卫生学和医院感染控制要求	(4) 现场查看,科室布局不合理扣 1 分 (5) 工作流程不符卫生学和医院感染控制合要求扣 1 分	
五、手卫生	10	(6) 具备非接触性洗手设施、洗手池,备有洗手液、干手用物等 (7) 医护人员操作前后手卫生符合要求,认真执行六步洗手法	(6) 查看有无非接触性洗手设施,是否备有洗手液、干手用物等,缺 1 项扣 1 分 (7) 观察医护人员操作前后洗手,六步洗手法不正确扣 1 分	
六、临床服务	15	(8) 有质控标准及自查记录 (9) 提高临床服务效率,尽力缩短报告时间,急诊不超过 30 min,门诊报告不超过 2 h,各种造影、CT、MRI 以及住院报告不超过 2 个工作日	(8) 不按质控标准自查记录扣 1 分 (9) 检查报告不及时,急诊超过 30 min,门诊报告超过 2 h,各种造影、CT、MRI 以及住院报告不在规定时间完成或不符合要求等各扣 1 分	

（续表）

项目	分值	项目要求	考评方法	得分
七、安全防护	15	（10）有环境安全管理、设备保养措施、检修有记录及射线有害标志醒目 （11）有医用放射性物质的安全管理保障措施，科室安全专人管理 （12）有处理放射事故等意外事件的预案	（10）无环境安全管理、设备保养措施、检修记录及射线有害标志各扣1分 （11）无医用放射性物质的安全管理保障措施及无专人管理各扣2分 （12）随机抽查2名人员对意外事件预案知晓程度，不会回答扣1分	
八、医疗废物	10	（13）医疗废物分类放置，有标识，处理符合规范	（13）医疗废物未分类放置、无标识及处理不规范各扣1分	
九、卫生学监测	10	（14）每季进行空气、物品表面、工作人员手监测，有资料可查	（14）监测资料不齐全或少监测1次扣1分	
十、评价	5	（15）有感染管理持续改进措施	（15）无感染持续改进措施扣1分	

（李怡萱　张晓培）

国家法律法规依据

附录1 医院感染管理办法

中华人民共和国卫生部令

第 48 号

《医院感染管理办法》已于 2006 年 6 月 15 日经卫生部部务会议讨论通过,现予以发布,自 2006 年 9 月 1 日起施行。

部长 高 强
二〇〇六年七月六日

医院感染管理办法

第一章 总 则

第一条 为加强医院感染管理,有效预防和控制医院感染,提高医疗质量,保证医疗安全,根据《传染病防治法》《医疗机构管理条例》和《突发公共卫生事件应急条例》等法律、行政法规的规定,制定本办法。

第二条 医院感染管理是各级卫生行政部门、医疗机构及医务人员针对诊疗活动中存在的医院感染、医源性感染及相关的危险因素进行的预防、诊断和控制活动。

第三条 各级各类医疗机构应当严格按照本办法的规定实施医院感染管理工作。

医务人员的职业卫生防护,按照《职业病防治法》及其配套规章和标准的有关规定执行。

第四条 卫生部负责全国医院感染管理的监督管理工作。

县级以上地方人民政府卫生行政部门负责本行政区域内医院感染管理的监督管理工作。

第二章 组织管理

第五条 各级各类医疗机构应当建立医院感染管理责任制,制定并落实医院感染管理的规章制度和工作规范,严格执行有关技术操作规范和工作标准,有效预防和控制医院感染,防止传染病病原体、耐药菌、条件致病菌及其他病原微生物的传播。

第六条　住院床位总数在100张以上的医院应当设立医院感染管理委员会和独立的医院感染管理部门。

住院床位总数在100张以下的医院应当指定分管医院感染管理工作的部门。

其他医疗机构应当有医院感染管理专(兼)职人员。

第七条　医院感染管理委员会由医院感染管理部门、医务部门、护理部门、临床科室、消毒供应室、手术室、临床检验部门、药事管理部门、设备管理部门、后勤管理部门及其他有关部门的主要负责人组成,主任委员由医院院长或者主管医疗工作的副院长担任。

医院感染管理委员会的职责是：

(一)认真贯彻医院感染管理方面的法律法规及技术规范、标准,制定本医院预防和控制医院感染的规章制度、医院感染诊断标准并监督实施；

(二)根据预防医院感染和卫生学要求,对本医院的建筑设计、重点科室建设的基本标准、基本设施和工作流程进行审查并提出意见；

(三)研究并确定本医院的医院感染管理工作计划,并对计划的实施进行考核和评价；

(四)研究并确定本医院的医院感染重点部门、重点环节、重点流程、危险因素以及采取的干预措施,明确各有关部门、人员在预防和控制医院感染工作中的责任；

(五)研究并制定本医院发生医院感染暴发及出现不明原因传染性疾病或者特殊病原体感染病例等事件时的控制预案；

(六)建立会议制度,定期研究、协调和解决有关医院感染管理方面的问题；

(七)根据本医院病原体特点和耐药现状,配合药事管理委员会提出合理使用抗菌药物的指导意见；

(八)其他有关医院感染管理的重要事宜。

第八条　医院感染管理部门、分管部门及医院感染管理专(兼)职人员具体负责医院感染预防与控制方面的管理和业务工作。主要职责是：

(一)对有关预防和控制医院感染管理规章制度的落实情况进行检查和指导；

(二)对医院感染及其相关危险因素进行监测、分析和反馈,针对问题提出控制措施并指导实施；

(三)对医院感染发生状况进行调查、统计分析,并向医院感染管理委员会或者医疗机构负责人报告；

(四)对医院的清洁、消毒灭菌与隔离、无菌操作技术、医疗废物管理等工作提供指导；

(五)对传染病的医院感染控制工作提供指导；

(六)对医务人员有关预防医院感染的职业卫生安全防护工作提供指导；

(七)对医院感染暴发事件进行报告和调查分析,提出控制措施并协调、组织有关部门进行处理；

(八)对医务人员进行预防和控制医院感染的培训工作；

(九)参与抗菌药物临床应用的管理工作；

(十)对消毒药械和一次性使用医疗器械、器具的相关证明进行审核；

(十一)组织开展医院感染预防与控制方面的科研工作；

(十二)完成医院感染管理委员会或者医疗机构负责人交办的其他工作。

第九条　卫生部成立医院感染预防与控制专家组,成员由医院感染管理、疾病控制、传染病学、临床检验、流行病学、消毒学、临床药学、护理学等专业的专家组成。主要职责是:

(一)研究起草有关医院感染预防与控制、医院感染诊断的技术性标准和规范;

(二)对全国医院感染预防与控制工作进行业务指导;

(三)对全国医院感染发生状况及危险因素进行调查、分析;

(四)对全国重大医院感染事件进行调查和业务指导;

(五)完成卫生部交办的其他工作。

第十条　省级人民政府卫生行政部门成立医院感染预防与控制专家组,负责指导本地区医院感染预防与控制的技术性工作。

第三章　预防与控制

第十一条　医疗机构应当按照有关医院感染管理的规章制度和技术规范,加强医院感染的预防与控制工作。

第十二条　医疗机构应当按照《消毒管理办法》,严格执行医疗器械、器具的消毒工作技术规范,并达到以下要求:

(一)进入人体组织、无菌器官的医疗器械、器具和物品必须达到灭菌水平;

(二)接触皮肤、黏膜的医疗器械、器具和物品必须达到消毒水平;

(三)各种用于注射、穿刺、采血等有创操作的医疗器具必须一用一灭菌。

医疗机构使用的消毒药械、一次性医疗器械和器具应当符合国家有关规定。一次性使用的医疗器械、器具不得重复使用。

第十三条　医疗机构应当制定具体措施,保证医务人员的手卫生、诊疗环境条件、无菌操作技术和职业卫生防护工作符合规定要求,对医院感染的危险因素进行控制。

第十四条　医疗机构应当严格执行隔离技术规范,根据病原体传播途径,采取相应的隔离措施。

第十五条　医疗机构应当制定医务人员职业卫生防护工作的具体措施,提供必要的防护物品,保障医务人员的职业健康。

第十六条　医疗机构应当严格按照《抗菌药物临床应用指导原则》,加强抗菌药物临床使用和耐药菌监测管理。

第十七条　医疗机构应当按照医院感染诊断标准及时诊断医院感染病例,建立有效的医院感染监测制度,分析医院感染的危险因素,并针对导致医院感染的危险因素,实施预防与控制措施。

医疗机构应当及时发现医院感染病例和医院感染的暴发,分析感染源、感染途径,采取有效的处理和控制措施,积极救治患者。

第十八条　医疗机构经调查证实发生以下情形时,应当于 12 小时内向所在地的县级地方人民政府卫生行政部门报告,并同时向所在地疾病预防控制机构报告。所在地的县级地方人民政府卫生行政部门确认后,应当于 24 小时内逐级上报至省级人民政府卫生行政部门。省级人民政府卫生行政部门审核后,应当在 24 小时内上报至卫生部:

(一)5 例以上医院感染暴发;

(二)由于医院感染暴发直接导致患者死亡;

（三）由于医院感染暴发导致 3 人以上人身损害后果。

第十九条　医疗机构发生以下情形时，应当按照《国家突发公共卫生事件相关信息报告管理工作规范（试行）》的要求进行报告：

（一）10 例以上的医院感染暴发事件；

（二）发生特殊病原体或者新发病原体的医院感染；

（三）可能造成重大公共影响或者严重后果的医院感染。

第二十条　医疗机构发生的医院感染属于法定传染病的，应当按照《中华人民共和国传染病防治法》和《国家突发公共卫生事件应急预案》的规定进行报告和处理。

第二十一条　医疗机构发生医院感染暴发时，所在地的疾病预防控制机构应当及时进行流行病学调查，查找感染源、感染途径、感染因素，采取控制措施，防止感染源的传播和感染范围的扩大。

第二十二条　卫生行政部门接到报告，应当根据情况指导医疗机构进行医院感染的调查和控制工作，并可以组织提供相应的技术支持。

第四章　人员培训

第二十三条　各级卫生行政部门和医疗机构应当重视医院感染管理的学科建设，建立专业人才培养制度，充分发挥医院感染专业技术人员在预防和控制医院感染工作中的作用。

第二十四条　省级人民政府卫生行政部门应当建立医院感染专业人员岗位规范化培训和考核制度，加强继续教育，提高医院感染专业人员的业务技术水平。

第二十五条　医疗机构应当制定对本机构工作人员的培训计划，对全体工作人员进行医院感染相关法律法规、医院感染管理相关工作规范和标准、专业技术知识的培训。

第二十六条　医院感染专业人员应当具备医院感染预防与控制工作的专业知识，并能够承担医院感染管理和业务技术工作。

第二十七条　医务人员应当掌握与本职工作相关的医院感染预防与控制方面的知识，落实医院感染管理规章制度、工作规范和要求。工勤人员应当掌握有关预防和控制医院感染的基础卫生学和消毒隔离知识，并在工作中正确运用。

第五章　监督管理

第二十八条　县级以上地方人民政府卫生行政部门应当按照有关法律法规和本办法的规定，对所辖区域的医疗机构进行监督检查。

第二十九条　对医疗机构监督检查的主要内容是：

（一）医院感染管理的规章制度及落实情况；

（二）针对医院感染危险因素的各项工作和控制措施；

（三）消毒灭菌与隔离、医疗废物管理及医务人员职业卫生防护工作状况；

（四）医院感染病例和医院感染暴发的监测工作情况；

（五）现场检查。

第三十条　卫生行政部门在检查中发现医疗机构存在医院感染隐患时，应当责令限期整改或者暂时关闭相关科室或者暂停相关诊疗科目。

第三十一条　医疗机构对卫生行政部门的检查、调查取证等工作，应当予以配合，不得拒绝和阻碍,不得提供虚假材料。

第六章　罚　则

第三十二条　县级以上地方人民政府卫生行政部门未按照本办法的规定履行监督管理和对医院感染暴发事件的报告、调查处理职责,造成严重后果的,对卫生行政主管部门主要负责人、直接责任人和相关责任人予以降级或者撤职的行政处分。

第三十三条　医疗机构违反本办法,有下列行为之一的,由县级以上地方人民政府卫生行政部门责令改正,逾期不改的,给予警告并通报批评;情节严重的,对主要负责人和直接责任人给予降级或者撤职的行政处分:

(一) 未建立或者未落实医院感染管理的规章制度、工作规范;

(二) 未设立医院感染管理部门、分管部门以及指定专(兼)职人员负责医院感染预防与控制工作;

(三) 违反医疗器械、器具的消毒工作技术规范;

(四) 违反无菌操作技术规范和隔离技术规范;

(五) 未对消毒药械和一次性医疗器械、器具的相关证明进行审核;

(六) 未对医务人员职业暴露提供职业卫生防护。

第三十四条　医疗机构违反本办法规定,未采取预防和控制措施或者发生医院感染未及时采取控制措施,造成医院感染暴发、传染病传播或者其他严重后果的,对负有责任的主管人员和直接责任人员给予降级、撤职、开除的行政处分;情节严重的,依照《传染病防治法》第六十九条规定,可以依法吊销有关责任人员的执业证书;构成犯罪的,依法追究刑事责任。

第三十五条　医疗机构发生医院感染暴发事件未按本办法规定报告的,由县级以上地方人民政府卫生行政部门通报批评;造成严重后果的,对负有责任的主管人员和其他直接责任人员给予降级、撤职、开除的处分。

第七章　附　则

第三十六条　本办法中下列用语的含义:

(一) 医院感染:指住院患者在医院内获得的感染,包括在住院期间发生的感染和在医院内获得出院后发生的感染,但不包括入院前已开始或者入院时已处于潜伏期的感染。医院工作人员在医院内获得的感染也属医院感染。

(二) 医源性感染:是指在医学服务中,因病原体传播引起的感染。

(三) 医院感染暴发:是指在医疗机构或其科室的患者中,短时间内发生 3 例以上同种同源感染病例的现象。

(四) 消毒:是指用化学、物理、生物的方法杀灭或者消除环境中的病原微生物。

(五) 灭菌:杀灭或者消除传播媒介上的一切微生物,包括致病微生物和非致病微生物,也包括细菌芽胞和真菌孢子。

第三十七条　中国人民解放军医疗机构的医院感染管理工作,由中国人民解放军卫生部门归口管理。

第三十八条　采供血机构与疾病预防控制机构的医源性感染预防与控制管理参照本办法。

第三十九条　本办法自 2006 年 9 月 1 日起施行,原 2000 年 11 月 30 日颁布的《医院感染管理规范(试行)》同时废止。

附录 2 ┃ 医疗机构消毒技术规范

1 范围

本标准规定了医疗机构消毒的管理要求;消毒与灭菌的基本原则;清洗与清洁,消毒与灭菌方法;清洁、消毒与灭菌的效果监测等。

本标准适用于各级各类医疗机构。

2 规范性引用文件

下列文件对于本文件的应用是必不可少的。凡是注日期的引用文件,仅注日期的版本适用于本文件。凡是不注明日期的引用文件,其最新版本(包括所有的修改单)适用于本文件。

GB/T 16886.7　医疗器械生物学评价　第 7 部分:环氧乙烷灭菌残留量

GB 19258　紫外线杀菌灯

GB/T 19633　最终灭菌医疗器械的包装

GB 50333　医院洁净手术部建筑技术规范

WS 310.1　医院消毒供应中心　第 1 部分:管理规范

WS 310.2　医院消毒供应中心　第 2 部分:清洗消毒及灭菌技术操作规范

WS 310.3　医院消毒供应中心　第 3 部分:清洗消毒及灭菌效果监测标准

WS/T 311　医院隔离技术规范

WS/T 313　医务人员手卫生规范

YY/T 0506.1　患者、医护人员和器械用手术单、手术衣和洁净服　第 1 部分:制造厂、处理厂和产品的通用要求

YY/T 0698.2　最终灭菌医疗器械包装材料　第 2 部分:灭菌包裹材料要求和试验方法

YY/T 0698.4　最终灭菌医疗器械包装材料　第 4 部分:纸袋　要求和试验方法

YY/T 0698.5　最终灭菌医疗器械包装材料　第 5 部分:透气材料与塑料膜组成的可密封组合袋和卷材　要求和试验方法

YY/T 0698.8　最终灭菌医疗器械包装材料　第 8 部分:蒸汽灭菌器用重复性使用灭菌容器　要求和试验方法

3 术语和定义

下列术语和定义适用于本文件

3.1　清洁(cleaning)

去除物体表面有机物、无机物和可见污染物的过程。

3.2　清洗(washing)

去除诊疗器械、器具和物品上污物的全过程,流程包括冲洗、洗涤、漂洗和终末漂洗。

3.3　清洁剂(detergent)

洗涤过程中帮助去除被处理物品上有机物、无机物和微生物的制剂。

3.4 消毒(disinfection)

清除或杀灭传播媒介上病原微生物,使其达到无害化的处理。

3.5 消毒剂(disinfectant)

能杀灭传播媒介上的微生物并达到消毒要求的制剂。

3.6 高效消毒剂(high-efficacy disinfectant)

能杀灭一切细菌繁殖体(所括分枝杆菌)、病毒、真菌及其孢子等,对细菌芽孢也有一定杀灭作用的消毒制剂。

3.7 中效消毒剂(intermediate-efficacy disinfeetant)

能杀灭分枝杆菌、真菌、病毒及细菌繁殖体等微生物的消毒制剂。

3.8 低效消毒剂(low-efficacy disinfectant)

能杀灭细菌繁殖体和亲脂病毒的消毒制剂。

3.9 灭菌(sterilization)

杀灭或清除医疗器械、器具和物品上一切微生物的处理。

3.10 灭菌剂(sterilant)

能杀灭一切微生物(包括细菌芽孢),并达到灭菌要求的制剂。

3.11 无菌保证水平(sterility assurance level,SAL)

灭菌处理后单位产品上存在活微生物的概率。SAL 通示为 10^{-n}。医学灭菌一般设定 SAL 为 10^{-6}。即经灭菌处理后在一百万件物品中最多只允许一件物品存在活微生物。

3.12 斯伯尔丁分类法(E. H. Spaulding classification)

1968 年,E. H. Spaulding 根据医疗器械污染后使用所致感染的危险性大小及在患者使用之间的消毒或灭菌要求,将医疗器械分为 3 类,即高度危险性物品(critical items)、中度危险性物品(semi-critical items)和低度危险性物品(non-critical items)。

3.13 高度危险性物品(critical items)

进入人体无菌组织、器官、脉管系统,或有无菌体液从中流过的物品或接触破损皮肤、破损黏膜的物品,一旦被微生物污染,具有极高感染风险,如手术器械、穿刺针、腹腔镜、活检钳、心脏导管、植入物等。

3.14 中度危险性物品(semi-critical items)

与完整黏膜相接触,而不进入人体无菌组织、器官和血流,也不接触破损皮肤、破损黏膜的物品,如胃肠道内镜、气管镜、喉镜、肛表、口表、呼吸机管道、麻醉机管道、压舌板、肛门直肠压力测量导管等。

3.15 低度危险性物品(non-critical items)

与完整皮肤接触而不与黏膜接触的器材,如听诊器、血压计袖带等;病床围栏、床面以及床头柜、被褥;墙面、地面;痰盂(杯)和便器等。

3.16 灭菌水平(sterilization level)

杀灭一切微生物包括细菌芽孢,达到无菌保证水平。达到灭菌水平常用的方法包括热力灭菌、辐射灭菌等物理灭菌方法,以及采用环氧乙烷、过氧化氢、甲醛、戊二醛、过氧乙酸等化学灭菌剂在规定条件下,以合适的浓度和有效的作用时间进行灭菌的方法。

3.17 高水平消毒(high level disinfection)

杀灭一切细菌繁殖体包括分枝杆菌、病毒、真菌及其孢子和绝大多数细菌芽孢。达到高水平消毒常用的方法包括采用含氯制剂、二氧化氯、邻苯二甲醛、过氧乙酸、过氧化氢、臭氧、碘酊等以及能达到灭菌效果的化学消毒剂在规定的条件下,以合适的浓度和有效的作用时间进行消毒的方法。

3.18　中水平消毒(middle level disinfection)

杀灭除细菌芽孢以外的各种病原微生物包括分枝杆菌。达到中水平消毒常用的方法包括采用碘类消毒剂(聚维酮碘、氯己定碘等)、醇类和氯己定的复方、醇类和季铵盐类化合物的复方、酚类等消毒剂,在规定条件下,以合适的浓度和有效的作用时间进行消毒的方法。

3.19　低水平消毒(low level disinfection)

能杀灭细菌繁殖体(分枝杆菌除外)和亲脂病毒的化学消毒方法以及通风换气、冲洗等机械除菌法如采用季铵盐类消毒剂(苯扎溴铵等)、双胍类消毒剂(氯己定)等,在规定的条件下,以合适的浓度和有效的作用时间进行消毒的方法。

3.20　有效氯(available chlorine)

与含氯消毒剂氧化能力相当的氯量,其含量用mg/L或％(g/100 ml)浓度表示。

3.21　生物指示物(biological indicator)

含有活微生物,对特定灭菌过程提供特定的抗力的测试系统。

3.22　中和剂(neutralizer)

在微生物杀灭试验中,用以消除试验微生物与消毒剂的混悬液中和微生物表面上残留的消毒剂,使其失去对微生物抑制和杀灭作用的试剂。

3.23　终末消毒(terminal disinfection)

感染源离开疫源地后进行的彻底消毒。

3.24　暴露时间(exposure time)

消毒或灭菌物品接触消毒或灭菌因子的作用时间。

3.25　存活时间(survival time,ST)

在进行生物指示物抗力鉴定时,受试指示物样本经杀菌因子作用不同时间,全部样本培养均有菌生长的最长作用时间(min)。

3.26　杀灭时间(killing time,KT)

在进行生物指示物抗力鉴定时,受试指示物样本经杀菌因子作用不同时间,全部样本培养均无菌生长的最短作用时间(min)。

3.27　D 值(D value)

在设定的条件下,灭活 90% 的试验菌所需的时间(min)。

3.28　消毒产品(disinfection product)

包括消毒剂、消毒器械(含生物指示物、化学指示物和灭菌物品包装物)和卫生用品。

3.29　卫生用品(sanitary products)

为达到人体生理卫生或卫生保健目的,直接或间接与人体接触的日常生活用品。

3.30　菌落形成单位

在活菌培养计数时,由单个菌体或聚集成团的多个菌体在固体培养基上生长繁殖所形成的集落,称为菌落形成单位,以其表达活菌的数量。

4　管理要求

4.1　医疗机构应根据本规范的要求,结合本单位实际情况,制定科学、可操作的消毒、灭菌制度与标准操作程序,并具体落实。

4.2　医疗机构应加强对医务人员及消毒、灭菌工作人员的培训。培训内容应包括消毒、灭菌工作对预防和控制医院感染的意义、相关法律法规的要求、消毒与灭菌的基本原则与知识、消毒与灭菌工作中的职业防护等。

4.3　医疗机构使用的诊疗器械、器具与物品,应符合以下要求:

a) 进入人体无菌组织、器官、腔隙,或接触人体破损皮肤、破损黏膜、组织的诊疗器械、器具和物品应进行灭菌;

b) 接触完整皮肤、完整黏膜的诊疗器械、器具和物品应进行消毒。

4.4　医疗机构使用的消毒产品应符合国家有关规定,并应对消毒产品的相关证明进行审核,存档备案。

4.5　医疗机构应保持诊疗环境表面的清洁与干燥,遇污染应及时进行有效的消毒;对感染高风险的部门应定期进行消毒。

4.6　医疗机构应结合本单位消毒灭菌工作实际,为从事诊疗器械、器具和物品清洗、消毒与灭菌的工作人员提供相应的防护用品,保障医务人员的职业安全。

4.7　医疗机构应定期对消毒工作进行检查与监测,及时总结分析与反馈,如发现问题应及时纠正。

4.8　医务人员应掌握消毒与灭菌的基本知识和职业防护技能。

4.9　医疗机构从事清洁、消毒、灭菌效果监测的人员应经过专业培训,掌握相关消毒灭菌知识,熟悉消毒产品性能,具备熟练的检验技能;按标准和规范规定的方法进行采样、检测和评价。清洁、消毒与灭菌的效果监测应遵照附录 A 的规定,消毒试验用试剂和培养基配方见附录 B。

5　消毒、灭菌基本原则

5.1　基本要求

5.1.1　重复作用的诊疗器械、器具和物品,使用后应先清洁,再进行消毒或灭菌。

5.1.2　被朊病毒、气性坏疽及突发不明原因的传染病病原体污染的诊疗器械、器具和物品,应执行本规范第 11 章的规定。

5.1.3　耐热、耐湿的手术器械,应首选压力蒸汽灭菌,不应采用化学消毒剂浸泡灭菌。

5.1.4　环境与物体表面,一般情况下先清洁,再消毒;当受到患者的血液、体液等污染时,先去除污染物,再清洁与消毒。

5.1.5　医疗机构消毒工作中使用的消毒产品应经卫生行政部门批准或符合相应标准技术规范,并应遵循批准使用的范围、方法和注意事项。

5.2　消毒、灭菌方法的选择原则

5.2.1　根据物品污染后导致感染的风险高低选择相应的消毒或灭菌方法:

a) 高度危险性物品,应采用灭菌方法处理;

b) 中度危险性物品,应采用达到中水平消毒以上效果的消毒方法;

c) 低度危险性物品,宜采用低水平消毒方法,或做清洁处理;遇有病原微生物污染时,针对所污染病原微生物的种类选择有效的消毒方法。

5.2.2　根据物品上污染微生物的种类、数量选择消毒或灭菌方法:

a) 对受到致病菌芽孢、真菌孢子、分枝杆菌和经血传播病原体(乙型肝炎病毒、丙型肝炎病毒、艾滋病病毒等)污染的物品,应采用高水平消毒或灭菌。

b) 对受到真菌、亲水病毒、螺旋体、支原体、衣原体等病原微生物污染的物品,应采用中水平以上的消毒方法。

c) 对受到一般细菌和亲脂病毒等污染的物品,应采用达到中水平或低水平的消毒方法。

d) 杀灭被有机物保护的微生物时,应加大消毒药剂的使用剂量和(或)延长消毒时间。

e) 消毒物品上微生物污染特别严重时,应加大消毒药剂的使用剂量和(或)延长消毒时间。

5.2.3 根据消毒物品的性质选择消毒或灭菌方法:

a) 耐高热、耐湿的诊疗器械、器具和物品,应首选压力蒸汽灭菌;耐热的油剂类和干粉类等应采用干热灭菌。

b) 不耐热、不耐湿的物品,宜采用低温灭菌方法如环氧乙烷灭菌、过氧化氢低温等离子体灭菌或低温甲醛蒸汽灭菌等。

c) 物体表面消毒应考虑表面性质,光滑表面宜选择合适的消毒剂擦拭或紫外线消毒器近距离照射;多孔材料表面宜采用浸泡或喷雾消毒法。

5.3 职业防护

5.3.1 应根据不同的消毒与灭菌方法,采取适宜的职业防护措施。

5.3.2 在污染诊疗器械、器具和物品的回收、清洗等过程中应预防发生医务人员职业暴露。

5.3.3 处理锐利器械和用具,应采取有效防护措施,避免或减少利器伤的发生。

5.3.4 不同消毒、灭菌方法的防护如下:

a) 热力消毒、灭菌:操作人员接触高温物品和设备时应使用防烫的棉手套、着长袖工装;排除压力蒸汽灭菌器蒸汽泄露故障时应进行防护,防止皮肤的灼伤。

b) 紫外线消毒:应避免对人体的直接照射,必要时戴防护镜和穿防护服进行保护。

c) 气体化学消毒、灭菌:应预防有毒有害消毒气体对人体的危害,使用环境应通风良好。对环氧乙烷灭菌应严防发生燃烧和爆炸。环氧乙烷、甲醛气体灭菌和臭氧消毒的工作场所,应定期检测空气中的浓度,并达到国家规定的要求。

d) 液体化学消毒、灭菌:应防止过敏及对皮肤、黏膜的损伤。

6 清洗与清洁

6.1 适用范围

清洗适用于所有耐湿的诊疗器械、器具和物品;清洁适用于各类物体表面。

6.2 清洗与清洁方法

6.2.1 清洗 重复使用的诊疗器械、器具和物品应由消毒供应中心(CSSD)及时回收后,进行分类、清洗、干燥和检查保养。手工清洗适用于复杂器械、有特殊要求的医疗器械、有机物污染较重器械的初步处理以及无机械清洗设备的情况等;机械清洗适用于大部分常规器械的清洗。具体清洗方法及注意事项遵循 WS310.2 的要求。

6.2.2 清洁 治疗车、诊疗工作台、仪器设备台面、床头柜、新生儿暖箱等物体表面使用清洁布巾或消毒布巾擦拭。擦拭不同患者单元的物品之间应更换布巾。各种擦拭布巾及保洁手套应分区域使用,用后统一清洗消毒,干燥备用。

6.3 注意事项

6.3.1 有管腔和表面不光滑的物品,应用清洁剂浸泡后手工仔细刷洗或超声清洗;能拆卸的复杂物品应拆开后清洗。

6.3.2 清洗用水、清洁剂等的要求遵循 WS310.1 的规定。

6.3.3 手工清洗工具如毛刷等每天使用后,应进行清洁、消毒。

6.3.4 内镜、口腔器械的清洗应遵循国家的有关规定。

6.3.5 对于含有小量血液或体液等物质的溅污,可先清洁再进行消毒;对于大量的溅污,应先用吸湿材料去除可见的污染物,然后再清洁和消毒。

6.3.6 用于清洁物体表面的布巾应每次使用后进行清洗消毒,干燥备用。

7 常用消毒与灭菌方法

常用消毒与灭菌方法应遵照附录 C 的规定,对使用产品应查验相关证件。

8 高度危险性物品的灭菌

8.1 手术器械、器具和物品的灭菌

8.1.1 灭菌前准备

清洗、包装、装载遵循 WS310.2 的要求。

8.1.2 灭菌方法

8.1.2.1 耐热、耐湿手术器械 应首选压力蒸汽灭菌。

8.1.2.2 不耐热、不耐湿手术器械 应采用低温灭菌方法。

8.1.2.3 不耐热、耐湿手术器械 应首选低温灭菌方法,无条件的医疗机构可采用灭菌剂浸泡灭菌。

8.1.2.4 耐热、不耐湿手术器械 可采用干热灭菌方法。

8.1.2.5 外来医疗器械 医疗机构应要求器械公司提供清洗、包装、灭菌方法和灭菌循环参数,并遵循其灭菌方法和灭菌循环参数的要求进行灭菌。

8.1.2.6 植入物 医疗机构应要求器械公司提供植入物的材质、清洗、包装、灭菌方法和灭菌循环参数,并遵循其灭菌方法和灭菌循环参数的要求进行灭菌,植入物灭菌应在生物监测结果合格后放行;紧急情况下植入物的灭菌,应遵循 WS310.3 的要求。

8.1.2.7 动力工具 分气动式和电动式,一般由钻头、锯片、主机、输气连接线、电池等组成。应按照使用说明的要求对各种部件进行清洗、包装与灭菌。

8.2 手术敷料的灭菌

8.2.1 灭菌前准备

8.2.1.1 手术敷料灭菌前应存放于温度 18℃～22℃,相对湿度 35%～70% 的环境。

8.2.1.2 棉布类敷料可采用符合 YY/T 0698.2 要求的棉布包装;棉纱类敷料可选用符合 YY/T 0698.2、YY/T 0698.4、YY/T 0698.5 要求的医用纸袋、非织造布、皱纹纸或复合包装袋,采用小包装或单包装。

8.2.2 灭菌方法

8.2.2.1 棉布类敷料和棉纱类敷料应首选压力蒸汽灭菌。

8.2.2.2 符合 YY/T 0506.1 要求的手术敷料,应根据材质不同选择相应的灭菌方法。

8.3 手术缝线的灭菌

8.3.1 手术缝线分类 分为可吸收缝线和非吸收缝线。可吸收缝线包括普通肠线、铬肠线、人工合成可吸收缝线等。非吸收缝线包括医用丝线、聚丙烯缝线、聚酯缝线、尼龙线、金属线等。

8.3.2　灭菌方法　根据不同材质选择相应的灭菌方法。

8.3.3　注意事项　所有缝线不应重复灭菌使用。

8.4　其他高度危险性物品的灭菌

应根据被灭菌物品的材质,采用适宜的灭菌方法。

9　中度危险性物品的消毒

9.1　消毒方法

9.1.1　中度危险性物品如口腔护理用具等耐热、耐湿物品,应首选压力蒸汽灭菌,不耐热的物品如体温计(肛表或口表)、氧气面罩、麻醉面罩应采用高水平消毒或中水平消毒。

9.1.2　通过管道间接与浅表体腔黏膜接触的器具如氧气湿化瓶、胃肠减压器、吸引器、引流瓶等的消毒方法如下:

a) 耐高温、耐湿的管道与引流瓶应首选湿热消毒;

b) 不耐高温的部分可采用中效或高效消毒剂如含氯消毒剂等以上的消毒剂浸泡消毒;

c) 呼吸机和麻醉机的螺纹管及配件宜采用清洗消毒机进行清洗与消毒;

d) 无条件的医院,呼吸机和麻醉机的螺纹管及配件可采用高效消毒剂如含氯消毒剂等以上的消毒剂浸泡消毒。

9.2　注意事项

9.2.1　待消毒物品在消毒灭菌前应充分清洗干净。

9.2.2　管道中有血迹等有机物污染时,应采用超声波和医用清洗剂浸泡清洗。清洗后的物品应及时进行消毒。

9.2.3　使用中的消毒剂应监测其浓度,在有效期内使用。

10　低度危险性物品的消毒

10.1　诊疗用品的清洁与消毒

诊疗用品如血压计袖带、听诊器等,保持清洁,遇有污染应及时先清洁,后采用中、低效的消毒剂进行消毒。

10.2　患者生活卫生用品的清洁与消毒

患者生活卫生用品如毛巾、面盆、痰盂(杯)、便器、餐饮具等,保持清洁,个人专用,定期消毒;患者出院、转院或死亡进行终末消毒。消毒方法可采用中、低效的消毒剂消毒;便器可使用冲洗消毒器进行清洗消毒。

10.3　患者床单元的清洁与消毒

10.3.1　医疗机构应保持床单元的清洁

10.3.2　医疗机构应对床单元(含床栏、床头柜等)的表面进行定期清洁和(或)消毒,遇污染应及时清洁与消毒;患者出院时应进行终末消毒。消毒方法应采用合法、有效的消毒剂如复合季铵盐消毒液、含氯消毒剂擦拭消毒,或采用合法、有效的床单元消毒器进行清洗和(或)消毒,消毒剂或消毒器使用方法与注意事项等应遵循产品的使用说明。

10.3.3　直接接触患者的床上用品如床单、被套、枕套等,应一人一更换;患者住院时间长时,应每周更换;遇污染应及时更换。更换后的用品应及时清洗与消毒。消毒方法应合法、有效。

10.3.4　间接接触患者的被芯、枕芯、褥子、病床隔帘、床垫等,应定期清洗与消毒;遇污染应及时更换、清洗与消毒。甲类及按甲类管理的乙类传染病患者、不明原因病原体感染患者等使用后的上述物品应进行终末消毒,消毒方法应合法、有效,其使用方法与注意事项等遵循产品的使用说明,或按医疗废物处置。

11 朊病毒、气性坏疽和突发不明原因传染病的病原体污染物品和环境的消毒

11.1 朊病毒

11.1.1 消毒方法

11.1.1.1 感染朊病毒患者或疑似感染朊病毒患者宜选用一次性使用诊疗器械、器具和物品,使用后应进行双层密闭封装焚烧处理。

11.1.1.2 可重复使用的被感染朊病毒患者或疑似感染朊病毒患者的高度危险组织(大脑、硬脑膜、垂体、眼、脊髓等组织)污染的中度和高度危险性物品,可选以下方法之一进行消毒灭菌,且灭菌的严格程度逐步递增:

a) 将使用后的物品浸泡于 1 mol/L 氢氧化钠溶液内作用 60 min,然后按 WS310.2 中的方法进行清洗、消毒与灭菌,压力蒸汽灭菌应采用 134℃～138℃、18 min,或 132℃、30 min,或 121℃,60 min;

b) 将使用后的物品采用清洗消毒机(宜选用具有杀朊病毒活性的清洗剂)或其他安全的方法去除可见污染物,然后浸泡于 1 mol/L 氢氧化钠溶液内作用 60 min,并置于压力蒸汽灭菌 121℃,30 min;然后清洗,并按照一般程序灭菌;

c) 将使用后的物品浸泡于 1 mol/L 氢氧化钠溶液内作用 60 min,去除可见污染物,清水漂洗,置于开口盘内,下排气压力蒸汽灭菌器内 121℃灭菌 60 min 或预排气压力蒸汽灭菌器 134℃灭菌 60 min,然后清洗,并按照一般程序灭菌。

11.1.1.3 被感染朊病毒患者或疑似感染朊病毒患者高度危险组织污染的低度危险物品和一般物体表面应用清洁剂清洗,根据待消毒物品的材质采用 10 000 mg/L 的含氯消毒剂或 1 mol/L 氢氧化钠溶液擦拭或浸泡消毒,至少作用 15 min,并确保所有污染表面均接触到消毒剂。

11.1.1.4 被朊病毒患者或疑似感染朊病毒患者高度危险组织污染的环境表面应用清洁剂清洗,采用 10 000 mg/L 的含氯消毒剂消毒,至少作用 15 min。为防止环境和一般物体表面污染,宜采用一次性塑料薄膜覆盖操作台,操作完成后按特殊医疗废物焚烧处理。

11.1.1.5 被感染朊病毒患者或疑似感染朊病毒患者低度危险组织(脑脊液、肾、肝、脾、肺、淋巴结、胎盘等组织)污染的中度和高度危险物品,传播朊病毒的风险还不清楚,可参照上述措施处理。

11.1.1.6 被感染朊病毒患者或疑似感染朊病毒患者低度危险组织污染的低度危险物品、一般物体表面和环境表面可只采取相应常规消毒方法处理。

11.1.1.7 被感染朊病毒患者或疑似感染朊病毒患者其他无危险组织污染的中度和高度危险物品,采取以下措施处理:

a) 清洗并按常规高水平消毒和灭菌程序处理;

b) 除接触中枢神经系统的神经外科内镜外,其他内镜按照国家有关内镜清洗消毒技术规范处理;

c) 采用标准消毒方法处理低度危险性物品和环境表面,可采用 500～1 000 mg/L 的含氯消毒剂或相当剂量的其他消毒剂处理。

11.1.2 注意事项

11.1.2.1 当确诊患者感染朊病毒时,应告知医院感染管理及诊疗涉及的相关临床科室。培训相关人员朊病毒相关医院感染、消毒处理等知识。

11.1.2.2 感染朊病毒患者或疑似感染朊病毒患者高度危险组织污染的中度和高度危险物品,使用后应立即处理,防止干燥;不应使用快速灭菌程序;没有按正确方法消毒灭菌处理的物品应召回重新按规定处理。

11.1.2.3 感染朊病毒患者或疑似感染朊病毒患者高度危险组织污染的中度和高度危险物品,不能清洗和只能低温灭菌的,宜按特殊医疗废物处理。

11.1.2.4 使用的清洁剂、消毒剂应每次更换。

11.1.2.5 每次处理工作结束后,应立即消毒清洗器具,更换个人防护用品,进行手的清洁与消毒。

11.2 气性坏疽病原体

11.2.1 消毒方法

11.2.1.1 伤口的消毒 采用3%过氧化氢溶液冲洗,伤口周围皮肤可选择聚维酮碘原液擦拭消毒。

11.2.1.2 诊疗器械的消毒 应先消毒,后清洗,再灭菌。消毒可采用含氯消毒剂1 000～2 000 mg/L浸泡消毒30～45 min,有明显污染物时应采用含氯消毒剂5 000～10 000 mg/L浸泡消毒≥60 min,然后按规定清洗,灭菌。

11.2.1.3 物体表面的消毒 手术部(室)或换药室,每例感染患者之间应及时进行物体表面消毒,采用0.5%过氧乙酸或500 mg/L含氯消毒剂擦拭。

11.2.1.4 环境表面的消毒 手术部(室)、换药室、病房环境表面有明显污染时,随时消毒,采用0.5%过氧乙酸或1 000 mg/L含氯消毒剂擦拭。

11.2.1.5 终末消毒 手术结束、患者出院、转院或死亡后应进行终末消毒。终末消毒可采用3%过氧化氢或过氧乙酸熏蒸,3%过氧化氢按照20 ml/m³气溶胶喷雾,过氧乙酸按照1 g/m³加热熏蒸,相对湿度70%～90%,密闭24 h;5%过氧乙酸溶液按照2.5 ml/m³气溶胶喷雾,相对湿度为20%～40%。

11.2.1.6 织物 患者用过的床单、被罩、衣物等单独收集,需重复使用时应专包密封,标识清晰,压力蒸汽灭菌后再清洗。

11.2.2 注意事项

11.2.2.1 患者宜使用一次性诊疗器械、器具和物品。

11.2.2.2 医务人员应做好职业防护,防护和隔离应遵循WS/T 311的要求;接触患者时应戴一次性手套,手卫生应遵循WS/T 313的要求。

11.2.2.3 接触患者创口分泌物的纱布、布垫等敷料、一次性医疗用品、切除的组织如坏死肢体等双层封装,按医疗废物处理。医疗废物应遵循《医疗废物管理条例》的要求进行处置。

11.2.3 突发不明原因传染病的病原体

突发不明原因的传染病病原体污染的诊疗器械、器具与物品的处理应符合国家届时发布的规定要求。没有要求时,其消毒的原则为:在传播途径不明时,应按照多种传播途径,确定消毒的范围和物品;按病原体所属微生物类别中抵抗力最强的微生物,确定消毒的剂量(可按杀芽孢的剂量确定);医务人员应做好职业防护。

12　皮肤与黏膜的消毒

12.1　皮肤消毒

12.1.1　穿刺部位的皮肤消毒

12.1.1.1　消毒方法

12.1.1.1.1　用浸有聚维酮碘消毒液原液的无菌棉球或其他替代物品局部擦拭2遍,作用时间遵循产品的使用说明。

12.1.1.1.2　使用碘酊原液直接涂擦皮肤表面2遍以上,作用时间1～3 min,待稍干后再用70％～80％乙醇(体积分数)脱碘。

12.1.1.1.3　使用有效含量≥2g/L氯己定—乙醇(70％,体积分数)溶液局部擦拭2～3遍,作用时间遵循产品的使用说明。

12.1.1.1.4　使用70％～80％(体积分数)乙醇溶液擦拭消毒2遍,作用3 min。

12.1.1.1.5　使用复方季铵盐消毒剂原液皮肤擦拭消毒,作用时间3～5 min。

12.1.1.1.6　其他合法、有效的皮肤消毒产品,按照产品的使用说明书操作。

12.1.1.2　消毒范围

肌内、皮下及静脉注射、针灸部位、各种诊疗性穿刺等消毒方法主要是涂擦,以注射或穿刺部位为中心,由内向外缓慢旋转,逐步涂擦,共2次,消毒皮肤面积应≥5 cm×5 cm。中心静脉导管如短期中心静脉导管、PICC、植入式血管通路的消毒范围直径应>15 cm,至少应大于敷料面积(10 cm×12 cm)。

12.1.2　手术切口部位的皮肤消毒

12.1.2.1　清洁皮肤

手术部位的皮肤应先清洁;对于器官移植手术和处于重度免疫抑制状态的患者,术前可用抗菌或抑菌皂液或20 000 mg/L葡萄糖酸氯己定擦拭洗净全身皮肤。

12.1.2.2　消毒方法

12.1.2.2.1　使用浸有聚维酮碘消毒液原液的无菌棉球或其他替代物品局部擦拭2遍,作用≥2 min。

12.1.2.2.2　使用碘酊原液直接涂擦皮肤表面,待稍干后再用70％～80％乙醇(体积分数)脱碘。

12.1.2.2.3　使用有效含量≥2 g/L氯己定—乙醇(70％,体积分数)溶液局部擦拭2～3遍,作用时间遵循产品的使用说明。

12.1.2.2.4　其他合法、有效的手术切口皮肤消毒产品,按照产品使用说明书操作。

12.1.2.3　消毒范围

应在手术野及其外扩展≥15 cm部位由内向外擦拭。

12.1.3　病原微生物污染皮肤的消毒

12.1.3.1　彻底冲洗。

12.1.3.2　消毒　采用聚维酮碘原液擦拭作用3～5 min,或用乙醇、异丙醇与氯己定配制成的消毒液等擦拭消毒,作用3～5 min。

12.2　黏膜、伤口创面消毒

12.2.1　擦拭法

12.2.1.1　使用含有效碘1 000～2 000 mg/L的聚维酮碘擦拭,作用到规定时间。

12.2.1.2　使用有效含量≥2 g/L 氯己定—乙醇(70%,体积分数)溶液局部擦拭 2～3遍,作用时间遵循产品的使用说明。

12.2.1.3　采用 1 000～2 000 mg/L 季铵盐,作用到规定时间。

12.2.2　冲洗法

12.2.2.1　使用有效含量≥2 g/L 氯己定水溶液冲洗或漱洗,至冲洗液或漱洗液变清为止。

12.2.2.2　采用 3%(30 g/L)过氧化氢冲洗伤口、口腔含漱,作用到规定时间。

12.2.2.3　使用含有效碘 500 mg/L 的消毒液冲洗,作用到规定时间。

12.2.3　注意事项

12.2.3.1　其他合法、有效的黏膜、伤口创面消毒产品,按照产品使用说明书进行操作。

12.2.3.2　如消毒液注明不能用于孕妇,则不可用于怀孕妇女的会阴部及阴道手术部位的消毒。

13　地面和物体表面的清洁与消毒

13.1　清洁和消毒方法

13.1.1　地面的清洁与消毒　地面无明显污染时,采用湿式清洁。当地面受到患者血液、体液等明显污染时,先用吸湿材料去除可见的污染物,再清洁和消毒。

13.1.2　物体表面的清洁与消毒　室内用品如桌子、椅子、凳子、床头柜等的表面无明显污染时,采用湿式清洁。当受到明显污染时,先用吸湿材料去除可见的污染物,然后再清洁和消毒。

13.1.3　感染高风险的部门其地面和物体表面的清洁与消毒　感染高风险的部门如手术部(室)、产房、导管室、洁净病房、骨髓移植病房、器官移植病房、重症监护病房、新生儿室、血液透析病房、烧伤病房、感染疾病科、口腔科、检验科、急诊等病房与部门的地面与物体表面,应保持清洁、干燥,每天进行消毒,遇明显污染随时去污、清洁与消毒。地面消毒采用400～700 mg/L有效氯的含氯消毒液擦拭,作用 30 min。物体表面消毒方法同地面或采用1 000～2 000 mg/L季铵盐类消毒液擦拭。

13.2　注意事项

地面和物体表面应保持清洁,当遇到明显污染时,应及时进行消毒处理,所用消毒剂应符合国家相关要求。

14　清洁用品的消毒

14.1　手工清洗与消毒

14.1.1　擦拭布巾　清洗干净,在 250 mg/L 有效氯消毒剂(或其他有效消毒剂)中浸泡30 min,冲净消毒液,干燥备用。

14.1.2　地巾　清洗干净,在 500 mg/L 有效氯消毒剂中浸泡 30 min,冲净消毒液,干燥备用。

14.2　自动清洗与消毒

使用后的布巾、地巾等物品放入清洗机内,按照清洗器产品的使用说明进行清洗与消毒,一般程序包括水洗、洗涤剂洗、清洗、消毒、烘干,取出备用。

14.3　注意事项

布巾、地巾应分区使用

附录 A （规范性附录）
清洁、消毒与灭菌的效果监测

A.1 清洗与清洁效果监测

A.1.1 诊疗器械、器具和物品清洗的效果监测

A.1.1.1 日常监测 在检查包装时进行,应目测和(或)借助带光源的放大镜检查。清洗后的器械表面及其关节、齿牙应光洁、无血渍、污渍、水垢等残留物质和锈斑。

A.1.1.2 定期抽查 每月应随机至少抽查 3 个待灭菌包内全部物品的清洗效果,检查的方法与内容同日常监测,并记录监测结果。

A.1.1.3 可采用蛋白残留测定、ATP 生物荧光测定等监测清洗与清洁效果的方法及其灵敏度的要求,定期测定诊疗器械、器具和物品的蛋白残留或其清洗与清洁的效果。

A.1.2 清洗消毒器及其效果监测

A.1.2.1 日常监测 应每批次监测清洗消毒器的物理参数及运转情况,并记录。

A.1.2.2 定期监测

A.1.2.2.1 对清洗消毒器的清洗效果可每年采用清洗效果测试指示物进行监测。当清洗物品或清洗程序发生改变时,也可采用清洗效果测试指示物进行清洗效果的监测。

A.1.2.2.2 监测方法应遵循生产厂家的使用说明或指导手册;监测结果不符合要求,清洗消毒器应停止使用。清洗效果测试指示物应符合有关标准的要求。

A.1.2.2.3 清洗消毒器新安装、更新、大修、更换清洗剂、消毒方法、改变装载方法等时,应遵循生产厂家的使用说明或指导手册进行检测,清洗消毒效果检测合格后,清洗消毒器方可使用。

A.2 灭菌效果的监测

A.2.1 压力蒸汽灭菌效果的监测

A.2.1.1 压力蒸汽灭菌效果的监测包括物理监测法、化学监测法、重物监测法和 B-D 测试,应遵循 WS310.3 的要求。

A.2.1.2 标准生物测试包的制作方法如下

a) 标准指示菌株:嗜热脂肪杆菌芽孢,菌片含菌及抗力符合国家有关标准;

b) 标准测试包的制作:由 16 条 41 cm×66 cm 的全棉手术巾制成。制作方法:将每条手术巾的长边先折成 3 层,短边折成 2 层,然后叠放,制成 23 cm×23 cm×15 cm 的测试包;

c) 标准生物测试包或生物 PCD 的制作方法:将至少一个标准指示菌片装入灭菌小纸袋内或至少一个自含式生物指示剂,置于标准试验包的中心部位即完成标准生物测试包或生物 PCD 的制作;

d) 培养方法:经一个灭菌周期后,在无菌条件下取出标准试验包的指示菌片,投入溴甲酚紫葡萄糖蛋白胨水培养基中,经(56±1)℃培养 7 d(自含式生物指示物按产品说明书执行),观察培养结果;

e) 结果判定 阳性对照组培养阳性,阴性对照组培养阴性,试验组培养阴性,判定为灭菌合格。阳性对照组培养阳性,阴性对照组培养阴性,试验组培养阳性,则灭菌不合格;同时应进一步鉴定试验组阳性的细菌是否为指示菌或是污染所致。自含式生物批示物不需要做阴性对照;

f) 小型压力蒸汽灭菌器因一般无标准生物监测包,应选择灭菌器常用的、有代表性的灭菌包制作生物测试包或生物 PCD,置于灭菌器最难灭菌的部位,且灭菌器应处于满载状态。生物测试包或生物 PCD 应侧放,体积大时可平放;

g) 采用快速压力蒸汽灭菌程序灭菌时,应直接将一支生物指示物,置于空载的灭菌器内,经一个灭菌周期后取出,规定条件下培养,观察结果;

h) 可使用一次性标准生物测试包,对灭菌器的灭菌质量进行生物监测;

i) 注意事项

1) 监测所用菌片或自含式菌管应取得卫生部消毒产品卫生许可证批件,并在有效期内使用;

2) 如果 1 d 内进行多次生物监测,且生物指示剂为同一批号,则只设一次阳性对照即可。

A.2.1.3 B-D 测试方法如下:

a) B-D 测试包的制作方法 B-D 测试包由 100% 脱脂纯棉布或 100% 全棉手术巾折叠成长(30±2)cm、宽(25±2)cm、高 25～28 cm 大小的布包;将专用 B-D 测试纸,放入上述布包的中间;制成的 B-D 测试包的重量要求为(4±0.2)kg。或采用一次性使用或反复使用的 B-D 测试包。

b) B-D 测试方法 测试前先预热灭菌器,将 B-D 测试包水平放于灭菌柜内灭菌车的前底层,靠近柜门与排气口底前方;柜内除测试包外无任何物品;在 134℃ 温度下,时间不超过 3.5 min,取出测试包,观察 B-D 测试纸颜色变化。

c) 结果判定 B-D 测试纸均匀一致变色,说明 B-D 试验通过,灭菌器可以使用;变色不均说明 B-D 试验失败,可再重复一次 B-D 测试,合格,灭菌器可以使用;不合格,需检查 B-D 测试失败原因,直至 B-D 测试通过后该灭菌器方能使用。

A.2.2 干热灭菌的效果监测

A.2.2.1 干热灭菌效果的物理监测法、化学监测法和生物测监测法,应遵循 WS310.3 的要求。

A.2.2.2 标准生物测试管的制作方法如下:

a) 标准指示菌株:枯草杆菌黑色变种芽孢,菌片含菌及抗力符合国家有关标准;

b) 标准生物测试管的制作方法:将标准指示菌片分别装入灭菌中试管内(1 片/管);

c) 监测方法:将标准生物测试管,置于灭菌器最难灭菌的部位,即灭菌器与每层门把手对角线内、外角处放置 2 个含菌片的试管,试管帽置于试管旁,关好柜门,经一个灭菌周期后,待温度降至 80℃ 时,加盖试管帽后取出试管。并设阳性对照和阴性对照;

d) 培养方法:在无菌条件下,加入普通营养肉汤培养基(5 ml/管),(36±1)℃ 培养 48 h,观察初步结果,无菌生长管继续培养至第 7 d;

e) 结果判定:阳性对照组培养阳性,阴性对照组培养阴性,若每个指示菌片接种的肉汤管均澄清,判为灭菌合格;若阳性对照组培养阳性,阴性对照组培养阴性,而指示菌片之一接种的肉汤管混浊,判为不合格;对难以判定的肉汤管,取 0.1 ml 接种于营养琼脂平板,用灭菌 L 棒或接种环涂匀,置于(36±1)℃ 培养 48 h,观察菌落形态,并做涂片染色镜检,判断是否指示菌生长,若有指示菌生长,判为灭菌不合格;若无指示菌生长,判为灭菌合格;

f) 注意事项:监测所用菌片应取得卫生部消毒产品卫生许可批件,并在有效期内使用。

A.2.3 过氧化氢低温等离子灭菌和低温甲醛蒸汽灭菌的效果监测

过氧化氢低温等离子灭菌和低温甲醛蒸汽灭菌的效果监测应遵循 WS 310.3 的要求。

A.2.4　环氧乙烷气体灭菌效果的监测

A.2.4.1　环氧乙烷气体灭菌的物理监测法、化学监测法和生物监测法,应遵循 WS 310.3的要求。

A.2.4.2　常规生物测试包的制作方法如下:

a) 标准指示菌株:枯草杆菌黑色变种芽孢,菌片含菌及抗力符合国家有关标准;

b) 常规生物测试包的制作方法:取一个 20 ml 的无菌注射器,去掉针头,拔出针栓,将标准生物指示菌放入针筒内,带孔的塑料帽应朝向针头处,再将注射器的针栓插回针筒(注意不要碰及生物指示物),之后用一条全棉小毛巾两层包裹,置于纸塑包装袋中,封装;

c) 监测方法:将常规生物测试包放在灭菌器最难灭菌的部位(整个装载灭菌包的中心部位)。灭菌周期完成后应立即取出指示菌片接种于含有复方中和剂的 0.5% 的葡萄糖肉汤培养基管中,(36±1)℃培养 7 d(自含式生物指示物应遵循产品说明),观察培养基颜色变化,同时设阳性对照;

d) 结果判定:阳性对照组培养阳性,试验组培养阴性,判定为灭菌合格。阳性对照组培养阳性,试验组培养阳性,则灭菌不合格;同时应进一步鉴定试验组阳性的细菌是否为指示菌或污染所致;

e) 注意事项:监测所用菌片应取得卫生部消毒产品卫生许可批件,并在有效期内使用。

A.3　紫外线消毒的效果监测

A.3.1　紫外线辐照度值的测定

A.3.1.1　监测方法

A.3.1.1.1　紫外线灯辐照计测定法

开启紫外线灯 5 min 后,将测定波长为 253.7 nm 的紫外线辐照计探头置于被检紫外线灯下垂直距离 1 m 的中央处,特殊紫外线灯在推荐使用的距离下测定,待仪表稳定后,所示数据即为该紫外线灯的辐照度值。

A.3.1.1.2　紫外线强度照射指示卡监测法

开启紫外线灯 5 min 后,将指示卡置于紫外灯下垂直距离 1 m 处,有图案一面朝上,照射 1 min,紫外线照射后,观察指示卡色块的颜色,将其与标准色块比较,读出照射强度。

A.3.1.2　结果判定

普通 30 w 直管型紫外线灯,新灯管的辐照强度应符合 GB 19258 要求;使用中紫外线灯照射强度≥70 μW/cm² 为合格;30 W 高强度紫外线新灯的辐射强度≥180 μW/cm² 为合格。

A.3.1.3　注意事项

测定时电压(220±5)V,温度 20℃～25℃,相对湿度<60%,紫外线辐照计应在计量部门检定的有效期内使用;指示卡应在获得卫生部消毒产品卫生许可批件,并在有效期内使用。

A.3.2　生物监测法

空气消毒的有效监测　按 A.6 的要求执行。

A.3.3　注意事项

A.3.3.1　紫外线灯在投放市场之前应按照卫生部有关规定进行产品卫生安全评价。

A.3.3.2　紫外线消毒效果监测时,采样液(平板)中不加中和剂。

A.4 手和皮肤消毒效果监测

A.4.1 手的消毒效果监测

应遵循 WS/T 313 的要求

A.4.2 皮肤的消毒效果监测

A.4.2.1 采样时间

按照产品使用说明规定的作用时间,达到消毒效果后及时采样。

A.4.2.2 采样方法

用 5 cm×5 cm 的灭菌规格板,放在被检皮肤处,用浸有含相应中和剂的无菌洗脱液的棉拭子 1 支,在规格板内横竖往返均匀涂擦各 5 次,并随之转动棉拭子,剪去手接触部位后,将棉拭子投入 10 ml 含相应中和剂的无菌洗脱液的试管内,及时送检,不规则的皮肤可用棉拭子直接涂擦采样。

A.4.2.3 检测方法

将采样管在混匀器上振荡 20 s 或用力振打 80 次,用无菌吸管吸取 1.0 ml 待检样品接种于灭菌平皿,每一样本接种 2 个平皿,平皿内加入已溶化的 45℃～48℃的营养琼脂 15～18 ml,边倾注边摇匀,待琼脂凝固,置(36±1)℃温箱培养 48 h,计数菌落数。

细菌菌落总数计算方法见式(A.1):

$$细菌菌落总数(cfu/cm^2) = \frac{平板上菌落数×稀释倍数}{采样面积(cm^2)} \qquad \cdots\cdots(A.1)$$

A.4.2.4 结果判定

皮肤消毒效果的判定标准遵循 WS/T 313 中外科手消毒卫生标准。

A.4.2.5 注意事项

采样皮肤表面不足 5 cm×5 cm,可用相应面积的规格板采样。

A.5 物体表面的消毒效果监测

A.5.1 采样时间

在消毒处理后或怀疑与医院感染暴发有关时进行采样。

A.5.2 采样方法

用 5 cm×5 cm 灭菌规格板放在被检物体表面,用浸有无菌 0.03 mol/L 磷酸盐缓冲液(PBS)或生理盐水采样液的棉拭子 1 支,在规格板内横竖往返各涂抹 5 次,并随之转动棉拭子,连续采样 4 个规格板面积,被采表面<100 cm²,取全部表面;被采面积≥100 cm²,取100 cm²。剪去手接触部分,将棉拭子放入装有 10 ml 无菌检验用洗脱液的试管中送检。门把手等小型物体则采用棉拭子直接涂抹物体表面采样。采样物体表面有消毒剂残留时,采样液应含相应中和剂。

A.5.3 检测方法

充分震荡采样管后,取不同稀释倍数的洗脱液 1.0 ml 接种平皿,将冷至 40℃～45℃的熔化营养琼脂培养基每皿倾注 15～20 ml,(36±1)℃恒温箱培养 48 h,计数菌落数。怀疑与医院感染暴发有关时,进行目标微生物的检测。

A.5.4 结果计算

A.5.4.1 规则物体表面

物体表面菌落总数计算方法见式(A.2);

$$物体表面菌落总数(cfu/cm^2) = \frac{平均每皿菌落数×洗脱液稀释倍数}{采样面积(cm^2)} \quad ……(A.2)$$

A.5.4.2　小型物体表面的结果计算,用 cfu/件表示。

A.5.5　结果判定

A.5.5.1　洁净手术部、其他洁净场所,非洁净手术部(室)、非洁净骨髓移植病房、产房、导管室、新生儿室、器官移植病房、烧伤病房、重症监护病房、血液病病区等;物体表面细菌菌落总数≤5 cfu/cm²。

A.5.5.2　儿科病房、母婴同室、妇产科检查室、人流室、治疗室、注射室、换药室、输血科、消毒供应中心、血液透析中心(室)、急诊室、化验室、各类普通病室、感染疾病科门诊及其病房等;物体表面细菌菌落总数≤10 cfu/cm²。

A.6　空气的消毒效果监测

A.6.1　采样时间

采用洁净技术净化空气的房间在洁净系统自净后与从事医疗活动前采样;未采用洁净技术净化空气的房间在消毒或规定的通风换气后与从事医疗活动前采样;或怀疑与医院感染暴发有关时采样。

A.6.2　监测方法

A.6.2.1　洁净手术部(室)及其他洁净用房可选择沉降法或浮游菌法,参照 GB 50333 要求进行监测。浮游菌法可选择六级撞击式空气采样器或其他经验证的空气采样器。监测时将采样器置于室内中央 0.8～1.5 m 高度,按采样器使用说明书操作,每次采样时间不应超过 30 min。房间面积>10 m² 者,每增加 10 m² 增设一个采样点。

A.6.2.2　未采用洁净技术净化空气的房间采用沉降法:室内面积≤30 m²,设内、中、外对角线 3 点,内、外点应距墙壁 1 m 处;室内面积>30 m²,设四角及中央 5 点,四角的布点位置应距墙壁 1 m 处。将普通营养琼脂平皿(φ90 mm)放置各采样点,采样高度为距地面 0.8～1.5 m;采样时将平皿盖打开,扣放于平皿旁,暴露规定时间后盖上平皿盖及时送检。

A.6.2.3　将送检平皿置(36±1)℃恒温箱培养 48 h,计数菌落数。若怀疑与医院感染暴发有关时,进行目标微生物的检测。

A.6.3　结果计算

A.6.3.1　沉降法按平均每皿的菌落数报告:cfu/(皿.暴露时间)

A.6.3.2　浮游菌法计算公式见式(A.3)

$$空气中菌落总数(cfu/m^3) = \frac{采样器各平皿菌落数之和(cfu)}{采样速率(L/min)×采样时间(min)} × 1\,000 \quad ……(A.3)$$

A.6.4　结果判定

A.6.4.1　洁净手术部(室)和其他洁净场所,空气中的细菌菌落总数要求应遵循 GB 50333。

A.6.4.2　非洁净手术部(室)、非洁净骨髓移植病房、产房、导管室、新生儿室、器官移植病房、烧伤病房、重症监护病房、血液病病区空气中的细菌菌落总数≤4 cfu/(15 min·直径 9 cm平皿)。

A.6.4.3 儿科病房、母婴同室、妇产科检查室、人流室、治疗室、注射室、换药室、输血科、消毒供应中心、血液透析中心(室)、急诊室、化验室、各类普通病室、感染疾病科门诊及其病房空气中的细菌菌落总数≤4 cfu/(5 min·直径9 cm平皿)。

A.6.5 注意事项

采样前,关闭门、窗,在无人走动的情况下,静止10 min后采样。

A.7 消毒液的监测

A.7.1 常用消毒液有效成分含量测定

库存消毒剂的有效成分含量依照产品企业标准进行检测;使用中消毒液的有效浓度测定可用上述方法,也可使用经国家卫生行政部门批准的消毒剂浓度纸(卡)进行监测。

A.7.2 使用中消毒液染菌量测定

A.7.2.1 用无菌吸管按无菌操作方法吸取1.0 ml被检消毒液,加入9 ml中和剂中混匀。醇类与酚类消毒剂用普通营养肉汤中和,含氯消毒剂、含碘消毒剂和过氧化物消毒剂用含0.1%硫代硫酸钠中和剂,氯己定、季铵盐类消毒剂用含0.3%吐温80和0.3%卵磷脂中和剂,醛类消毒剂用含0.3%甘氨酸中和剂,含有表面活性剂的各种复方消毒剂可在中和剂中加入吐温80至3%;也可使用该消毒剂消毒效果检测的中和剂鉴定试验确定的中和剂。

A.7.2.2 用无菌吸管吸取一定稀释比例的中和后混合液1.0 ml接种平皿,将冷至40～45℃的熔化营养琼脂培养基每皿倾注15～20 ml,(36±1)℃恒温箱培养72 h,计数菌落数;怀疑与医院感染暴发有关时,进行目标微生物的检测。消毒液染菌量计算见式(A.4):

$$消毒液染菌量(cfu/ml)＝平均每皿菌落数×10×稀释倍数 \qquad \cdots\cdots\cdots(A.4)$$

A.7.3 结果判断

使用中灭菌用消毒液:无菌生长;使用中皮肤黏膜消毒液染菌量:≤10 cfu/ml,其他使用中消毒液染菌量≤100 cfu/ml。

A.7.4 注意事项

采样后4 h内检测。

A.8 清洁用品的消毒效果监测

A.8.1 采样时间 消毒后、使用前进行采样。

A.8.2 采样方法 布巾、地巾等物品可用无菌的方法剪取1 cm×3 cm,直接投入5 ml含相应中和剂的无菌生理盐水中,及时送检。

A.8.3 检测方法 将采样管在混匀器上振荡20 s或用力振打80次,取采样液检测致病菌。

A.8.4 结果判定 未检出致病菌为消毒合格。

A.9 致病菌的检测

当怀疑被某致病菌污染时,或怀疑医院感染与某致病菌有关时,致病菌的检测依据污染情况进行相应指标菌的检测。检测方法参考相关标准。

附录B (资料性附录)
消毒试验用试剂和培养基配方(略)

附录 C　（规范性附录）
常用消毒与灭菌方法

C.1　压力蒸汽灭菌

C.1.1　适用范围

适用于耐热、耐湿诊疗器械、器具和物品的灭菌。下排气压力蒸汽灭菌还适用于液体的灭菌；快速压力蒸汽灭菌适用于裸露的耐热、耐湿诊疗器械、器具和物品的灭菌。压力蒸汽灭菌不适用于油类和粉剂的灭菌。

C.1.2　分类

根据排放冷空气的方式和程度不同，分为下排气式压力蒸汽灭菌器和预排气压力蒸汽灭菌器两大类。根据灭菌时间的长短，压力蒸汽灭菌程序包括常规压力蒸汽灭菌程序和快速压力蒸汽灭菌程序。

C.1.3　灭菌方法

C.1.3.1　下排气压力蒸汽灭菌

下排气压力蒸汽灭菌器包括手提式压力蒸汽灭菌器和卧式压力蒸汽灭菌器等，灭菌程序一般包括前排气、灭菌、后排气和干燥等过程，具体操作方法遵循生产厂家的使用说明或指导手册。灭菌器的灭菌参数一般为温度 121℃，压力 102.9 kPa，器械灭菌时间 20 min，敷料灭菌时间 30 min。

C.1.3.2　预排气压力蒸汽灭菌

灭菌器的灭菌程序一般包括 3 次以上的预真空和充气等脉动排气、灭菌、后排气和干燥等过程，具体操作方法遵循生产厂家的使用说明或指导手册。灭菌器的灭菌参数一般为温度 132～134℃，压力 205.8 kPa，灭菌时间 4 min。

C.1.3.3　快速压力蒸汽灭菌

快速压力蒸汽灭菌包括下排气、正压排气和预排气压力蒸汽灭菌。其灭菌参数如时间和温度由灭菌器性质、灭菌物品材料性质（带孔和不带孔）、是否裸露而定，见表 C.1。具体操作方法遵循生产厂家的使用说明或指导手册。

C.1.4　注意事项

C.1.4.1　每天设备运行前应进行安全检查，检查内容包括：

a）灭菌器柜门密封圈平整无损坏，柜门安全锁扣灵活、安全有效；

b）灭菌器压力表处在"0"的位置；

c）由柜室排气口倒入 500 ml 水，检查有无阻塞；

d）关闭灭菌器柜门，通蒸汽检查有无泄漏；

e）检查蒸汽调节阀是否灵活、准确，压力表与温度计的标示是否吻合、排气口温度计是否完好；

f）记录打印装置处于备用状态；

g）电源、水源、蒸汽、压缩空气等运行条件符合设备要求。

C.1.4.2　灭菌前应进行灭菌器的预热。

C.1.4.3　检查安全阀是否在蒸汽压力达到规定的安全限度时被冲开。

C.1.4.4 灭菌包重量要求：器械包重量不宜超过 7 kg，敷料包重量不宜超过 5 kg。

C.1.4.5 灭菌包体积要求：下排气压力蒸汽灭菌器不宜超过 30 cm×30 cm×25 cm；预排气压力蒸汽灭菌器不宜超过 30 cm×30 cm×50 cm。

C.1.4.6 灭菌结束后，压力表在蒸汽排尽时应在"0"位。

C.1.4.7 手提式或卧式压力蒸汽灭菌器主体与顶盖应无裂缝和变形，不应使用无排气软管或软管锈蚀的手提式压力蒸汽灭菌器。

C.1.4.8 卧式压力蒸汽灭菌器输入蒸汽的压力不宜过高，夹层的温度不能高于灭菌室的温度。

C.1.4.9 预排气压力蒸汽灭菌器应在每日开始灭菌运行前空载进行 B-D 试验，检测其空气排出效果。具体方法遵循 A.2.1.3 。

C.1.4.10 下排气，预排气压力蒸汽灭菌器的具体操作步骤、常规保养和检查措施，应遵循生产厂家的使用说明或指导手册。

C.1.4.11 快速灭菌程序不应作为物品的常规灭菌程序。应急情况下使用时，只适用于灭菌裸露物品，使用卡式盒或者专用灭菌容器盛放。灭菌后的物品应尽快使用，不应储存，无有效期。

C.1.5 压力蒸汽灭菌操作程序

包括灭菌前物品的准备、灭菌物品装载、灭菌操作、无菌物品卸载和灭菌效果的监测等步骤。具体要求遵循 WS 310.2 的要求。

C.2 干热灭菌

C.2.1 适用范围

适用于耐热、不耐湿、蒸汽或气体不能穿透物品的灭菌，如玻璃、金属等医疗用品和油类、粉剂等制品的灭菌。

C.2.2 灭菌方法

采用干热灭菌器进行灭菌，灭菌参数一般为：150℃，150 min；160℃，120 min；170℃，60 min；180℃，30 min。

C.2.3 注意事项

C.2.3.1 灭菌时灭菌物品不应与灭菌器内腔底部及四壁接触，灭菌后温度降到40℃以下再开启灭菌器柜门。

C.2.3.2 灭菌物品包体积不应超过 10 cm×10 cm×20 cm，油剂、粉剂的厚度不应超过0.6 cm，凡士林纱布条厚度不应超过 1.3 cm，装载高度不应超过灭菌器内腔高度的 2/3，物品间应留有空隙。

C.2.3.3 设置灭菌温度应充分考虑灭菌物品对温度的耐受力；灭菌有机物品或用纸质包装的物品时，温度应≤170℃。

C.2.3.4 灭菌温度达到要求时，应打开柜体的排风装置。

C.2.3.5 灭菌操作应遵循生产厂家的使用说明或指导手册。

C.3 环氧乙炔气体灭菌

C.3.1 适用范围

适用于不耐热、不耐湿的诊疗器械、器具和物品的灭菌，如电子仪器，光学仪器，纸质制品，化纤制品，塑料制品，陶瓷及金属制品等诊疗用品。不适用于食品、液体、油脂类、粉剂类等灭菌。

C.3.2 灭菌方法

C.3.2.1 灭菌程序包括预热、预湿、抽真空、通入气体环氧乙烷达到预定浓度、维持灭菌时间、清除灭菌柜内环氧乙烷气体、解析灭菌物品内环氧乙烷的残留等过程。

C.3.2.2 灭菌时应采用100%纯环氧乙烷或环氧乙烷和二氧化碳混合气体,不应使用氟利昂。

C.3.2.3 应按照环氧乙烷灭菌器生产厂家的操作使用说明或指导手册,根据灭菌物品种类、包装、装载量与方式不同,选择合适的温度、浓度和时间等灭菌参数,采用新的灭菌程序、新类型诊疗器械、新包装材料使用环氧乙烷气体灭菌前,应验证灭菌效果。

C.3.2.4 除金属和玻璃材质以外的灭菌物品,灭菌后应经过解析,解析时间:50℃,12 h;60℃,8 h;残留环氧乙烷应符合GB/T 16886.7的要求。解析过程应在环氧乙烷灭菌柜内继续进行,输入的空气应经过高效过滤(滤除≥0.3 μm粒子99.6%以上),或放入专门的通风柜内,不应采用自然通风法进行解析。

C.3.3 灭菌前物品准备与包装

C.3.3.1 灭菌物品应彻底清洗干净。

C.3.3.2 包装应采用专用的包装材料,包括纸、包装袋(纸袋、纸塑袋等)、非织造布、包装材料应分别符合YY/T 0698.2、YY/T 0698.4、YY/T 0698.5和YY/T 0698.8的要求,新型包装材料应符合GB/T 19633的有关规定。包装操作要求应符合WS 310.2的要求。

C.3.4 灭菌物品装载

C.3.4.1 灭菌柜内装载物品周围应留有空隙,物品应放于金属网状篮筐内或金属网架上;纸塑包装应侧放。

C.3.4.2 物品装载量不应超过柜内总体积的80%。

C.3.5 注意事项

C.3.5.1 灭菌器安装应符合要求,包括通风良好,远离火源,灭菌器各侧(包括上方)应预留51 cm空间。应安装专门的排气管道,且与大楼其他排气管道完全隔离。

C.3.5.2 应有专门的排气管道系统,排气管应为不通透环氧乙烷的材料如铜管等制成,垂直部分长度超过3m时应加装集水器。排气管应导至室外,并于出口处反转向下;距排气口7.6 m范围内不应有易燃易爆物和建筑物的入风口如门或窗;排气管不应有凹陷或回圈。

C.3.5.3 环氧乙烷灭菌气瓶或气罐应远离火源和静电,通风良好,无日晒,存放温度低于40℃,不应置于冰箱中,应严格按照国家制定的有关易燃易爆物品储存要求进行处理。

C.3.5.4 每年对于作环境中环氧乙烷浓度进行监测记录,在每日8 h工作中,环氧乙烷浓度TWA(时间+权平均浓度)应不超过1.82 mg/m³(1×10⁻⁶)。

C.3.5.5 消毒员应经专业知识和紧急事故处理的培训。过度接触环氧乙烷后,迅速将其移离中毒现场,立即吸入新鲜空气;皮肤接触后,用水冲洗接触处至少15 min,同时脱去脏衣服;眼睛接触液态环氧乙烷或高浓度环氧乙烷气体至少冲洗眼10 min,并均应尽快就诊。

C.3.5.6 应在环氧乙烷灭菌器内进行,灭菌器应取得卫生部消毒产品卫生许可批件。

C.4 过氧化氢低温等离子体灭菌

C.4.1 适用范围

适用于不耐热、不耐湿的诊疗器械的灭菌,如电子仪器、光学仪器等诊疗器械的灭菌,不适用于布类、纸类、水、油类、粉剂等材质的灭菌。

C.4.2　灭菌方法

C.4.2.1　应在专用的过氧化氢低温等离子体灭菌器内进行,一次灭菌过程包含若干个循环周期,每个循环周期包括抽真空、过氧化氢注入、扩散、等离子化、通风5个步骤。

C.4.2.2　应遵循过氧化氢低温等离子体灭菌生产厂家的操作使用说明书,根据灭菌物品种类、包装、装载量与方式不同,选择合适的灭菌程序,每种程序应满足相对应的温度、过氧化氢浓度和用量、灭菌时间等灭菌参数。

C.4.3　注意事项

C.4.3.1　灭菌物品应清洗干净、干燥。

C.4.3.2　灭菌物品的包装材料应符合 YY/T 0698.2 的非织造布和 YY/T 0698.5 复合型组合袋的要求。

C.4.3.3　灭菌包不应叠放,不应接触灭菌腔内壁。

C.4.3.4　灭菌器应取得卫生部消毒产品卫生许可批件。

C.5　低温甲醛蒸汽灭菌

C.5.1　适用范围

适用于不耐湿、热的诊疗器械、器具和物品的灭菌,如电子仪器、光学仪器、管腔器械、金属器械、玻璃器皿、合成材料物品等。

C.5.2　灭菌方法

C.5.2.1　低温甲醛蒸汽灭菌程序应包括:预热、预真空、排气、蒸汽注入、湿化、升温,反复甲醛蒸发、注入,甲醛穿透,灭菌(在预设的压力、温度下持续一定时间),反复蒸汽冲洗灭菌腔内甲醛,反复空气冲洗、干燥、冷却,恢复灭菌仓内正常压力。

C.5.2.2　根据低温甲醛蒸汽灭菌器的要求,采用 2％复方甲醛溶液或福尔马林溶液(35％~40％甲醛)进行灭菌,每个循环的 2％复方甲醛溶液或福尔马林溶液(35％~40％甲醛)用量根据装载量不同而异。灭菌参数为:温度 55℃~80℃,灭菌维持时间为 30~60 min。

C.5.3　注意事项

C.5.3.1　应采用取得卫生部消毒产品卫生许可批件的低温甲醛蒸汽灭菌器,并使用专用灭菌溶液进行灭菌,不应采用自然挥发或熏蒸的灭菌方法。

C.5.3.2　低温甲醛蒸汽灭菌器操作者应培训上岗,并具有相应的职业防护知识和技能。

C.5.3.3　低温甲醛蒸汽灭菌器的安装及使用应遵循生产厂家使用说明书或指导手册,必要时应设置专用的排气系统。

C.5.3.4　运行时的周围环境甲醛浓度应<0.5 mg/m³,排水内的甲醛浓度应符合国家有关规定,灭菌物品上的甲醛残留均值≤4.5 μg/cm²。在灭菌器内经过甲醛残留处理的灭菌物品,取出后可直接使用。

C.5.3.5　灭菌包装材料应使用与压力蒸汽灭菌法相同或专用的纸塑包装、无纺布、硬质容器,不应使用可吸附甲醛或甲醛不易穿透的材料如布类、普通纸类、聚乙烯膜、玻璃纸等。

C.5.3.6　装载时,灭菌物品应摊开放置,中间留有一定的缝隙,物品表面应尽量暴露。使用纸塑包装材料时,包装应竖立,纸面对塑面依序排放。

C.5.3.7　消毒后,应去除残留甲醛气体,采用抽气通风或用氨水中和法。

C.6 紫外线消毒

C.6.1 适用范围

适用于室内空气和物体表面的消毒。

C.6.2 紫外线消毒灯要求

C.6.2.1 紫外线消毒灯在电压为 220 V、相对湿度为 60%、温度为 20℃时,辐射的 253.7 nm紫外线强度(使用中的强度)应不低于 70 $\mu W/cm^2$。

C.6.2.2 应定期监测消毒紫外线的辐照强度,当辐照强度低到要求值以下时,应及时更换。

C.6.2.3 紫外线消毒灯的使用寿命,即由新灯的强度降低到 70 $\mu W/cm^2$ 的时间(功率≥30 W),或降低到原来新灯强度的 70%(功率<30 W)的时间,应不低于 1 000 h。紫外线灯生产单位应提供实际使用寿命。

C.6.3 使用方法

C.6.3.1 在室内无人状态下,采用紫外线灯悬吊式或移动式直接照射消毒。灯管吊装高度距离地面 1.8~2.2 m。安装紫外线灯的数量为平均≥1.5 W/m^3,照射时间≥30 min。

C.6.3.2 采用紫外线消毒器对空气及物体表面进行消毒。其消毒方法及注意事项应遵循生产厂家的使用说明。

C.6.3.3 消毒时对环境的要求 紫外线直接照射消毒空气时,关闭门窗,保持消毒空间内环境清洁、干燥。消毒空气的适宜温度 20~40℃,相对湿度<80%。

C.6.4 注意事项

C.6.4.1 应保持紫外线灯表面清洁,每周用酒精布巾擦拭一次,发现灯管表面有灰尘、油污等时,应随时擦拭。

C.6.4.2 用紫外线灯消毒室内空气时,房间内应保持清洁干燥。当温度<20℃或>40℃,相对湿度>60%时,应适当延长照射时间。

C.6.4.3 采用紫外线消毒物体表面时,应使消毒物品表面充分暴露于紫外线。

C.6.4.4 采用紫外线消毒纸张、织物等粗糙表面时,应适当延长照射时间,且两面均应受到照射。

C.6.4.5 采用紫外线杀灭被有机物保护的微生物及空气中悬浮粒子多时,应加大照射剂量。

C.6.4.6 不应使紫外线光源直接照射到人。

C.6.4.7 不应在易燃、易爆的场所使用。

C.6.4.8 紫外线强度计每年至少标定一次。

C.7 臭氧

C.7.1 适用范围

适用于无人状态下病房、口腔科等场所的空气消毒和物体表面的消毒。

C.7.2 使用方法

C.7.2.1 空气消毒 在封闭空间内、无人状态下,采用 20 mg/m^3 浓度的臭氧,作用 30 min,对自然菌的杀灭率达到 90%以上。消毒后应开窗通风≥30 min,人员方可进入室内。

C.7.2.2 物体表面消毒 在密闭空间内,相对湿度≥70%,采用 60 mg/m^3 浓度的臭氧,作用 60~120 min。

C.7.3　注意事项

C.7.3.1　有人情况下室内空气中允许臭氧浓度为 0.16 mg/m³。

C.7.3.2　臭氧为强氧化剂,使用时对多种物品有损坏,包括使铜片出现绿色锈斑,橡胶老化、变色、弹性降低,织物漂白褪色等。

C.7.3.3　臭氧的杀菌作用受多种因素包括温度、相对湿度和有机物等的影响。

C.8　醛类

C.8.1　戊二醛

C.8.1.1　适用范围

适用于不耐热诊疗器械、器具与物品的浸泡消毒与灭菌。

C.8.1.2　使用方法

C.8.1.2.1　诊疗器械、器具与物品的消毒与灭菌　将洗净、干燥的诊疗器械、器具与物品放入 2% 的碱性戊二醛中完全浸没,并应去除器械表面的气泡,容器加盖,温度 20~25℃,消毒作用到产品使用说明的规定时间,灭菌作用 10 h。无菌方式取出后用无菌水反复冲洗干净,再用无菌纱布等擦干后使用。其他戊二醛制剂的用法遵循卫生行政部门或国家相关规定进行。

C.8.1.2.2　用于内镜的消毒或灭菌应遵循国家有关要求。

C.8.1.3　注意事项

C.8.1.3.1　诊疗器械、器具与物品在消毒前应彻底清洗、干燥。新启用的诊疗器械、器具与物品先除去油污及保护膜,再用清洁剂清洗去除油脂,干燥后及时消毒或灭菌。

C.8.1.3.2　戊二醛对人有毒性,应在通风良好的环境中使用。对皮肤和黏膜有刺激性,使用时应注意个人防护。不慎接触,应立即用清水连续冲洗干净,必要时就医。

C.8.1.3.3　戊二醛不应用于物体表面的擦拭或喷雾消毒、室内空气消毒、手和皮肤黏膜的消毒。

C.8.1.3.4　强化酸性戊二醛使用前应先加入 pH 调节剂(碳酸氢钠),再加防锈剂(亚硝酸盐)充分混匀。

C.8.1.3.5　用于浸泡灭菌的容器,应洁净、密闭,使用前应先经灭菌处理。

C.8.1.3.6　在 20~25℃ 温度条件下,加入 pH 调节剂和亚硝酸钠后的戊二醛溶液连续使用时间应≤14d。

C.8.1.3.7　应确保使用中戊二醛浓度符合产品使用说明的要求。

C.8.1.3.8　戊二醛应密封,避光,置于阴凉、干燥、通风的环境中保存。

C.8.2　邻苯二甲醛

C.8.2.1　适用范围

适用于不耐热诊疗器械、器具与物品的浸泡消毒。

C.8.2.2　使用方法

C.8.2.2.1　将待消毒的诊疗器械、器具与物品完全淹没于含量为 5.5 g/L、pH 值为 7.0~8.0、温度 20℃~25℃ 的邻苯二甲醛溶液中浸泡,消毒容器加盖,作用 5~12 min。

C.8.2.2.2　用于内镜的消毒应遵循国家有关要求。

C.8.2.3　注意事项

C.8.2.3.1　诊疗器械、器具与物品消毒前应彻底清洗、干燥。新启用的诊疗器械、器具与物品先除去油污及保护膜,再用清洁剂清洗去除油脂,干燥后及时消毒。

C.8.2.3.2　使用时应注意通风。直接接触本品会引起眼睛、皮肤、消化道、呼吸道黏膜损伤。接触皮肤、黏膜会导致着色,处理时应谨慎、戴手套;当溅入眼内时应及时用水冲洗,必要时就诊。

C.8.2.3.3　配制使用应采用专用塑料容器。

C.8.2.3.4　消毒液连续使用应≤14 d。

C.8.2.3.5　应确保使用中的浓度符合产品使用说明的要求。

C.8.2.3.6　邻苯二甲醛应密封,避光,置于阴凉、干燥、通风的环境中保存。

C.9　过氧化物类

C.9.1　过氧乙酸

C.9.1.1　适用范围

适用于耐腐蚀物品、环境、室内空气等的消毒。专用机械消毒设备适用于内镜的灭菌。

C.9.1.2　使用方法

C.9.1.2.1　消毒液配制

对二元包装的过氧乙酸,使用前按产品使用说明书要求将 A 液、B 液混合并放置所需时间。根据有效成分含量按容量稀释公式 $c_1 \times V_1 = c_2 \times V_2$,$c_1$ 和 V_1 为过氧乙酸原液的浓度和毫升数,c_2 和 V_2 为配制过氧乙酸使用液的浓度和体积,用蒸馏水将过氧乙酸稀释成所需浓度。计算方法及配制步骤为:

计算所需过氧乙酸原液的体积 (V_1):$V_1 = (c_2 \times V_2)/c_1$;

计算所需蒸馏水的体积 (V_3):$V_3 = V_2 - V_1$;

取过氧乙酸原液 V_1(ml),加入蒸馏水 V_3(ml),混匀。

C.9.1.2.2　消毒方法

C.9.1.2.2.1　浸泡法　将待消毒的物品浸没于装有过氧乙酸的容器中,加盖。对一般物体表面,用 0.1%～0.2%(1 000～2 000 mg/L)过氧乙酸溶液浸泡 30 min;对耐腐蚀医疗器械的高水平消毒,采用 0.5%(5 000 mg/L)过氧乙酸冲洗作用 10 min,用无菌方法取出后采用无菌水冲洗干净,无菌巾擦干后使用。

C.9.1.2.2.2　擦拭法　大件物品或其他不能用浸泡法消毒的物品用擦拭法消毒。消毒使用的浓度和作用时间同浸泡法。

C.9.1.2.2.3　喷洒法　用于环境消毒时,用 0.2%～0.4%(2 000～4 000 mg/L)过氧乙酸溶液喷洒,作用 30～60 min。

C.9.1.2.2.4　喷雾法　采用电动超低容量喷雾器,使用 5 000 mg/L 过氧乙酸溶液,按照 20～30 ml/m³ 的用量进行喷雾消毒,作用 60 min。

C.9.1.2.2.5　熏蒸法　使用 15%fp 氧乙酸(7 ml/m³)加热蒸发,相对湿度 60%～80%、室温熏蒸 2 h。

C.9.1.2.2.6　使用以过氧乙酸为灭菌剂的专用机械消毒设备灭菌内镜时,应遵循卫生部消毒产品卫生许可批件的适用范围及操作方法。

C.9.1.3　注意事项

C.9.1.3.1　过氧乙酸不稳定,应储存于通风阴凉处,远离可燃物质。用前应测定有效含量,原液浓度低于 12%时不应使用。

C.9.1.3.2 稀释液应现用现配,使用时限≤24 h。

C.9.1.3.3 过氧乙酸对多种金属和织物有很强的腐蚀和漂白作用,金属制品与织物经浸泡消毒后,及时用符合要求的水冲洗干净。

C.9.1.3.4 接触过氧乙酸时,应采取防护措施;不慎溅入眼中或皮肤上,应立即用大量清水冲洗。

C.9.1.3.5 空气熏蒸消毒时,室内不应有人。

C.9.2 过氧化氢

C.9.2.1 适用范围

适用于外科伤口、皮肤黏膜冲洗消毒,室内空气的消毒。

C.9.2.2 消毒方法

C.9.2.2.1 伤口、皮肤黏膜消毒,采用3%(30 g/L)过氧化氢冲洗、擦拭,作用3～5 min。

C.9.2.2.2 室内空气消毒,使用气溶胶喷雾器,采用3%(30 g/L)过氧化氢溶液按照20～30 ml/m³ 的用量喷雾消毒,作用60 min。

C.9.2.3 注意事项

C.9.2.3.1 过氧化氢应避光、避热,室温下储存。

C.9.2.3.2 过氧化氢对金属有腐蚀性,对织物有漂白作用。

C.9.2.3.3 喷雾时应采取防护措施;谨防溅入眼内或皮肤黏膜上,一旦溅上及时用清水冲洗。

C.9.3 二氧化氯

C.9.3.1 适用范围

适用于物品、环境、物体表面及空气的消毒。

C.9.3.2 使用方法

C.9.3.2.1 消毒液配制

二元包装消毒液,使用前需在二氧化氯稳定液中加入活化剂;一元包装的粉剂及片剂,应加入蒸馏水溶解,放置所需时间。根据有效含量按稀释定律,用蒸馏水将二氧化氯稀释成所需浓度。具体计算方法及配置步骤按 C.9.1.2.1 进行。

C.9.3.2.2 消毒方法

C.9.3.2.2.1 浸泡法 将待消毒物品浸没于装有二氧化氯溶液的容器中,加盖。对细菌繁殖体污染物品的消毒,用 100～250 mg/L 二氧化氯溶液浸泡 30 min;对肝炎病毒和结核分枝杆菌污染物品的消毒,用 500 mg/L 二氧化氯浸泡 30 min;对细菌芽孢污染物品的消毒,用 1 000 mg/L 二氧化氯浸泡 30 min。

C.9.3.2.2.2 擦拭法 大件物品或其他不能用浸泡法消毒的物品用擦拭法消毒。消毒使用的浓度和作用时间同浸泡法。

C.9.3.2.2.3 喷洒法 对细菌繁殖体污染的表面,用 500 mg/L 二氧化氯均匀喷洒,作用 30 min;对肝炎病毒和结核杆菌污染的表面,用 1 000 mg/L 二氧化氯均匀喷洒,作用 60 min。

C.9.3.2.2.4 室内空气消毒,使用气溶胶喷雾器,采用 500 mg/L 二氧化氯溶液按照 20～30 ml/m³ 的用量喷雾消毒,作用 30～60 min;或采用二氧化氯溶液按照 10～20 mg/m³) 加热蒸发或加激活剂熏蒸消毒。消毒剂用量、消毒时间、操作方法和注意事项等应遵循产品的使用说明。

C.9.3.3　注意事项

C.9.3.3.1　置于干燥、通风处保存。

C.9.3.3.2　稀释液应现配现用,使用时限≤24 h。

C.9.3.3.3　对碳钢、铝有中度腐蚀性,对铜、不锈钢有轻度腐蚀性。金属制品经二氧化氯消毒后,应及时用符合要求的水冲洗干净、干燥。

C.10　含氯消毒剂

C.10.1　适用范围

适用于物品、物体表面、分泌物、排泄物等的消毒。

C.10.2　使用方法

C.10.2.1　消毒液配制

根据新产品有效氯含量,按稀释定律,用蒸馏水稀释成所需浓度。具体计算方法及配制步骤按 C.9.1.2.1 进行。

C.10.2.2　消毒方法

C.10.2.2.1　将待消毒的物品浸没于装有含氯消毒剂溶液的容器中,加盖。对细菌繁殖体污染物品的消毒,用含有效氯 500 mg/L 的消毒液浸泡>10 min,对经血传播病原体、分枝杆菌和细菌芽孢污染物品的消毒,用含有效氯 2 000～5 000 mg/L 消毒液,浸泡>30 min。

C.10.2.2.2　擦拭法　大件物品或其他不能用浸泡消毒的物品用擦拭消毒,消毒所用的浓度和作用时间同浸泡法。

C.10.2.2.3　喷洒法　对一般污染的物品表面,用含有效氯 400～700 mg/L 的消毒液均匀喷洒,作用 10～30 min;对经血传播病原体、结核杆菌等污染表面的消毒,用含有效氯 2 000 mg/L的消毒液均匀喷洒,作用>60 min。喷洒后有强烈的刺激性气味,人员应离开现场。

C.10.2.2.4　干粉消毒法　对分泌物、排泄物的消毒,用含氯消毒剂干粉加入分泌物、排泄物中,使有效氯含量达到 10 000 mg/L,搅拌后作用>2 h;对医院污水的消毒,用干粉按有效氯 50 mg/L 用量加入污水中,并搅拌均匀,作用 2 h 后排放。

C.10.3　注意事项

C.10.3.1　粉剂应于阴凉处避光、防潮、密封保存;水剂应于阴凉处避光、密闭保存。使用液应现配现用,使用时限≤24 h。

C.10.3.2　配制漂白粉等粉剂溶液时,应戴口罩、手套。

C.10.3.3　未加防锈剂的含氯消毒剂对金属有腐蚀性,不应做金属器械的消毒。加防锈剂的含氯消毒剂对金属器械消毒后,应用无菌蒸馏水冲洗干净,干燥后使用。

C.10.3.4　对织物有腐蚀和漂白作用,不应用于有色织物的消毒。

C.11　醇类消毒剂(含乙醇、异丙醇、正丙醇或两种成分的复方制剂)

C.11.1　适用范围

适用于手、皮肤、物体表面及诊疗器具的消毒。

C.11.2　使用方法

C.11.2.1　手消毒　使用符合国家有关规定的含醇类手消毒剂,手消毒方法遵循 WS/T 313 的要求。

C.11.2.2　皮肤消毒　使用 70%～80%(体积比)乙醇溶液擦拭皮肤 2 遍,作用 3 min。

C.11.2.3　物体表面的消毒　使用 70%～80%(体积比)乙醇溶液擦拭物体表面 2 遍,作用 3 min。

C.11.2.4　诊疗器具的消毒　将待消毒的物品浸没于装有 70%～80%(体积比)的乙醇溶液中消毒≥30 min,加盖;或进行表面擦拭消毒。

C.11.3　注意事项

C.11.3.1　醇类易燃,不应有明火。

C.11.3.2　不应用于被血、脓、粪便等有机物严重污染表面的消毒。

C.11.3.3　用后应盖紧,密闭,置于阴凉处保存。

C.11.3.4　醇类过敏者慎用。

C.12　含碘类消毒剂

C.12.1　碘伏

C.12.1.1　适用范围

适用于手、皮肤、黏膜及伤口的消毒。

C.12.1.2　使用方法

C.12.1.2.1　消毒液配制

冲洗黏膜时,根据有效碘含量用灭菌蒸馏水或纯化水,按照稀释定律,将聚维酮碘稀释成所需浓度。具体计算方法及配制步骤按 C.9.1.2.1 进行。

C.12.1.2.2　消毒方法

C.12.1.2.2.1　擦拭法　皮肤、黏膜擦拭消毒,用浸有聚维酮碘消毒液原液的无菌棉球或其他替代物品擦拭被消毒部位。外科手消毒用聚维酮碘消毒液原液擦拭揉搓作用至少 3 min。手术部位的皮肤消毒,用聚维酮碘消毒液原液局部擦拭 2～3 遍,作用至少 2 min。注射部位的皮肤消毒,用聚维酮碘消毒液原液局部擦拭 2 遍,作用时间遵循产品的使用说明。口腔黏膜及创面消毒,用含有效碘 1 000～2 000 mg/L 的聚维酮碘擦拭,作用 3～5 min。

C.12.1.2.2.2　冲洗法　对阴道黏膜创面的消毒,用含有效碘 500 mg/L 的聚维酮碘冲洗,作用到使用产品的规定时间。

C.12.1.3　注意事项

C.12.1.3.1　应置于阴凉处避光、防潮、密封保存。

C.12.1.3.2　含乙醇的碘制剂消毒液不应用于黏膜和伤口的消毒。

C.12.1.3.3　碘伏对二价金属制品有腐蚀性,不应做相应金属制品的消毒。

C.12.1.3.4　碘过敏者慎用。

C.12.2　碘酊

C.12.2.1　适用范围

适用于注射及手术部位皮肤的消毒。

C.12.2.2　使用方法

使用碘酊原液直接涂擦注射及手术部位皮肤 2 遍以上,作用时间 1～3 min,待稍干后再用 70%～80%(体积比)乙醇脱碘。

C.12.2.3　注意事项

C.12.2.3.1　不宜用于破损皮肤、眼及口腔黏膜的消毒。

C.12.2.3.2 不应用于碘酊过敏者;过敏体质者慎用。

C.12.2.3.3 应置于阴凉处避光、防潮、密封保存。

C.12.3 复方聚维酮碘消毒液

C.12.3.1 适用范围

主要适用于医务人员的手、皮肤消毒,有些可用于黏膜消毒。应严格遵循卫生部消毒产品卫生许可批件规定的使用范围。

C.12.3.2 作用方法

C.12.3.2.1 含有乙醇或异丙醇的复方聚维酮碘消毒剂可用于手、皮肤消毒,原液擦拭1～2遍,作用1～2 min,不可用于黏膜消毒。

C.12.3.2.2 含有氯己定的复方聚维酮碘消毒剂,用途同普通聚维酮碘消毒剂,应遵循该消毒剂卫生许可批件的使用说明,慎用于腹腔冲洗消毒。

C.12.3.3 注意事项

同碘伏,使用中应注意复方物质的毒副作用。

C.13 氯己定

C.13.1 适用范围

适用于手、皮肤、黏膜的消毒。

C.13.2 使用方法

C.13.2.1 消毒液的配制

根据有效含量用灭菌蒸馏水或纯化水将消毒液稀释成所需浓度。具体计算方法及配制步骤按 C9.1.2.1 进行。一般原液使用。

C.13.2.2 消毒方法

C.13.2.2.1 擦拭法 手术部位及注射部位皮肤和伤口创面消毒,用有效含量≥2 g/L 氯己定—乙醇(70%,体积比)溶液局部擦拭 2～3 遍,作用时间遵循产品的使用说明;外科手消毒用有效含量≥2 g/L 氯己定—乙醇(70%,体积比)溶液,使用方法及作用时间应遵循产品使用说明。

C.13.2.2.2 冲洗法 对口腔、阴道或伤口创面的消毒,用有效含量≥2 g/L 氯己定水溶液冲洗,作用时间遵循产品的使用说明。

C.13.3 注意事项

不应与肥皂、洗衣粉等阴性离子表面活性剂混合使用或前后使用。

C.14 季铵盐类

C.14.1 适用范围

适用于环境、物体表面、皮肤与黏膜的消毒。

C.14.2 使用方法

C.14.2.1 环境、物体表面消毒一般用 1 000～2 000 mg/L 消毒液,浸泡或擦拭消毒,作用时间 15 min～30 min。

C.14.2.2 皮肤消毒 复方季铵盐消毒剂原液皮肤擦拭消毒,作用时间 3～5 min。

C.14.2.3 黏膜消毒 采用 1 000～2 000 mg/L 季铵盐消毒液,作用到产品使用说明的规定时间。

C.14.3 注意事项

不宜与阴离子表面活性剂如肥皂、洗衣粉等合用。

C.15　酸性氧化电位水

C.15.1　适用范围

适用于消毒供应中心手工清洗后不锈钢和其他非金属材质器械、器具和物品灭菌有的消毒、物体表面、内镜等的消毒。

C.15.2　使用方法

C.15.2.1　主要有效成分指标要求:有效氯含量(60 ± 10)mg/L,pH范围2.0~3.0,氧化还原电位(ORP)$\geqslant1\,100$ mV,残留氯离子$<1\,000$ mg/L。

C.15.2.2　消毒供应中心手工清洗器械灭菌前的消毒　手工清洗后的器械、器具和物品,用酸性氧化电位水流动冲洗浸泡消毒2 min,净水冲洗30 s,取出干燥,具体方法应遵循WS310.2的要求。

C.15.2.3　物体表面的消毒　洗净待消毒物体,采用酸性氧化电位水流动冲洗浸泡消毒,作用3 min~5 min;或反复擦洗消毒5 min。

C.15.2.4　内镜的消毒　严格遵循国家有关规定的要求。

C.15.2.5　其他方面的消毒　遵循国家有关规定及卫生部消毒产品卫生许可批件的使用说明。

C.15.3　注意事项

C.15.3.1　应彻底清除待消毒物品上的有机物,再进行消毒处理。

C.15.3.2　酸性氧化电位水对光敏感,有效氯浓度随时间延长而下降,生成后原则上应尽早使用,最好现制备现用。

C.15.3.3　储存应选用避光、密闭、硬质聚氯乙烯材质制成的容器。室温下储存不超过3 d。

C.15.3.4　每次使用前,应在使用现场酸性氧化电位水出水口处,分别检测pH、氧化还原电位和有效氯浓度。检测数值应符合指标要求。

C.15.3.5　对铜、铝等非不锈钢的金属器械、器具和物品有一定的腐蚀作用,应慎用。

C.15.3.6　酸性氧化电位水长时间排放可造成排水管路的腐蚀,故应每次排放后再排放少量碱性还原电位水或自来水。

C.16　煮沸消毒

C.16.1　适用范围

适用于金属、玻璃制品、餐饮具、织物或其他耐热、耐湿物品的消毒。

C.16.2　使用方法

将待消毒物品完全浸没水中,加热水沸腾后维持$\geqslant15$ min。

C.16.3　注意事项

C.16.3.1　从水沸腾时开始计消毒时间,中途加入物品应重新计时。

C.16.3.2　消毒物品应保持清洁,所消毒的物品应全部浸没于水中,可拆卸物品应拆开。

C.16.3.3　高海拔地区,应适当延长煮沸时间。

C.16.3.4　煮沸消毒用水宜使用软水。

C.17　流动蒸汽消毒

C.17.1　适用范围

适用于医疗器械、器具和物品手工清洗后的初步消毒,餐饮具和部分卫生用品等耐热、耐湿物品的消毒。

C.17.2 使用方法

通过流动蒸汽发生器、蒸锅等,当水沸腾后产生水蒸气,蒸汽为100℃,相对湿度80%~100%时,作用时间15~30 min。

C17.3 注意事项

C17.3.1 消毒作用时间,应从水沸腾后有蒸汽冒出时算起。

C17.3.2 消毒物品应清洁干燥,垂直放置,物品之间留有一定空隙。

C17.3.3 高海拔地区,应适当延长消毒时间。

C.18 其他消毒灭菌方法

C.18.1 过滤除菌

过滤除菌是将待消毒的介质,通过规定孔径的过滤材料,以物理阻留等原理,去除气体或液体中的微生物,但不能将微生物杀灭。可用于医疗机构低度危险性物品和中度危险性物品的消毒,主要用于空气净化,以及不适用于压力蒸汽灭菌的液体过滤除菌。

C.18.2 微波消毒

微波是一种频率高、波长短、穿透性强的电磁波,一般使用的频率为2 450 MHZ,可杀灭包括芽孢在内的所有微生物。微波可用于医疗机构低度危险性物品和中度危险性物品的消毒如餐具的消毒。微波消毒的物品应浸入水中或用湿布包裹。

C.18.3 其他合法、有效的消毒产品

其使用方法与注意事项等应根据产品的使用说明或指导手册。

参 考 文 献

［1］殷翠香.医院感染现患率调查分析［J］.中华医院感染学杂志,2011,21(19):4008.

［2］李居凤,吴洪美,任宪芳,等.医院感染管理手册［M］.上海:上海交通大学出版社,2011.

［3］黎沾良.复杂性腹腔感染的抗菌药物治疗［J］.中华普通外科学文献(电子版),2009,3(5):359-361.

［4］李国刚.抗菌药物临床应用专题分析［J］.中国实用医药,2009,4(1):145-146.

［5］李六亿,陈箐.医疗器械清洗与去污［J］.中华医院感染学杂志,2007,17(11):1458-1460.

［6］刘桂荣,吕克梅,单金凤,等.实用护理操作技能［M］.上海:上海交通大学出版社,2007.